“十二五”国家重点图书出版规划项目

中医药信息学丛书

中医药信息学概论

崔蒙　高博　杨硕　朱玲　胡雪琴　编著

科学出版社

北京

内 容 简 介

本书是“中医药信息学丛书”的一个分册，是从学科角度对中医药信息学的理论、实践进行论述的专著。本书主要介绍中医药信息学的发展简史、理论科学对中医药信息学形成与发展的作用、中医药信息学的基本概念和原理、中医药信息学的方法学、中医药信息学相关学科的发展状况及其对本学科的影响、中医药信息学的教育现状和研究进展。

本书对中医药信息学的研究者具有启发性，也可作为中医药科研人员的参考书。

图书在版编目(CIP)数据

中医药信息学概论／崔蒙等编著．—北京：科学出版社，2016.3

(中医药信息学丛书)

“十二五”国家重点图书出版规划项目

ISBN 978-7-03-047687-6

Ⅰ．中…　Ⅱ．①崔…　Ⅲ．中国医药学-信息学　Ⅳ．R2-03

中国版本图书馆 CIP 数据核字（2016）第 049456 号

责任编辑：刘　亚　曹丽英／责任校对：张怡君

责任印制：赵　博／封面设计：陈　敬

科学出版社 出版

北京东黄城根北街 16 号

邮政编码：100717

http://www.sciencep.com

中煤（北京）印务有限公司印刷

科学出版社发行　各地新华书店经销

*

2016 年 3 月第　一　版　开本：787×1092　1/16

2025 年 6 月第五次印刷　印张：11 1/2

字数：258 000

定价：48.00 元

（如有印装质量问题，我社负责调换）

丛书编委会

丛书序

21世纪是世界科学技术迅猛发展的时期，学科之间的交叉融合成为科技发展的重要趋势之一。其中，信息科学技术产生了广泛而深远的影响，对于医学领域也不例外。医学信息学是医学、计算机科学、人工智能、决策学、统计学和信息管理学的新兴交叉学科，在电子病历、医院信息系统、临床决策支持系统、远程医疗及数据交换标准等方面取得了丰硕的成果，已经在医院管理、教学和科研，疾病的预防、诊断和治疗等方面发挥了不可替代的作用。不言而喻，中医药信息学的发展历程更为年轻，富有潜力。中医中药流传数千年，至今仍然保持旺盛的生命力，在维护生命健康中发挥着独特而重要的作用。纵观中医药发展历程，总是与时代紧密相连，唯其如此，方能历久弥新。当今，现代科技背景之下，中医药学术繁荣复兴，与现代医学乃至其他学科的汇聚、交流、融合、互补，逐渐成为中医药时代发展的显著态势。

中医药文献典籍浩如烟海，学术经验传承异彩纷呈，蕴藏着极为宝贵的学术资源，有待深入发掘。信息科学技术方法为此提供了崭新的机遇，对中医药学术的当代传承与发展发挥了重要的作用，中医药信息学这门新兴的学科也由此应运而生。同时，也当应看到，缘于学科性质、理论钩沉、社会文化背景、语言表述、思维模式、时代变迁等差异，中医药学术内容本身与信息科学技术的融合过程中必然存在重大挑战，中医药信息的获取、转化与共享等面临许多困难。这一点是医学信息学、地理信息学等其他与信息学交叉的学科发展过程中较少遇到的。所以尽管呈现出蓬勃的生机与巨大的潜力，但至今尚少有学者，也无专著对其内涵、外延进行详细论述。虽然已经成为国家中医药管理局重点建设学科，但其具体的学科建设仍是筚路蓝缕，充满艰辛，亟需奠基性著作充实其理论内核，支撑后备学术人才的教育培养。幸而，以崔蒙研究员等为首的学术团队，多年来致力于中医药信息学原理与方法学的研究、中医药信息数据库及中医药信息国际标准的研制，其进行了大量基础性的研究工作，积累了较丰富的经验和学识，很多工作与研究都充实了学科领域，为中医药信息学学科的设置、建设与发展提供了极其坚实的基础和有益的借鉴。

对于一门学科而言，理论与实践工作同等重要。相比中医药信息研究工作的大量开展，学科理论建设工作有所滞后，长期势必会影响与制约学科发展。由此，《中医药信息学》编撰工作的意义与价值显得极为关键。该书从全方位的角度介绍了这门学科的过去、现况和未来，对中医药信息的内涵、外延、研究方法、内容及意义等着墨甚多，阐发明晰而深刻，对中医药信息学下中医药信息标准、中医药科学数据、中医药知识服务、中药信息学、中医临床信息学、中医药图书馆学和中医药情报学等七个分支学科均有系统论述。概言之，其研究内容几乎涵盖了一切与中医药活动有关的信息，如临床、科研、教育、管理、文化、生产经营等领域所产生的信息，提高了对中医药信息获取、转化、传播与利用的能力。

尤其值得一提的是，书中认为中医药信息是认识论层次的信息，具有现代整体性、动态时空性、现象理论等特征，其“主客融合的体验”及“包含本质的现象”等导致了辨证诊断和疗效的模糊，以及相对重视客体的整体变化状态，这些特点与大数据的“整体性”、“混杂性”、“相关性”三大特点不谋而合。如果能够借助大数据研究所获得的成果，从理论、方法学上解决体验信息获取、存储及传播的问题，必将对中医药学发展起到至关重要的推动作用。

目前，欧美发达国家对医学信息学的教育与训练非常重视，认为掌握必要的现代信息技术是医务工作者必须具备的一项基础知识和基本技能。这一点在中医药领域同样适用，但纵观国内临床医疗系统尤其是中医药领域，对此认识还尚待深化，这对拓展中医药工作者的视野、提升其临床水平及科研能力显然不利。我希望《中医药信息学》的问世能够在较大程度上引发学界对此问题的关注与重视，推动中医药信息学术的普及与发展，获得更大范围的学界共识。

相比传承千年、博大精深的中医药学，中医药信息学刚刚起步，尚有很多的工作需要一一完成，还有很多的困难需要一一克服，可谓前路漫长且艰、任重而道远。可喜的是，《中医药信息学》的编撰为万里征程开了一个好头，为这门学科的发展奠定了基础，指明了方向，确立了模式。“前人栽树，后人乘凉”，希望广大中医药信息工作者以此为起点，在全面而深刻把握中医药学术特质与发展规律的基础上，有效借鉴、运用信息科学原理、方法、技术，不断丰富中医药信息学的内涵，探寻其内在规律，为中医药学术的传承、发展乃至创新提供更多的助益，充分发挥其独特作用。

传统与现代的交融总是令人充满无限的遐想与期待，处于高概念和大数据时代的中医药信息学更加深化其学科特质，望能引领中医药学科、事业与产业的发展。对于崔蒙、吴朝晖、乔延江主编及编写团队，我比较熟悉他们的工作，感佩学者们孜孜不倦、辛勤耕耘、认真治学的精神，创建一个崭新的二级学科实在不易，此书乃中医药信息学的奠基之作。书濒脱稿邀我作序，是对我的信任和鼓励，谨志数语乐观厥成。

王永炎

甲午季秋

序　一

21 世纪的医学模式从以疾病为主导走向以健康为主导，其研究对象不仅是自然的人体，还包括人的状态和人所处的社会和自然环境，人体健康是建立在人与环境的和谐适应的基础上。当代医学科技正在发生重大转变，从还原分析向系统综合转变，需要解决的问题越来越复杂，从研究疾病和人体本身转向生命全过程及遗传、环境和机体机能状态。中医学认为人体是一个有机整体，构成人体的各个组成部分，在结构上是不可分割的，在功能上是相互协调、相互为用的，在病理上是相互影响的。而且认为人类生活在自然界中，人体的生理功能和病理变化，必然受到自然界的影响。中医学的这种“整体论”的思维方式正体现了对生命系统的认识，注重人与环境的和谐适应，人体自身的协调平衡，是对新的医学模式最好的诠释。

医学科技是个充满未知的领域，是众多学科的交汇之地，是高新技术用武之地，它需要生命科学、信息科学、数学、计算机科学等各种学科的共同参与。这里蕴含着生长点、突破口，是创新的沃土。中医药信息学即在这片沃土中应运而生，它是传统的中医学与新生的信息学交汇产生的学科，它古老又新颖，生机旺盛又潜力无穷。

崔蒙研究员带领他的中医药信息研究团队经过多年的潜心研究和实践积累，为这门新兴的学科揭开了华美的篇章，而《中医药信息学概论》正是其开篇之作。书中用较大篇幅论述了中医药信息的发展历程，以及组成中医药信息的各个部分及其功能和作用。通过论述了从量子力学到复杂性科学的非线性科学及大数据理念与中医药学的关联关系，强调了理论科学对中医药信息学的形成与发展的重要性。书中界定了中医药信息学学科内涵和外延，提出了中医药信息学的基本概念和原理。从多种角度讨论了中医药信息学的分类框架和中医药信息学在一些重点领域应用的研究进展，展示了学科的进步及其发挥的作用。

从传统医学中走出来的新兴的交叉学科，让我看到了它为医学领域带来的生机和能量，我们期待着这门最年轻与最古老科学结合形成的中医药信息学在促进中医药学，乃至整个医学界的发展上能发挥其应有的作用。

刘德培

2015 年 12 月

序　二

21世纪是世界科学技术尤其是信息技术飞速发展的时代。学科之间的交叉融合成为科技发展的重要特征和趋势之一，成为孕育科技创新的生长点和重要途径。对于在当代依然具有重要科学和医学价值的传统医学——中医药学而言，信息科学技术方法提供了崭新的发展机遇，对中医药学术在当代的传承与发展具有独特的作用。中医药信息学这门新兴的交叉学科正是在这样的大背景下应运而生。所谓交叉学科，通常是指自然科学和社会科学各种学科相互交叉地带生长出的一系列新生学科。从这个角度而言，中医药信息学是真正意义的交叉学科。

由于学科性质、理论特色、社会文化背景、语言表述、思维方式、时代变迁等方面存在巨大差异，中医药的学术内容与信息科学技术的融合过程必然遇到重大挑战；中医药信息的获取、转化、共享与利用等也必然面临诸多困难。近年来，尽管中医药信息学的发展已呈现出蓬勃生机与巨大潜力，但至今仍少见有专著对其内涵、外延进行详细论述。虽然中医药信息学已被国家中医药管理局列为重点建设学科，但其具体的学科建设依然充满困难和曲折，仍处于筚路蓝缕的初创阶段，亟须有一部奠基性著作充实其理论内核，支撑后备人才的培养。

以崔蒙研究员为首的中医药信息研究团队，历时5年终于完成了中医药信息学概论的撰写。该书从中医药信息学发展的源头着墨，旨在成就一部相对完整、视野开阔的中医药信息学简史。书中详细地论述了现代科学理论如量子力学、非线性科学等对中医药信息学的形成与发展所具有的重要影响与作用；在厘清学科分类框架的基础上，进一步阐明了其基本概念与原理，为中医药信息学科建设与成熟不啻安置了一个重要的基础。

信息是人类的镜子，从某种意义上说，整个人类社会的文明发展史都是不断认识信息、获得信息、掌握信息、传递信息、利用信息和创造信息的过程，并在技术的更新与交替中展现出变化多端的斑斓色彩。当然，正如“科技的互联网”不能描述信息的全部一样，只有当思维作用于信息，才能显示出强大的生命力。给信息寻找一个着陆点，并在此中进行专门而深入的研究，必定会有所突破。

所以，我们有理由相信，最年轻与最古老科学结合形成的中医药信息学对中医药学的发展必然会起到重要的推动作用。本书的问世，无论是对于中医药临床工作者、科研工作者，或是信息产业从业者，甚至是愿意掌握更多知识的普通读者，我觉得都具有重要价值，我都愿意做郑重推荐。

陳凱先

2015年12月

序　三

当今世界正处于信息迅猛发展的时代。一方面，信息数量急剧增长，信息来源渠道多样化；另一方面，信息的物质载体日益繁多，信息内涵更加精深，与之相应的需求也变得更加复杂。信息技术对当今的社会发展产生了广泛而深远的影响，不仅全方位的渗透到社会总体结构和社会生活方式，促进了人类知识经济和信息化的步伐，而且迅速提高了社会生产力的发展速度。

信息技术渗入自然学科领域后产生了许多新兴交叉学科，中医药信息学即是其中之一。中医药信息学发展时间不长，但对中医药知识传承与创新的促进作用已经不可小视。从理论基础和内核来看，中医药研究与物质、能量紧密相关，研究对象是具有独特发展规律的人体运动状态及其存在的方式，中医药信息学与信息相关，研究对象是中医药体验信息，以中医药信息在意象世界中的运动规律及其作用为主要研究内容，以数据处理方法为主要研究方法，以提高处理开放环境下复杂巨系统数据的能力为主要目标，因此从某个角度来说，中医药信息学是采用信息技术的方法，将中医药学理论从意象世界提取到现实世界，形成实际数据，使中医理论系统在客观世界中可观察、可操作、可研究，将科研工作者个人视野豁然开阔至无限大的立体空间，甚至可以将某一疾病系统数千年的各种理论研究、医籍资料进行全面、快速地数据分析，使中医研究的平台骤然成倍加速发展，这就避免了师徒经验传承中的遗漏，也避免了个人领悟能力有限等缺憾，拓宽并加深、加速了中医理论研究；在应用研究方面，主要有中医药知识管理的数据化、名老中医经验知识挖掘与传承、围绕病种构建中医药决策支持系统等重大研究。目前由国家科技部支持的中医药信息数据库建设已初具规模；通过中医药防治重大疾病项目中医临床个体化诊疗评价体系的研究，逐步打造一个符合中医特点的个体化临床诊疗系统，建立医院云平台，逐步实现电子病例共享等设想。

学科的发展路程都是一样的。无论是农业信息学、资源信息学还是地理信息学的发展经验都告诉我们，第一要研究和把握这些学科的内涵、结构框架、研究方向和方法，特别是要获取它们研究活动的业务流程图，即概念模型，从而产生信息模型，来指导某学科的信息学研究，才会提高学科建设效率。第二是提高信息化管理的水平，选择研究和建设的切入点，在大量学科信息化建设的基础上总结提高。第三是努力培养交叉学科人才。相较于中医药信息化应用研究工作的大量开展，中医药信息学科理论建设工作略为滞后，有关学科的学科框架、研究方向、研究方法与技术等尚未进行严密系统的研究。本书继《中医药信息学》之后，更着重于从大科学层面深入探讨中医药信息学与其他自然科学学科之间的关联，寻找学科的理论支撑点；同时从方法学上广泛探索适合中医药学研究模式，更以高屋建瓴的层次探索学科基本架构，对中医药信息学的理论研究来说，这既是有益的探索，也是里程碑式的成果总结。

我非常高兴看到崔蒙教授及他带领的团队较早地开拓了中医药信息学的研究领域，并在短期内取得了值得庆贺的成果。本书的出版必将在我国的中医药信息学研究中产生深远的影响！

2015年11月

序　四

世界卫生组织（WHO）1996年在名为《迎接21世纪的挑战》的报告中指出了21世纪的医学将从“疾病医学”向“健康医学”发展，从群体治疗向个体治疗发展。2009年9月，在第344次香山科学会议会上我国科学家也重申了个体化诊疗的概念；2015年1月，美国总统奥巴马宣布启动“精准医学”计划。无论在东方还是西方，“个体化”的思想正逐步渗入到医学实践中，将是未来医学发展的方向。

西医学的个体化诊疗基于对微观的基因组研究，小到微不可见；中医学的个体化诊疗基于宏观的辨证论治理念，大到无可穷尽；但两者殊途而同归，最终的落脚点都在于“人”。西医学个体化诊疗的基础是组学和生物信息学的建立与飞速发展；那么中医药信息学的建立与发展，应该也会成为中医学个体化诊疗飞速发展的契机。

对于一门学科来说，理论建设与实践积累同样重要，独特的研究对象与知识体系，是一门独立学科存在的标志；而学科内涵、外延的界定，理论体系的构筑，则是一门新兴学科正式建立的象征。以崔蒙研究员为首的中医药信息研究团队，经过多年的积累，界定了中医药信息学学科内涵和外延，在各研究方向取得了大量的成果，去年“中医药信息学丛书”第一册《中医药信息学》的出版，更是中医药信息学学科发展过程中的一步飞跃。

《中医药信息学概论》是“中医药信息学丛书”中很特别的一册，它的着眼点是整个中医药信息学学科。本书从中医药信息学的发展简史开始阐述；论述了老三论、新三论、量子力学、大数据等科学理念与中医药学学术理念的关联关系，旨在为中医药信息学的发展扎下理论科学的根基；本书还系统讨论了中医药信息学的基本概念和原理、方法学和学科分类框架，介绍了中医药信息理论科学、应用科学和工程技术等方面的发展情况，讨论了中医药信息学在一些重点领域应用的研究进展，展示了学科的进步及在这些领域里发挥的作用。这本书的付梓将为中医药信息学的学科建设与成熟增加一块极为重要的基石。

“九层之台，起于累土”，每一门新兴的学科，都是这样一块基石一块基石发展起来的，中医药信息学也是如此。我相信，这门由最古老的中医药学与最年轻的信息科学撞击、交叉而成的学科，必将推动中医学个体化诊疗的飞速发展。

陈润生

2015年12月

前　言

为了促进中医药信息学的发展，我和我的4名博士后研究生，她们是我的第二批博士后研究生杨硕、第三批博士后研究生胡雪琴和朱玲，以及第四批博士后研究生高博，合力撰写了这本《中医药信息学概论》。我的这4名博士后研究生均具有深厚的中医药学功底，她们从本科到博士研究生都在努力学习中医药学，特别是中医药的基础理论，并是其中的佼佼者。自进入中医药信息学博士后工作站以来，勤奋努力钻研她们从未接触过的，也恐怕是没有人接触过的中医药信息学，尤其是中医药信息学的理论和方法学部分，许多东西是没有人，或许也不可能有人教给她们。凭借着她们自己的天资和勤奋，努力创造着中医药信息学的理论和方法学，这一方面有我施加给她们的压力，但更多的是她们自己的喜好和责任感，或许自娱自乐也是一种享受，而理论科学的研究自身就多是一种自娱自乐的行为。我们经常在一起讨论中医药信息学的原理与方法学，也常常发生争论，在这些争论中，许多观点达到了一致，许多观点不断产生，当然也有许多观点被否决，于是就有了这本《中医药信息学概论》。

在这本书中，我们首先较系统地阐述了中医药信息学的发展简史，以期使读者能够了解中医药信息学是怎样发展起来的。在这其中，我们用较大篇幅论述了中医药信息的发展历程，以及组成中医药信息的各个部分及其功能和作用。或许，这些内容与中医药文献学有所交叉，所以要写在这里，其一是他们确实是中医药信息的重要组成部分；其二是我们切入的角度与中医药文献学有所不同，只有包括了这部分内容，才能使中医药信息学发展简史完整。

然后，我们用了大量的篇幅论述了从量子力学到复杂科学的非线性科学及大数据理念与中医药学的关联关系，是想说明理论科学对中医药信息学的形成与发展具有怎样重要的作用。如果没有非线性科学的产生，中医药信息学就会缺乏其理论科学的基础。我们并不是想直接引用这些理论科学的公式或原理，只是想借鉴这100多年以来非线性科学不断产生地具有创新性的理念，这些理念奠定了中医药信息学产生的根基。我们当然清楚，中医药学是一门应用科学，并非是一门理论科学。我们也曾经执著地认为，超过100年的时间，中医药学发展缓慢的重要原因之一，是未能与现代科学技术紧密地结合，特别是未能有效地引入现代技术。但当我们认真接触了这些非线性科学之后，特别是初步了解了这些理论科学是怎样影响了现代应用科学及现代工程技术的进步时，我们深深体会到，理论科学的进步，或许是应用科学和工程技术进步的坚实基础。因此，我们在本书中特别关注了这些理论科学所提出的理念与中医药学，当然特别是中医药信息学理念的相互关系。

在第三章中我们讨论了中医药信息学的基本概念和原理。这部分应该是最容易引起争议的内容，因为，尽管中医药学已有几千年的发展史，但是中医药信息学只有短短几十年的发展史，学科的不成熟是不可避免的。而学科的不成熟，最主要体现在其自身的基本概念与原理上。但不是总得有人尝试着提出这些概念和理论吗？我们就是尝试者。本书的内容，就是在我们自己看来，也觉得很不成熟，在最近几年中，它们也有了很大的变化，或者叫发展，提出来就是和读者们共同讨论，以期得到丰富和发展。

紧接着我们探讨了中医药信息学的方法学。从信息学学科教育分类的角度，我们把其分为了中医药信息管理学和中医药信息工程学。前者，是我们最为熟悉的图书情报学，对其方法学，中医药信息学并没有什么太大的贡献，只是选择适用于中医药图书情报研究与工作的方法加以介绍。而中医药信息工程学则是较新的学科，其方法学主要介绍了中医药本体和中医药语义网络研究等。中医药本体及语义网络方法的建立，对中医药信息学的发展至关重要，同样对中医药信息的利用也至关重要，我们认为到目前为止，这应该是中医药信息学研究的主要方法学。

第五章主要是讨论了中医药信息学相关学科的发展状况及其对本学科的影响、中医药信息学教育的现状和中医药信息学的研究进展。与中医药信息学相关的学科其产生、发展与取得的成果都对中医药信息学的形成、发展和成熟具有极大的启示和借鉴作用。中医药信息学相关本科和研究生教育都开展得较早，但真正的中医药信息学教育却至今尚未形成体系，其研究生与博士后培养中的教学相长是突出的特色。至于中医药信息学的研究进展，我们是分类论述的。分类本身就是依据需求进行的，因此中医药信息学的分类可以有多种角度。从科学技术的角度，可以分为中医药信息理论科学、应用科学和工程技术。理论科学主要是讨论近百年来非线性科学对中医药信息学理论形成的影响及中医药信息学基本概念和原理；应用科学主要是研究中医药信息学较为成熟的 4 个三级学科，即中药信息学、中医临床信息学、中医药图书馆学及中医药情报学；工程技术则是主要关注近年来中医药信息学研究的热点领域，包括中医药知识工程、中医药信息标准和中医药科学数据。从中医药学学科的角度，可以分为中医信息学和中药信息学，前者更关注学科的理论，而后者则更为关注信息技术的引进和改造。从中医药信息学学科分类的角度，可以分为基础、技术和应用 3 个部分，基础主要是理论与方法学研究，技术主要是方法与技术研究，应用则是在中医药各个领域应用的研究。此外，还有多种角度的分类方法。本书主要是从中医药学和中医药信息学学科分类的角度进行了中医药信息学研究进展的论述。

此外，本书的作者都是中医药学科班出身，系统和整体的思想根深蒂固，因此各章都具有自身的系统性和整体性。这样就难免有所重复，虽然我们已经尽量避免了，但为了保持各章的系统性和完整性还是难免有少量的重复，敬请读者谅解。

鉴于学科的不成熟及其快速发展，作者的水平，以及时间的仓促，本书一定存在许多不足和遗漏，希望得到广大读者的批评指正，我们会不断改进完善。

我们始终相信，基于非线性科学，最年轻与最古老科学结合形成的中医药信息学对中医药学的发展必然会起到重要的推动作用，希望我们的这本小书对促进中医药信息学的发展，乃至促进中医药学的发展能发挥其应有的作用。

本书出版过程中得到了“国家人口与健康科学数据共享平台——中医药学科学数据中心”项目资助，特此表示感谢。

崔　蒙

2015 年 12 月

目　录

第一章　中医药信息学发展简史

当今社会，信息似乎无处不在，和我们的工作、学习、生活都密不可分，甚至有人说信息是可以和物质、能源相媲美地足以支撑人类生存、社会发展的三大基本资源之一。人们不禁要问：信息何以会具备如此强大的力量？它的力量又来自哪里？生活在所谓信息时代的我们该如何驾驭这一力量？当我们每天都沉浸在呈几何级爆炸的信息所组成的所谓信息时代的时候，我们对信息究竟了解多少？信息是过去的结绳记事、烽火诸侯，还是如今无处不在的internet？信息是连绵不绝的QQ消息，刷不完的朋友圈，还是浩如烟海的纸质或电子出版物？信息是传递消息的工具，还是海量数据的挖掘技术……信息究竟是什么？依然是一个大家耳熟能详却又含义模糊的词。本章试图从信息的过去、现在及未来去剖析信息的内涵与外延，信息与中医药学交融产生的中医药信息学的内涵与外延，从而为中医药信息学的发展夯实根基。

第一节　什么是信息

“信息”一词，在我国最早的含义是“消息”、“迹象”的意思。随着社会的不断发展，人们对信息的认识不断发生变化。信息逐渐被认为是一种无所不至的存在，但是人们发现和认识信息却受到生产力、科学技术及认识手段的局限。从某种意义上说，人类社会发展的历史都是不断认识信息、获得信息、掌握信息、传递信息、利用信息和创造信息的过程，是人类通过信息认识世界与改造世界的过程。

从更广泛的意义上讲，包括客观的自然界，都在向我们提示信息对于社会的存在和发展所具有的重要性。这一点从我们自身便能清楚地获得验证。人，似乎天生就是为了信息和信息的处理而构造的，例如，感官（眼、耳、鼻、口、舌、皮肤等）——获取外界信息并与外界实现信息的交换；神经或经络（生命科学的研究已经证明其存在）——传递获取到的体外信息，或输送体内的信息；大脑——综合处理人体获得的各类外部和内部信息，并据此发出该如何应对的指令……一个自然人具备的所有这些获取、传导和处理信息的功能，也可以推及其他各类动物，甚至这种推及还可以扩展到整个生物界。

信息和物质不同，它没有物质那样的实体，而是一种既抽象又无所不在的东西，因此要很简洁地概括信息是什么是很困难的事情。目前有代表性的观点有以下几种。

信息是事物运动的状态及方式的反映，不同的事物有不同的运动状态和运动方式，因而会发出不同的信息。

信息就是信息，既不是物质也不是能量，而是与物质和能量相并列的三大要素之一。

信息是使人增加知识，并能向人们解释事物的客观存在。信息必须是“意义的载体”。

信息是消息，是信号，是数据，是情报，是知识。

信息是被反映的差异，是被反映的物质的属性。

信息是指应用文字、数据或信号等形式，通过一定的传递和处理，来表现各种相互联系的客观事物在运动变化中所具有的特征性内容的总称。

信息是被人类利用或接受，用以增加知识、理解、技艺并引发反应的矢量流。

信息是宇宙万物和生灵相互赖以生存和进化的讯息和信号集成。

信息存在于自然界和社会中。信息活动需要某种物理的过程作为载体。信息不能离开载体而存在。

……

简而言之，信息是对客观世界中各种事物的变化和特征的反映，是客观事物之间相互作用和联系的表征。

人们对物质的认识最早，对能量的认识是在工业化以后，而信息，却到 20 世纪 40 年代，才逐渐认识到它是客观世界存在着的一个要素。信息科学还是一门十分年轻的学科，还处在最初的创始阶段。信息科学不但要与信息论、控制论、计算机方法论、系统论和图论等理论相结合，而且要吸收哲学、大脑生理学、心理学等与信息有关的学科的新成果，以形成一门综合性的边缘科学。

第二节　信息的分类

根据研究或利用角度的不同，可以对信息进行不同的分类。

按信息的社会属性来分，可分为政治信息、军事信息、科技信息、经济信息、社会信息、生活信息等。

按信息的处理、加工程度来分，可以分为一次信息、二次信息、三次信息。从这个角度看，信息与文献密不可分，具有相同的属性。

一次信息是指未经加工或经过简单加工的原始信息。如在科研过程中产生的信息。如试验数据、观测数据等。

二次信息是指在原始信息的基础上加工整理而成，如试验报告、测试报告等，它是引导和使用一次信息时必不可少的工具。

三次信息是根据二次信息提供的线索，查找、使用一次信息和其他材料，并进行调查研究和分析、综合后形成的成果，具有较强的概括性，成为人们研究新事物的具体结论和成果，如研究报告等。

按信息传递的范围来分，可以分为公开信息、半公开信息、非公开信息。半公开信息如内部信息和所谓“灰色”出版物；非公开信息如机密信息。

按信息管理组织的角度来分，可分为系统化信息和非系统化信息。例如，关于某种产品生产和加工的各种信息，可能散见于各种报纸、杂志、电视节目、广告、书籍中，这些信息是非系统化的或者说是零散的。如果有目的地把这些信息收集汇总，按统一的格式存储，且可以按一定的方法进行查询，就会成为一个数据库，这时，这些信息就成为系统化的信息。

第三节　信息的传递

信息传递是指人们通过声音、文字、图像或者动作相互沟通消息。信息传递研究的是什么人，向谁说什么，用什么方式说，通过什么途径说，达到什么目的。其基本模式是传递、交互与反馈；用户在信息传递活动中居于主导地位。

一、古代信息传递的方式

据《圣经》记载，在人类历史初期，曾有一段时间天下人的口音言语都是一样的（创世纪 11 章 1 节），也就是所谓的巴别塔时代。这样全世界人类之间的语言能够相通，能够合作，便十分骄傲，自以为无所不能，可与神相等。因此“他们彼此商量说：我们要建造一座城和一座塔，塔顶通天，为要传扬我们的名，免得分散在全地上”（创世纪 11 章 4 节）。但神不容许人类离开本位，破坏神所定的纪纲（就如神将不守本位的天使拘留待将来的审判）；因此在一夜之间变乱他们的口音，使他们无法继续建造而告终止，人类自此开始分散各地。那城便叫“巴别”，就是“变乱”的意思。建造中断的塔便叫“巴别塔”。巴别塔事件分开人类语言的统一与变乱时代，也成为人类文明由统一而变为多元的分水岭。自此以后，世界大一统便一直成为人类的普遍梦想，而使这梦想无法实现的最大阻碍便是语言的障碍。

在所谓后巴别塔时代，人类的各种语言开始产生并迅速得到发展，语言，既是人类传递信息的媒介，又是人类信息交换的第一载体。语言的产生使得信息活动从具体走向抽象，相互之间的交流与共享需求变得更为迫切。

信息的传递与人类活动息息相关，自有人类以来，信息交流就已经开始。远古时候，人类在狩猎谋生的活动中就开始进行有目的地信息传递，那时主要是通过呼叫、手势及面部表情等方式来进行的。随着人类的不断进化和语言文字的产生，人类交往更加密切，为传递更为复杂的信息，他们发明了结绳记事。

（一）结绳记事

信息的可传递性是其最为显著的特点之一，提及传递信息，可以追溯到 9000 年以前甚至更早的远古时期，即仓颉造字之前，智慧的中华民族先民用结绳来记录事件，传递信息。秘鲁印第安人也有此习惯，直到近代，一些没有文字的民族，仍然采用结绳记事来传递信息。正如《老子・六十七章》说：“使民复结绳而用之。甘其食，美其服，安其居，乐其俗。”《老子・二十七章》说：“善结，无绳约而不可解也。”《易・系辞下》曰：“上古结绳而治，后世圣人易之以书契。”古人除结绳记事以外，“绳约”也是常用的信息语言之一。“绳约”即以一种结绳作为信息载体订立契约或社会公约。例如，借贷粮食家畜、婚嫁中的婚约，中式服装的纽扣很可能是男女相互订婚的信物。在《周易》的系辞、说卦、序卦和杂卦传文中阐述了结绳记事的信息文化形态已具有了密码子功能。东汉郑玄在《周易注》中写道：“结绳为记，事大，大结其绳，事小，小结其绳。”

结绳记事作为一种常见的原始信息传递方法，它在我国古代历史上应用广泛，成为河洛文化的重要信息载体。以至于在文字出现之后的阶级社会里，结绳的传统依然被选择性地继承下来，并在形制和用途上加以变化。如在店铺、茶楼及行商的摊位上，各种各样的幌子或招牌，已然成为传递广告信息的新型媒介。

结绳记事是一种相对于那个时代来说非常先进的记录方式，配合语言使用，会起到事半功倍的效果。结绳记事一旦掌握方法，实际上是终生不忘，不会因为时间久了就会忘记某一个绳结的意义。结绳记事实际上非常复杂，甚至比现代的一门文字更加繁琐。

从颜色上，人类至少可以用 7 种色彩及黑、白共 9 种颜色赋予其涵义。

从材质上，绳子可以用动物毛线绳、树皮绳、草绳、麻绳等，各种材质的绳子，有几十种类别。

从粗细上，最少能够分成粗、中、细 3 种不同规格的绳子。

从经纬上，有横向绳子，也有纵向绳子；有主绳，也有支绳。

上述，就能构成最基本的几百个绳结词汇，组合起来能够进行完整有效地记载。

但结绳记事最大的问题，就是表达繁琐和麻烦，编织需要时间，而保存也非常困难，能够表达的意思又实在有限，相对于甲骨文都显得过于臃肿和繁琐，所以最终被淘汰掉。不过这并不能说明这种古老的记录方式毫无用处，甚至有可能所谓的“八卦”就是结绳记事演变而来，一个结代表“阳”，两个靠近的结代表“阴”，摒弃繁琐的各种材料和颜色，但终究不过是一门玄学。

由于绳子都是用植物纤维搓成，所以由绳子打成的结，或者编织成的图案经不住日晒雨淋，因此随着时间的流逝终究不能保存下来。虽然目前尚未发现原始先民遗留下的结绳实物，但原始社会绘画遗存中的网纹图、陶器上的绳纹和陶制网坠等实物均提示先民结网是当时渔猎的主要条件，因此，结绳记事（计数）作为当时的记录方式是具有客观基础的。

（二）烽火狼烟

早在春秋时期，就有用火光烽烟传递军事警报的记载。其是用干燥的狼粪做燃料，点燃之后，火光烟雾腾空，可把紧急警报传到很远的地方。烽火台系古代重要军事防御设施，其建筑早于长城，但自长城出现后，长城沿线的烽火台便与长城密切结为一体，成为长城防御体系的一个重要组成部分，有的烽火台甚至就建在长城上，特别是汉代，朝廷非常重视烽火台的建筑，这是为防止敌人入侵而建的，遇有敌情发生，则白天施烟，夜间点火，以可见的烟气和光亮台台相连，传递消息。烽火狼烟是一种很古老但行之有效的消息传递方式。

烽火台最重要的功能是传递军情，它需要与敌台、墙台等长城建筑密切配合。有敌台的地方，敌台可充作传递烽火信息的墩台，没有敌台也没有适于点烽火的墙台的地方，按传烽火路线必须建有烽火台。蓟镇总兵戚继光在《练兵纪实》中讲：“凡无空心台之处，即以原墩充之，有空心台所相近百步之内者，俱以空心台充墩。大约相去一二里，梆鼓相闻为一墩。”戚继光还制定了传烽之法，编成通俗顺口的“传烽歌”让守台官兵背诵熟记。经过严格训练，负责传烽的守军能以烽火准确迅速地传递军情，一般 3 个时辰就可传遍整个蓟镇防线。

周朝是中国从奴隶社会向封建社会转变的时期，其疆域十分辽阔。为牢固控制国家疆土，周王朝采用了分封诸侯的制度，要对几百个大小的诸侯进行有效治理，就必须把他们与周王室紧密联系起来。这时，作为连接中央与诸侯国纽带的通信组织便显得尤为重要，官方信息的传递方式也在这一背景下得到了更迅速地发展与完善。大量资料表明，早在 2700 多年前，中国周朝时的烽火告警系统就已经很完备了。

例如，匈奴入塞围困亭障，已来不及下亭障燔薪时，白天则举亭上蓬或加一烟，夜间举“离合苣火”。“离合苣火”是处于“虏守亭障”的紧急而特殊情况下的一种特殊信号，即几把苣火一会儿分离，一会儿又合拢。如果被围逼的亭障不能发出燔积薪的信号，距离最近的另一座烽燧应按规定照常举蓬燔薪，把信号准确传递出去。《塞上蓬火品约》还规定，如果发现所报的信号有误，则应立即“下蓬灭火”，取消所发的信号，并写成书面报告，迅速传报都尉府。若天气恶劣，或亭燧相隔过远，在“昼不见烟，夜不见火”的情况下，应立即将情况写成书面报告，用加急的传递方式报送上级。有的汉简还记录了某烽燧的守备器物和生活用品，其中有报警物布蓬、布表、苣、积薪、鼓；建筑器物椎、瞄准器械“深目”，防御武器弩、枪、羊头石等。并表明当时的烽燧是由候官（候长）管理的。候官统候史，候史管燧长，负有保管装备，修葺建筑物、管理“天田”，巡视检查与及时汇报的职责，候官则向都尉负责。

为了保证烽火制度的严格执行，汉代起即有一整套严密的制度。宋代曾公亮等编撰的《武经总要》中提到的烽式制度则更为详细，大要分为烽燧的设置、烽火的种类、放烽火的程度、放烽火的方法、烽火报警规律、传警、密号、更番法等 9 类。

到了明代，随着对长城防御工程的高度重视和火器的大量应用，烽火台的建筑和式制也大有改进，很多烽火台改由砖包砌，更显坚固，台距也缩短，有的在墩旁开井，墩四周有围墙。明朝曾规定“各处烟墩务增筑高厚，上贮五月粮及柴薪药弩，墩旁开井，井外围墙与墩平，外望如一重门”。

根据敦煌文书《西州图经》的记载，吐鲁番盆地通往外部的交通路线共有 11 条，沿线都分布着大量的烽火台，组成了吐鲁番盆地内的一个非常有规律的交通网络，正是这个交通网络促进了辉煌的吐鲁番古代文明的发展、延续、交流。

早在公元前 12 世纪，希腊人在特洛伊战争时已经使用了烽火，在山顶上燃起一堆篝火，就能够被 30 多千米外的守望台哨兵看到，有时甚至可以距离更远。在埃斯库罗斯的喜剧中，阿伽门农的妻子克吕泰涅斯特拉在特洛伊城被攻陷的当天夜里就得到了消息，而她当时身处 600 多千米之外的迈锡尼。“究竟是谁如此迅捷，能够将讯息这么快地带来？”克吕泰涅斯特拉把这个及时送信的功劳归于火神赫淮斯托斯。“他将那信号放出，开始传递，一站接一站，火的信使一路传来”。

这种传播媒介不仅在军事活动中得到了广泛应用，古代社会的商人们在经商活动中也经常借用烽火台传递信息，如在不同时期，都有夜行的商队、马帮“举火为号”的记载。这种比书信更为快捷的传递方式大约给古代商家提供了更及时的商业情报，是获取更大利益的一种可靠途径。

（三）飞鸽传书

飞鸽传书即鸿雁传书，是古人之间联系的一种方法，是将信件系在鸽子的脚上然后传递给要传递的人。古代通信不便，人们利用鸽子、大雁飞得比较快，对地球磁场的感觉很灵敏、会辨认方向、认识回家的路等多方面优点，驯化鸽子，使之成为值得信赖的信使。训练的根本目的在于培养、锻炼、提高鸽子的素质，发挥其固有的生物学特征与特长，从而具备完成各种通信和竞翔任务的基本要素及条件。

关于飞鸽传书的记载，可以追溯到《山海经》，西王母的随从与使者是 3 只青鸟，它们能够飞越千山万水传递信息，将吉祥、幸福、快乐的佳音传递给人间。据说，西王母曾经给汉武帝刘彻写过书信，西王母派青鸟前去传书来说，而青鸟则一直把西王母的信送到了汉宫承华殿前。

具体而言，古人飞鸽传书的情形是我跟你是朋友，我跟你住在同一个地方，后来我有事去了别的地方，我带着家乡的鸽子跋山涉水，有一天我想联络你，就把字条放在鸽子脚上一种专门放信的东西里面，再把鸽子放出去，鸽子就会飞到家乡去，你就会收到那只鸽子和我的信件。

与飞鸽传书类似，在尼日利亚贝喀萨地区，人们利用猴子送信。人们将母猴和子猴分别关在两地，并时常将母猴带去寻找子猴，使母猴认得路线。当人们需要通信时，将信装在竹筒里绑在母猴身上，放它出去寻找子猴，母猴总能将信送到目的地。

有学者认为，即使在通信技术高度发达的今天，信鸽仍可能有用武之地。比如一旦爆发核战争，核爆炸产生的强烈电磁辐射将使现有的各种电子通信系统陷于瘫痪，但信鸽仍能自由飞翔。瑞士军队训练培育出了能双向投书的信鸽。这些信鸽不再传送传统的文字书信，而是携带着装在胶囊里的计算机芯片，内中的密码情报也只能在专门的装置上阅读，保密性极高。信鸽甚至有可能成为特种通信兵。

(四) 驿站邮局

飞鸽传书或者猴子送信等会受到很多客观因素的限制，导致延期甚至失联，而且传递信息的目的地较为局限。后来人们通过设立驿站，使用马匹来进行信件的传递，相较飞鸽传书来说，更为系统，更为可靠。

所谓驿站是古时专供传递文书或来往官吏中途住宿、补给、换马的处所，是国家出现以后，政府专门为传递公文和军情所设置的通信机构。我国是世界上最早建立组织传递信息的国家之一，邮驿历史虽长达3000多年，但留存的遗址、文物并不多。从大量资料来看，唐代已经建立起了完备的邮驿系统。鸡鸣山驿在河北怀来县，是我国仅存的一座较完整的驿城。

唐代诗人杜牧曾作过“长安回望绣成堆，山顶千门次第开。一骑红尘妃子笑，无人知是荔枝来”的诗歌。这首脍炙人口的诗歌，讽刺唐玄宗为了爱吃鲜荔枝的杨贵妃，动用国家驿站运输系统，不惜国家财政的血本，从南方运送荔枝到长安。

从远古神话的黄帝“合符釜山”到尧舜禹的“明通四方耳目”、“声教讫于四海”，从周穆王“长驱归周”到秦汉大一统下的邮驿制度，发展到隋唐之际更加完备的系统，中国的邮驿系统在古代运输中有着重要的地位和作用，在通讯手段十分原始的情况下，担负着各种政治、经济、文化、军事等方面的信息传递任务，在一定程度上也是物流信息的一部分。换言之，也是一种特定的网络传递与网络运输。其不但是封建社会政治管理所必不可缺的，可以帮助提高行政效率，达到封建统治控制；同时作为交通系统的一部分，在文化交流上也同样发挥着重要的作用。一方面保证了本土文化的不断传播；另一方面促进了中国与其他国家的交流，对中国文明古国的确立及其辉煌文明的传承起到了不可或缺的作用。

我国古代驿站各朝代虽然形式有别，名称有异，但是组织严密，等级分明，手续完备是相近的。由于当时历史条件的限制，科学技术发展水平的局限，其速度与数量与今无法相比，但就其组织的严密程度，运输信息系统的覆盖水平也不亚于现代通讯运输。可以说那时的成就也是我们现代文明基础的一部分。驿站可以说是当今的邮政系统、物流中心的先行者。

轮船、铁路、电讯的高速化远远超过古代的驿传，近代化的通信方式取代了驿站，1912 年 10 月，中华民国政府宣布裁撤驿站，驿站的职能永远保存在历史的书页中。

与驿站类似的邮局，则相传是由公元前 500 多年的波斯王居鲁士大帝创立的。居鲁士统治着一个疆土广袤的大帝国，由使者传递书信和信息已经不能适应帝国的需要。为此，他建立了一个由许多驿站组成的邮递行政部门，这便是最早的邮局。这些驿站间隔一定的距离，负责照料每日跑完一站路的驿马。

公元前 31 年，罗马人在奥古斯都统治时期，仿照这样的机构，建立了公共驿站。站里备有喂足草料的驿马和供过往官员住宿的客房。

大清邮局始建于清朝同治年间（1862~1875 年），是清代上海地区 13 家主要的通邮站之一。经历了民营的信局、外国邮局、文报局、海关邮政、大清邮政等不同阶段，是目前华东地区唯一留存的清朝邮局遗址，也可谓是近代中国邮政历史的缩影。

世界各地大小邮局约 654 000 家，国际邮件每天达 10 亿份。世界邮政联盟 169 个会员国的数百万名邮务人员在为送信工作服务。

（五）会说话的鼓

在远古时候，我国使用击鼓传递信息，最早当在原始社会末期。在我国和非洲古代，击鼓传信是最早最方便的办法，非洲人用圆木特制的大鼓可传出 10 千米之遥。其速度与成效超越了步行或骑马，人们使用鼓来传递一些简单的讯息，如进攻、撤退、到教堂做礼拜等。正如艾尔玛·瓦塞尔所说："会说话的鼓是这片未经勘测的丛林中的无线电。"

在位于比属刚果的波棱吉村，一个女婴的降生通知可能会是这样的：接生的衬垫已经卷起，我们感到浑身充满力量，一个女人从森林里来，来到这个开放的村庄。

虽然只有一部分人知道怎样使用鼓声来沟通，但几乎所有人都能够听懂鼓声中的讯息。有些人敲鼓的速度较快，有些人则较慢。固定的短语会反复出现，几乎一成不变，但不同的鼓手会使用不同的"措辞"来传递相同的讯息，说明这种鼓语既有很强的规律性，同时又十分灵活。就在欧洲人以为非洲人原始而落后的时候，其实他们早已实现了所有人类文化的一个古老梦想，他们的传讯系统，速度比世界上最好的信使骑着最快的骏马在最好的道路上通过驿站层层接力还要快。据说 19 世纪末期，英国侵略军凭借现代化的枪炮入侵非洲，屠杀当地人民，苏丹军民奋起抵抗，他们在喀士穆大败了入侵者，而获胜后就是用激越、喜人的"击鼓语汇"报告了这一胜利的喜讯。如今，在非洲人的舞蹈中，边击鼓边起舞，就是一种以鼓声来表达战斗和胜利喜悦的情景。

与之类似，在周朝的《礼记·夏官·大司马》中就有用击鼓传递信号的规定"中军以鼙令鼓，鼓人皆三鼓"。

（六）其他方式

船上使用旗通信至今已有 400 多年的历史。旗号通信的优点是十分简便，因此，即使当今现代通信技术相当发达，这种简易的通信方式仍被保留下来，成为近程通信的一种重要方式。在进行旗号通信时，可以把信号旗单独或组合起来使用，表示不同的意义。通常悬挂单面旗表示最紧急、最重要或最常用的内容。例如，悬挂A字母旗，表示“我船下面有潜水员，请慢速远离我船”；悬挂O字母旗，表示“有人落水”；悬挂W字母旗，表示“我船需要医疗援助”等。

我们今天娱乐用的风筝，在古时候曾作为一种应急的通信工具，发挥过重要的作用。传说早在春秋末期，鲁国巧匠公输盘（鲁班）就曾仿照鸟的造型“削竹木以为鹊，成而飞之，三日不下”，这种以竹木为材料制成的会飞的“木鹊”，就是风筝的前身。到了东汉，蔡伦发明了造纸术，人们又用竹篾做架，再用纸糊之，便成了“纸鸢”。五代时人们在做纸鸢时，在上面拴上一个竹哨，风吹竹哨，声如筝鸣，“风筝”这个词便由此而来。最初的风筝是为了军事上的需要而制作的，它的主要用途是用作军事侦察，或是用来传递信息和军事情报。到了唐代以后，风筝才逐渐成为一种娱乐的玩具，并在民间流传开来。

二、现代信息传递的方式

（一）有线通讯传输

1. 电报

电报通信是在1837年由美国S. F. B. 莫尔斯首先试验成功的。其基本原理：把英文字母表中的字母、标点符号和空格按照出现的频度排序，然后用点和划的组合来代表这些字母、标点和空格，使频度最高的符号具有最短的点划组合；“点”对应于短的电脉冲信号，“划”对应于长的电脉冲信号；这些信号传到对方，接收机把短的电脉冲信号翻译成“点”，把长的电脉冲信号转换成“划”；译码员根据这些点划组合就可以译成英文字母，从而完成了通信任务。

1846年，在泽西市渡口管理所二楼的一个小房间里，3名职员已经可以处理纽约市的全部电报业务。他们管理的美国首条商业电报线路的一端，另一端则通往巴尔的摩和华盛顿。同年，英国的资本家们开始成立电报公司（electric telegraph company），铺设第一条线路。曾经有人将电报比作生物神经网络，电报线比作神经系统，而将这个国家或地球比作人体。

1871年4月，由丹麦大北电报公司出面，秘密从海上将海底电缆引出，沿扬子江、黄浦江铺到上海市内登陆，并在南京路12号设立报房。于1871年6月3日开始通报。这是帝国主义入侵中国的第一条电报水线和在上海租界设立的电报局。

1873年，法国驻华人员威基杰（S·A·Viguer）参照《康熙字典》的部首排列方法，挑选了常用汉字6800多个，编成了第一部汉字电码本，名为《电报新书》。后由我国的郑观应将其改编成为《中国电报新编》。这是中国最早的汉字电码本。

电报是最早利用电流（有线）或电磁波（无线）作为载体。通过编码和相应的电处理技术实现人类远距离传输与交换信息的通信方式。早期的电报只能在陆地上通讯，后来使用了海底电缆，开展了越洋服务。到了20世纪初，开始使用无线电拍发电报，电报业务基本上已能抵达地球上大部分地区。电报主要是用作传递文字讯息。

电报的发明大大加快了信息的流通，是工业社会的重要发明之一，可谓是现代信息技术的起源。

2. 电话

1875 年 6 月 2 日，贝尔和沃森特正在进行电话模型的最后设计和改进，最后测试的时刻到了，沃森特在紧闭了门窗的另一房间把耳朵贴在音箱上准备接听，贝尔在最后操作时不小心把硫酸溅到自己的腿上，他疼痛地叫了起来：“沃森特先生，快来帮我啊！”没有想到，这句话通过他实验中的电话传到了在另一个房间工作的沃森特先生的耳朵里。这句极普通的话，也就成为人类第一句通过电话传送的话音而记入史册。1875 年 6 月 2 日，也被人们作为发明电话的伟大日子而加以纪念，而这个地方——美国波士顿法院路 109 号也因此载入史册，至今它的门口仍钉着块铜牌，上面镌有“1875 年 6 月 2 日电话诞生在此”。

1876 年 3 月 7 日，贝尔获得发明电话专利，专利证号码 NO：174655。

1877 年，也就是贝尔发明电话后的第二年，在波士顿和纽约架设的第一条电话线路开通了，两地相距 300 千米。也就在这一年，有人第一次用电话给《波士顿环球报》发送了新闻消息，从此开始了公众使用电话的时代。

电话传入中国，是在 1881 年，英籍电气技师皮晓浦在上海十六铺沿街架起一对露天电话，付 36 文制钱可通话一次，这是中国的第一部电话。1882 年 2 月，丹麦大北电报公司在上海外滩扬于天路办起中国第一个电话局，用户 25 家。

电话是一种可以传送与接收声音的远程通信设备。今天，世界上大约有 7.5 亿电话用户，电话的发明与普及极大地促进了信息的交流与传递，进而也极大地促进了相关学科领域的发展。

3. 其他

电报、电话和无线电广播，3 股巨大的电信浪潮依次汹涌而来。人们开始觉得理所当然要拥有专门用于收发信息的各种设备。而这些设备也改变了社会的拓扑结构。

如何处理和传送精密的电脉冲也带来了一系列棘手的技术挑战，而当电遭遇语言，也就是必须将字词转换成电线中的律动时，这更提出了全新的挑战。在电和语言的交点处，需要人类重新发挥聪明才智。

（二）无线通讯传输

无线通信（wireless communication）是利用电磁波信号可以在自由空间中传播的特性进行信息交换的一种通信方式。在移动中实现的无线通信又通称为移动通信，人们把两者合称为无线移动通信。

19 世纪末，无线电开始出现。20 世纪下半叶有了光纤通信和卫星通信等技术。发明了无线电以后，又有了无线电广播，20 世纪上半叶有了电视，后又出现了彩色电视和有线电视。现今又有微波通信、激光通信、电报、广播、电视、传真和卫星通信相继问世，信息的开发利用趋向全球化、多样化、综合化。随着这些电信技术得到了普及应用，大大加快了信息传播的速度和效率。

无线技术给人们带来的影响是无可争议的。如今每一天大约有 15 万人成为新的无线用户，全球范围内的无线用户数量已经超过 2 亿。这些人包括大学教授、仓库管理员、护士、商店负责人、办公室经理和卡车司机。他们使用无线技术的方式和他们自身的工作一样都在不断地更新。

从20世纪70年代，人们就开始了无线网的研究。在整个20世纪80年代，伴随着以太局域网的迅猛发展，具有不用架线、灵活性强等优点的无线网以己之长补“有线”所短，也赢得了特定市场的认可，但也正是因为当时的无线网是作为有线以太网的一种补充，遵循了IEEE802.3标准，使直接架构于802.3上的无线网产品存在着易受其他微波噪声干扰，性能不稳定，传输速率低且不易升级等弱点，不同厂商的产品相互也不兼容，这一切都限制了无线网的进一步应用。

无线通信主要包括微波通信（microwave communication）和卫星通信。

1. 微波通信

微波通信，是使用波长在1mm至1m之间的无线电波——微波进行的通信。该波长段电磁波所对应的频率范围是300 MHz（0.3 GHz）至300 GHz。它传送的距离一般只有几十千米。但微波的频带很宽，通信容量很大。微波通信每隔几十千米要建一个微波中继站。

与同轴电缆通信、光纤通信和卫星通信等现代通信网传输方式不同的是，微波通信是直接使用微波作为介质进行的通信，不需要固体介质，当两点间直线距离内无障碍时就可以使用微波传送。利用微波通信具有容量大、质量好、传送距离远等特点，因此是国家通信网的一种重要通信手段，也普遍适用于各种专用通信网。

中国微波通信广泛应用L、S、C、X诸频段，K频段的应用尚在开发之中。由于微波的频率极高，波长又很短，其在空中的传播特性与光波相近，也就是直线前进，遇到阻挡就被反射或被阻断，因此微波通信的主要方式是视距通信，超过视距则需要中继转发。

一般来说，由于地球曲面的影响及空间传输的损耗，每隔50千米左右，就需要设置中继站，将电波放大转发而延伸。这种通信方式，也称为微波中继通信或称微波接力通信。长距离微波通信干线可以经过几十次中继而传至数千公里仍然可以保持很高的通信质量。

2. 卫星通信

卫星通信是利用人造地球卫星作为中继站在地面上两个或多个地球站之间或移动体之间建立微波通信联系。人造地球卫星根据对无线电信号放大的有无、转发功能，有有源人造地球卫星和无源人造地球卫星之分。由于无源人造地球卫星反射下来的信号太弱无实用价值，于是人们致力于研究具有放大、变频转发功能的有源人造地球卫星——通信卫星来实现卫星通信。其中绕地球赤道运行的周期与地球自转周期相等的同步卫星具有优越性能，利用同步卫星的通信已成为主要的卫星通信方式。不在地球同步轨道上运行的低轨卫星多在卫星移动通信中应用。

3. 全球快递服务

普通邮递服务不够迅速，因为邮务人员要处理数以亿计的邮件，派送速度慢，邮件要数天甚至数星期才送达目的地。20世纪60年代后期，各地的公司都遇到迅速运送邮件的大难题，国际快递公司应运而生。商业机构派飞机前往世界各地，大多数可在24个小时内到达。空运快递服务公司采用最新科技，预定货运班机和客机机位，以便随时选用最快捷的路线。大规模的快递公司以电脑储存世界各地班机升降的时间表，不少公司还自制飞机和直升机，所有快递公司都有专用车队，置备小货车和摩托车，逐户收取和派送邮件。

美国最大的快递公司1989年拥有飞机418架，平均每天处理邮件14万份。欧洲快递公司可在第二天把邮件送抵欧洲其他地区，欧洲以外的地方则在两天内送到。美国快递公司能在即日或翌日把邮件送到国内的目的地。

快递的邮件大多是信件或者小邮包，利用快递服务运送制成品的厂商也日渐增多。在70年代，快递业的总营业额每两三年增长一倍，1990年年总值约达40亿美元。

美国一家公司别出心裁地创造了火箭传递邮件，它设备简单，比宇航火箭的造价低得多。它用火箭的弹头舱传递邮件，载重量为10kg，火箭到达目的地上空后，火箭舱门自动开启，将邮件用降落伞射出，然后用无线电通知当地邮局来接收邮件。火箭穿过大气层航行，速度很快，从纽约到伦敦只需50min。这家公司现已正式接收邮政业务。

电子信使是一种特定规格的信件，投入电子信箱后，信件就被自动拆开，通过光电器件逐字逐句地扫描，把光信号变成电信号。这样，文字图像信息就通过传真机传到远方，而信件原稿能自动销毁。同时，收信函传真机就把接收到的电信号还原成光信号，用摄影方法，把发信人的手迹记录在标准信件上，自动封口，然后输出一封地址、姓名、信函内容与寄发信件一模一样的信函。无论相隔多远，电子信使只花几十秒钟就可完成整个传递过程。

1980年6月7日，第一封电子信从伦敦通过卫星，在短暂的1min内跨越大西洋，到达加拿大的多伦多。当地邮局收到电子信后，以特快专递方式递交给了收信人。

三、现代信息传递的分类

（一）线性传递与迭代式传递

线性传递反映的是以系统为中心的设计思想，其理论基础是信息传递模型论。在这种模式下，信息被看做具有客观属性的对象，信息系统的任务是准确地描述这些对象，并提供相应的接口。其内在假设是用户能够理解并按照系统设定的语法准确描述自己的信息需求，并且用户的信息需求在与系统交互的过程中是不变的。线性传递是从信息系统到用户的单向传递，早期的数据库系统和文献系统皆属此类，基本不提供任何相关反馈功能。

所谓迭代式传递即交互式传递，反映的是以用户为中心的设计思想，其理论基础是认知观点。信息传递过程就是用户不断与系统交互的过程，用户的信息需求在与系统交互的过程中会不断发生变化，因为获得新信息会使用户的认知状态发生改变。相应地，用户的知识需求状态（ASKs）也会发生变化，因而系统需要提供相应的反馈机制来发现新信息对用户的影响，进而捕获用户信息需求的变化。“迭代”说明信息系统与用户之间存在双向的信息流，主要表现为“输出—反馈”的循环过程。

（二）单向传递与双向传递

单向传递是线性传递的基本特征。单向传递意味着系统只是传递信息的工具、媒介，用户只是被动的信息接收者。双向传递反映了信息系统传递机制设计由以系统为中心转向以用户为中心，是迭代式传递的基本特征。更为重要的是，双向传递强调信息系统的认知功能和用户在信息传递过程中的主导地位。这种认知功能通过系统与用户之间的交互及挖掘用户与系统之间的交互信息实现。从这个意义上讲，线性传递是实现信息交流、信息发现和信息交换的基本系统功能。但是，完整的信息发现过程需要系统提供双向的信息传递机制。

(三) 自适应传递与用户事件驱动传递

根据信息传递活动的启动机制，信息传递包括两种基本模式：自适应传递与用户事件驱动传递。

所谓自适应传递，也称主动传递，在这种传递模式中，信息系统充当认知代理（传递主体），以条件事件和触发事件为启动机制。条件事件用于描述用户（传递客体）的状态或者说预测用户的信息需求，触发事件用于捕获信息源的变化，包括时间触发事件、信息变化事件、用户交互事件。信息系统的认知代理和传递主体角色主要由各种任务代理实现。如信息过滤系统和信息推荐系统中以用户模型或用户聚类模型为条件事件，以"新"信息对象为触发事件。"新"信息是一个相对概念，可以是新进入信息集合的信息（无条件信息变化事件），如某个新闻事件的后续报道文章，也可以是同类用户发现而当前用户未发现的信息对象（有条件信息变化事件），如协作过滤和推荐系统。资源发现与服务发现则是以用户交互为触发事件的自适应传递。

所谓用户事件驱动传递，也称被动传递，在这种传递模式中，用户充当认知代理（认知主体），以用户信息需求与信息系统信息集合之间的信息流为启动机制。触发事件是用户的直接意图、工作任务、异常知识状态等不确定性状态。这是信息检索系统的主要传递模式，即用户向系统提交查询，系统对查询表示与文献表示进行比较，将相关的文献提供给用户。用户充当认知代理意味着信息传递是由用户的主动信息行为驱动的，因此，用户利用超文本或其他导航结构浏览信息，用户访问博客系统、问答系统、维客、论坛等也属于此类传递模式。

四、现代信息交互的方式

信息传递的实现总是依赖于一定的信道，即信息在各种信息载体或信息对象之间的流动及其流动的方式。信息交互是一种复杂的交互过程，涉及用户、信息内容、信息系统等多个方面因素，取决于用户的认知状态和信息处理能力、信息内容的语义和结构、信息系统的特性。同时，信息交互是一个迭代式交互过程，在这个过程中，存在三类双向交互，如图 1-1 所示。

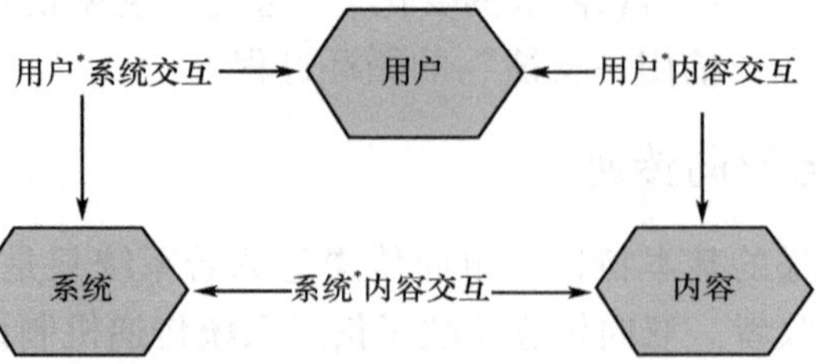

图 1-1　Toms 的信息交互模型

*：相关关联

其中，用户与系统之间的双向交互，在于发现用户信息需求变化过程中的信息流，通过捕获系统输出信息对用户信息行为的影响实现。系统与内容之间的双向交互，在于揭示系统信息集合的信息对象之间的信息流，并用相应的结构体系加以组织，如索引、词表、数据仓库等。用户与内容之间的双向交互，在于发现信息内容与用户信息需求之间的信息流。

1. 博客系统信息交互

博客系统是一种新兴的个人知识管理工具和在线信息交流工具。涉及的主要信息活动包括信息创建、发布、组织、更新、链接、订阅、评价等。

2. 过滤系统信息交互

信息过滤是以信息系统为认知代理，以满足用户长期兴趣需求为目标的一种信息路由选择机制。信息过滤与一般信息检索过程的最大区别主要体现在两个方面：信息过滤需要预测、评价、修正用户的信息需求，构造预定义的查询；检索执行的范围是信息集合新增的信息对象。信息过滤技术主要应用于定题服务、信息提醒、信息推送与推荐等主动信息服务领域。

五、现代信息反馈模式

在信息传递过程中，会产生大量包含其他“信息”的信息。也就是说，在用户与信息系统交互的过程中，会产生大量反映或部分反映用户信息需求及信息需求变化的信息，如用户进行相关判断、阅读、下载、收藏某篇文献或浏览某个网页，甚至用户的交互过程、浏览路径、检索历史等交互信息都在一定程度上反映用户的信息需求及变化。系统与用户交互信息包含或部分包含用户需求信息，是信息服务系统反馈机制设计的理论基础。

反馈研究是信息交互研究的重要内容，对于构建系统用户模型和交互模型有着十分重要的意义。在信息科学领域，关于反馈的研究主要集中在信息检索领域，Spink 称为继“控制论反馈理论”、“社会反馈理论”之后的“第三反馈理论”，足见反馈研究与设计的作用。在他看来，控制论反馈理论和社会反馈理论对不同信息检索方法与模式的形成与发展有着深刻的影响，分别产生了两种反馈设计模式：传递反馈和交互式反馈。

传递反馈是传统信息检索系统反馈机制设计的基本思路，即反馈是 IR 系统的一项功能：IR 系统输出或系统反馈。系统反馈的观点把反馈视为线性的信息传递，而不是反馈循环过程，对信息的理解与控制论反馈理论相同，即负反馈或负熵的概念。系统反馈的主要应用是查询重构和自动相关反馈技术，其基本理论假设是用户的相关判断或智能相关判断为构造精确描述用户信息需求的查询提供补充信息。

交互式反馈更重视从社会反馈理论中吸收营养，主要包括社会交流理论和人机交互研究，更强调正反馈的作用，认为反馈是一种迭代式的交互过程或反馈循环，需要考虑包含用户、信息表示、系统甚至交互过程本身在内的多种交互因素和多种反馈类型的影响。交互式反馈意味着以系统“中间”输出结果为反馈源设计多种反馈机制，如基于用户相关判断（显式反馈）和用户信息选择行为（隐式反馈，如访问路径、点击、收藏等）的相关反馈，基于用户评价的量值反馈、策略反馈等。

六、中医药信息传递的过去、现在与未来

中医药信息传递的方式自然与信息传递技术的发展密不可分，在文字发明前的一段时期，传递中医药信息的主要方式是口耳相传，这种交流方式对于中医药知识的传播、积累及防治人类疾病，无疑具有一定的作用。但因没有文字，无法记录，自然也无法传承，所以在时间与空间上相关信息的传递都受到很大限制，所以那一时期中医药学和其他学科一样，其发展都是相当缓慢的。

铁器时代，即公元前 14 世纪，各类文字开始陆续出现，使得人类对信息的保存和传播获得了巨大的突破，在很大程度上避免了时间和地域的局限，人类文明进入了一个新的纪元。

文字发明后，记录文字的载体由最初的甲骨、金石、竹简、木简、绵帛等发展到纸张。如金石文献《褚氏遗书》、竹帛文献《黄帝内经》到流传世界各国的《本草纲目》等，这些均是中医药文献信息的重要来源。信息载体的发展变化，在很大程度上为信息的传播与积累提供了便利，大大促进了包括中医药学在内的各个学科的发展与传承。印刷术发明后，中医药学的绝大多数信息资料的记录方式开始从手工抄写变成使用雕版印刷，这无疑加快了信息记录和传播的速度。古代虽有飞鸽传书和各种驿站，但交通依然不够便利，也是信息传播受到限制的主要因素之一。

如果从更广泛的角度来看待信息，看待信息传递，中医药信息则是中医药及其子系统存在及变化的状态。其特征为相对重视系统时间上的延续变化状态；相对重视系统包含了大量稳定与不稳定关系的包括本质在内的现象变化状态；相对重视系统（包括子系统）相互间影响后产生的整体变化状态。

疾病治疗的过程就是对疾病信息进行调控的过程，是中医在辨证的基础上，依据疾病的证候信息，而采用相应的治则治法，遣方用药，将疾病信息传递到处方中，从而达到对疾病的调控，使人体维持正常有序的动态稳定状态。中医辨证施治过程各环节都存在着信息的传递与控制。

中药制造过程，即辨药施治的过程，是以药物制造过程链为对象，各环节之间也存在着药物信息的传递与控制，但是过去我们局限于某一个环节或者某几个环节的信息收集、分析、调控，忽视了各个环节之间信息的传递及信息的关联性、整体性，导致药物信息在各个环节之间传递时衰减，最终体现出药物功效的降低，甚至出现药物稳定性、安全性问题。因此，中药制造过程中需要以辨证施治思想为指导，应用信息论、控制论的理论，对药物信息传递规律进行科学、合理、实效地分析、控制，从而保证药物安全、稳定、有效。

与中药类似，方剂系统呈现的信息包括中药自身经过长期遗传，以及受自然界环境影响，并在中医理论指导下，通过炮制和配伍，作用于人体后，通过人体整体变化表现出来的包含了稳定与不稳定关系的方剂配伍作用的综合状态。

随着社会的发展、科学技术的进步、文献载体多样化、信息记录方式多样化，加之计算机网络、卫星通信等新技术的应用，使得中医药信息的传递方式也发生了巨变，以互联网为基础的中医药信息传递逐渐成为势不可挡的主流现象，这一点，甚至在拥有数千年历

史的中医药古籍中都是如此。“秀才不出门，能知天下事”的愿景已经成为现实。

第四节　信息传递的载体

人类社会由农业时代、工业时代向信息时代的进步和转变，其关键因素之一就是现代信息技术的不断发展和普遍运用。以20世纪40年代为起点，经过50、60年代的酝酿和积累，终于迎来了20世纪中叶以来信息技术的飞跃式发展，带领我们步入了信息化社会的潮流。

一、造纸与印刷术的发明

造纸术作为我国古代四大发明之一，对世界文明的进步产生了重大作用。早在西汉时期，纸作为书写载体已经出现。纸的发明，使得信息的记载和传递有了更为轻便、更为经济的载体。至晋代（公元4世纪）时，纸已最终取代帛简成为主要的书写材料。对科学技术的传播和世界文化的交流与发展发挥了巨大的作用，但是抄写书籍还是非常费工夫的，不能满足日益快速发展的社会文化需求。于是，东汉末年的熹平年间（172~178年），出现了摹印和拓印石碑的方法。这应该算是印刷术的雏形了。

印刷术的发明和使用，使书籍、报刊成为重要的信息储存和传播的媒体。早期的印刷技术为雕版印刷（隋代），就是将文字反刻在一块平整的木板或其他板材上。活字印刷术是一种古代印刷方法，是中国古代四大发明之一。先制成单字的阳文反文字模，然后按照稿件把单字挑选出来，排列在字盘内，涂墨印刷，印完后再将字模拆出，留待下次排印时再次使用。活字印刷术的发明是印刷史上一次伟大的技术革命。

印刷术的发明使得文字的作用日益扩大，文字所承载的信息也可以超越时空得以复制，得以流传。

二、其他信息传递媒介的出现

印刷品作为信息的主要媒介，已有近千年的历史。在这漫长的历史时期，图书馆的馆藏基本是书刊等印刷品的一统天下，缩微品的出现，以其较高的信息存储密度受到了图书馆的欢迎。近年来，又出现了和印刷品性质完全不同的媒体，即以电磁波、磁介质、光介质为载体的新型信息媒体，如电报、电话、电视、传真、光盘、计算机网络等。

不久的将来，新技术信息载体将成为文献传播与存储的主要媒体。可以说，其信息传递特殊功能对于纸质文献来说有着显著的进步。

（1）传播速度快。书刊出版周期较长，而利用计算机网络、电视等传递信息几秒钟就可以输送到千家万户。而且在计算机网络上查找资料，几分钟便可与各国数据库接通，超越了时空。

（2）存储量大。一张3.5英寸的光盘不仅可储存50万页的文献资料，而且能同时存储文字数据和声像信息，相当于1200册30万字的图书。

（3）检索方便。由于是电子信息，可使用计算机检索，速度快，入口多，并且在联机网络上检索的信息覆盖面广。

（4）形式多样。多媒体技术能通过计算机交互处理，传递储存文字、图像、音频等多种信息，可谓形式多样，丰富多彩。

（5）成本低廉。与收藏同样含量的印刷型文献相比较，其成本明显低于后者，且能节省大量的藏书空间。

信息传递多媒体化是当今社会发展的趋势，是对以纸张为材质的印刷型信息媒体的挑战，也是对以收藏书刊为主的图书馆功能的挑战。千百年来，图书馆的收藏品种几乎是一成不变，除了书刊以外很少有其他信息载体，只是部分图书馆收藏了缩微资料、计算机软盘、光盘等文献，但数量不多。若不改变这一现状，增加现代化功能，图书馆将成为书刊版本的博物馆。尤其是电子出版物的问世，为图书馆开展电子信息服务描绘了一幅崭新的前景。近几十年来，图书馆的馆藏正在发生根本性改变，电子馆藏已经逐渐取代了纸质馆藏，个别图书馆甚至完全取代了纸质馆藏，这为图书馆的现代化发展奠定了良好的基础。

虽然各种非印刷型信息载体都具有独特的功能，但不能完全代替印刷型文献，起码不可能在短期内从书面印刷的文献完全转移到电子形式。在可预见的将来，还会存在着印刷和电子两种形式。因为电子媒体也有其局限性，印刷型信息载体的优势也是其他形式代替不了的。以电子期刊为例，本身也有弊端。它不利于阅读，而且理解程度尚不是很高。尽管在进行科学研究方面具有印刷型书刊不可比拟的优势，但就整体而言，尚未取得与传统纸质书刊相等的地位。而作为科学文化载体的期刊，其生产已经形成一套严密的运行程序和管理模式，管理的显著特征之一是许多来稿需要经过鉴定程序。这种鉴定程序具有一定的稳定性。而电子期刊所表现出的稳定性却不如前者，其质量问题还有待今后的研究评定，这是一方面；另一方面，电子媒体值得关心的问题是信息的可靠性或真实性。电子媒体在传播过程中，虽然可以通过各种不同的译码设计来保护信息，但一旦某一信息被破译了，就可能被补充、删减或变动来加以利用。虽然对这种信息保护较为容易，但还不能在较大程度上起到保护作用。

三、电脑的问世

计算机（computer）俗称电脑，是一种用于高速计算的电子计算机器，可以进行数值计算，又可以进行逻辑计算，还具有存储记忆功能，是能够按照程序运行，自动、高速处理海量数据的现代化智能电子设备，由硬件系统和软件系统组成。

20 世纪 40 年代电脑问世。50 年代末，第一代电子管电脑应用于军事科研过程的信息处理，60 年代中期第二代晶体管电脑向民用企业转移。60 年代末，集成电路和大规模集成电路电脑接踵而至。

人和计算机交流信息使用的语言称为计算机语言或程序设计语言。计算机语言通常分为机器语言、汇编语言和高级语言 3 类。

从此信息处理达到一体化和自动化。电子计算机可以模拟并代替人脑的部分思维功能，扩大了人类的信息处理能力，提高了资料存储和使用效率，使信息的资源共享与利用成为可能。至此，人类开始真正走向信息时代。

四、互联网的使用

20 世纪 60 年代末在美国出现了第一个用于军事目的的计算机网络。90 年代开始在世界范围内迅速推广扩大。正是在这一阶段，才把电信、电话、电视、计算机、互联网连接起来，组成了多媒体传输的新型网络。

20 世纪 90 年代末期，随着国际互联网的高速发展，开始盛行浏览器/服务器结构，网络计算的模式已经成为 IT 计算模式的主流，称为后 PC 时代——网络时代。电脑技术的运用在 IT 行业的地位开始逐渐被网络技术的运用所替代。目前为止，几乎每个国家都与国际互联网有联络，从电子邮件到互联网的全部功能，信息技术在这一阶段的飞速发展开始全方位影响着全世界人们的社会生活方式，从即时通讯，到社交平台；从网上贸易，到云端服务；从资源共享，到对象化服务……

互联网作为新兴的“第四媒体”迅速崛起并引发了信息传递广泛而深刻地变革，通过互联网展开的信息传递已经成为信息传递链条中不可或缺的组成部分，传递内容和手段的发展深刻改变了人们信息接收和利用的生态。从某种程度上说，合理有效的网络信息传递模式可以提高信息传递的效果，进而更好地促进信息产业的健康发展。

而移动互联网的飞速发展则更是给我们的生活带来了全新的改变和深远的影响，人与信息的关系愈发由被动接受变为主动生产。我们每天会在电子邮件和社交媒体写上约 3. 6 万亿字，这相当于 3600 万册图书（作为对比，整个美国国会图书馆才不过拥有约 2300 万册图书)。目前涉及的范围主要有移动医疗、移动支付、位置服务、物联网、移动搜索、多屏互动等。

与传统的大众信息传递媒介相比，网络媒体之所以具有旺盛的生命力和极快的发展速度，得益于其自身具备的许多新的特点和优势。

（1）从网络传播的信息内容及其表现形式来看，所体现的特征有数字化、全球化、信息的多样性和无限性，可存储、复制、易检索。

（2）从网络进行信息传递上来看，它所表现出来的特征有迅捷性、多媒体化、交互性。

（3）从网络媒体的传授关系角度来看，其特征有多元性、自由性、个性化。

（4）信息承载量的优势，信息海量传播带来的丰富内容；信息呈现方式的优势，多媒体信息形态赋予时效性的优势，从“传者本位”到“受众本位”。

（5）交互性的优势比较，既是“反馈”的渠道，又是“评说”的平台。

（6）信息传递路线的优势，从“封闭”走向“开放”。

总之，网络信息传递顺应了信息时代读者获取信息的心理，改变了传统媒介的信息传递方式，使得信息的传播方式变得更加丰富多彩，网络媒介的特征和优势，注定了它的出现与发展将给传统媒介及其信息传递方式带来极大地冲击和改变。

目前我国网络信息传递主要存在以下一些问题。

第一，内容上的不足。导致为追求数量而轻视质量，缺少原创内容和专业水准。

第二，形式上的不足。信息内容组织不合理、不清晰，信息传递过程中编排形式的不恰当严重阻碍了信息有效传递局面的形成。

第三，失范行为严重。主要表现在所传递信息的真实性和可信度的降低、网络犯罪与网络安全问题日益突出等几个方面。

为了完善网络信息传递现存的不足，充分彰显网络信息传递的魅力，要充分发挥和加强互联网的舆论监督作用，进一步规范网络媒体，维护传播秩序。

纵观信息技术的发展过程，可以清楚地看出信息技术的产生、发展，对人类社会产生了广泛而深远的影响，它已经成为衡量一个国家综合国力和国家竞争实力的关键因素，正确地运用信息技术，可以使传统医学的精华——中医药学散发出新的生机与魅力，从而为整个人类健康造福，为社会创造更大的财富与价值。

第五节　中医药文献与信息

一、文献的定义

《中华人民共和国国家标准·文献著录总则》中对文献的定义：文献是记录有知识的一切载体。也就是说文献是用文字、图形、符号、声频、视频等技术手段记录人类知识的一种载体，文献是记录、积累、传播和继承知识的最有效手段，是人类社会活动中获取信息的最基本、最主要的来源，也是交流传播信息的最基本手段。

文献的构成有 3 个基本要素：第一是知识信息内容，这是文献的灵魂所在；第二是载体材料，即可供记录知识或信息的物质材料；第三是记录方式。

二、文献的类型

（一）按文献的载体形式划分

1. 刻写型文献

所谓刻写型文献是指在印刷术尚未发明之前的古代文献和当今尚未正式付印的手写记录，以及正式付印前的草稿。如古代的甲骨文、金石文、绵帛文、竹木文及现今的回忆录、手稿等。

2. 印刷型文献

印刷型文献是指印刷术发明之后，以纸张为存储载体，通过油印、铅印、胶印、复印等手段，将文字固化在纸张上所形成的文献。这种类型的文献自印刷术发明以后至今仍然是一种重要的出版形式，各种内容的图书、期刊、报纸都属于此种。

3. 声像型文献

声像文献，是以磁性材料或感光材料为存储载体，借助特定的机械设备直接记录声音信息和图像信息所形成的文献。如幻灯、录音带等。

4. 缩微型文献

缩微型文献，又称为缩微复制品文献，是以感光材料为载体，以印刷型文献为母本，采用光学摄影技术，将文献的全部内容浓缩而固化到载体上，如缩微卡片、平片、胶卷等。具有易于传递、密度大、体积小等特点。

5. 机读型文献

计算机阅读型文献是以磁性材料为存储载体，以穿孔、打字或光学字符识别装置为记录手段而形成的文献，如磁带、磁盘、光盘等。主要包括题录、文摘、全文等各种类型数据库。具有一次加工、多次使用、存储容量大、读取速度快、节省空间等诸多优点，易于实现资源信息共享。

（二）按文献的出版形式划分

1. 图书

图书是内容比较成熟，资料比较系统，有完整定型的装帧形式的出版物，按篇幅的不同，可以分为小册子、单卷书、多卷书、丛书、专著、教材等。

2. 期刊

期刊是指采用统一名称，定期或不定期出版的汇集多个著者论文的连续出版物，和图书相比，期刊具有出版周期短、报道速度快、内容新颖、学科广、种类多等特点，是科学研究经常利用的文献资源之一。

3. 报纸

报纸是指每期版式基本相同的一种定期出版物。其具有更短的出版周期，信息传递更及时，因此，学科的最新进展经常先在报纸上发表。

4. 科技报告

科技报告，又称为研究报告，是描述一项研究进展和结果，或一项技术研制试验和评价结果的一种文体，由于它对某一课题的研究和试验过程做了如实的记录，因此，具有很强的可靠性和创新性。理论上来讲，科技报告，应该包括成功和失败两个方面的记录。

5. 会议文献

会议文献是指在各种会议上所宣读的论文或书面发言，经过整理后，再编辑出版的文献，一般来说，会议论文具有一定的创造性和学术水准。

6. 专利文献

专利文献主要是指发明人或专利权人向自己国家或国外的专利局提供申请保护某项发明时所呈交的一份详细的技术说明书，经专利局审查，公开出版或授权后所形成的文献。是科研人员或国家有关部门在决定政策、选择研究方向、学习和引进国外先进技术、解决某个技术问题时参考和借鉴的文献信息。

7. 学位论文

学位论文是本科生、研究生为取得学位资格而撰写的学术性较强的研究论文。是一种原始研究的成果，具有很强的理论性和独创性，也是一种重要的信息源。

8. 政府出版物

政府出版物是指各国政府的各个部门出版的文件，内容很广，有行政性、政策性文件的颁布，有科研报告和科技成果的公布等。

9. 标准文献

标准文献是由国家某一机构颁发的对各行各业技术产品和工程建设的质量、规格及检验方法所做的各种技术规定的文件，是从事经济建设和科学研究的共同技术依据。其具有法律约束性等特点，可以在产品规格化、系列化、质量标准化等方面发挥作用。

10. 产品说明书

产品说明书是对产品的性能、构造、原理、用途、使用方法和操作规程、产品规格等所做的具体说明。

11. 技术档案

技术档案是生产和科研部门在某种科研生产活动中所形成的具体工程对象的文件，涉及图纸、照片、图标、原始记录的原件及复制件等。技术档案包括研究计划、审批文件、技术措施、实施方案、技术合同、试验方案、实验数据、设计计算、设计图纸、任务书、协议书等。

（三）按文献的内容级次划分

1. 一次文献

一次文献，又称为原始文献，是以著者本人的研究工作或者研究成果为依据撰写创作的论著、论文、技术说明书等。一次文献是二次文献、三次文献的根基所在，是最具创新性的文献内容。

2. 二次文献

二次文献是人们把大量的、分散的、无序的一次文献收集起来，按照一定的方法进行加工、整理，使之系统化便于查找而形成的文献，二次文献中的信息是对一次文献信息进行加工和重组而成的，并非新的信息，包括目录、题录、文摘等。

3. 三次文献

三次文献是选用大量有关的文献，经过综合、分析、研究而编写出来的文献，是围绕着某个主题，利用二次文献搜集大量有关的一次文献，采用科学的方法对内容进行深度加工，编写而形成。如综述、述评、百科全书等。

从一次文献、二次文献到三次文献，是由分散到集中，由无序到有序，由博而略地对知识信息进行不同层次的加工过程。

三、中医药文献学与中医药信息的渊源

我国中医药学文献起源的历史相当悠久，早在新石器时代，就已经有逐渐发展起来的砭石、石针和灸疗等原始的医疗技术及各部落群众反复尝试的植物治疗疾病的方法，这些都不断丰富和扩大了医疗知识和治疗理论。进入殷商时代，随着医用文字的逐步积累，专门的医学文献的出现成为可能。

从这个角度说，文献与信息具有血乳交融的关系，中医药文献是中医药信息的重要载体，中医药信息又是其文献的核心组成部分。

所以对于中医药信息学这一现代信息科学与古老中医药学交叉融合而生的新兴学科而言，文献是其最初的呈现与表达。绵延几千年的悠久历史积攒了浩如烟海的中医药文献，这一切不仅是中医药信息的原始形态，而且也是中医药信息学的主要研究内容之一。

换言之，中医药的信息活动由来已久，甚至可以追溯到文字没有产生的远古时期。而在现代信息技术飞速发展的今天，中医药信息学作为交叉学科已经成为整个中医药学的不

可或缺的组成部分。

（一）目录学研究是中医药信息学发展的基础

1. 最古老的文字和书籍

在3000多年前的我国商代，出现了刻在龟甲或兽骨上的文字，这就是著名的甲骨文，是现存中国最古老的一种成熟文字，又称“契文”、“甲骨卜辞”、殷墟文字或“龟甲兽骨文”。从19世纪末至今，我国考古工作者陆续在殷墟（河南安阳）、陕西岐山、山东桓台等地都发现了大量刻有文字的甲骨。甲骨文记录和反映了商朝的政治和经济情况，主要指中国商朝后期（公元前14世纪~公元前11世纪）王室用于占卜吉凶记事而在龟甲或兽骨上契刻的文字，内容一般是占卜所问之事或者是所得结果。

甲骨文可谓是已知汉语文献的最早形态，大约有4500个单字，可识者约1/3。其基本词汇、基本语法、基本字形结构跟后代汉语言文字是一致的。用许慎六书来检查，在字形结构方面指事、象形、形声、会意皆已齐备；在文义使用上转注（互训，即义近通用）、假借（音近通用）也都很清楚。甲骨文可以断代，早晚分明，从某些常用字的变化可以领会许多中国文字发展的知识。例如：①简化，形体复杂的字，日趋简单，笔画减少；②形声化，象形字增加声符，假借字增加形符，变成形声字。

文字是一个民族文明的载体。中国的甲骨文和古埃及纸草文字、巴比伦泥版文字、美洲印第安人的玛雅文字具有同等的地位，号称世界四大古文字。但其他3种文字的发展都中断了。唯有甲骨文发展下来。在已发现的近5000个甲骨文单字中，能够释读的约1500字；余下的3000多字多属地名、人名、族名，可知其意，但不可读其音；其中也有不少字因后世不再沿用，给正确考释、研究带来了极大的困难。

我国商代还开始在金属铸器上刻字，如鼎、钟等上以或突起或凹陷的形式铸造或刻制的文字，现称为铭文，又称金文、钟鼎文，较此更晚发现地刻在石头上的文字，即“石文”，都是远古历史最早、最完备、最有说服力的记述，是最具魅力的符号语言。比之同时期的甲骨文字，有着更多地有意味的创作特性，而且可以凭藉精湛的铸造技术，使优秀的青铜器文字在相当程度上表现出笔意来。凹下的铭文，称阴文。而凸上的铭文称阳文。印章上的阴文也称做白文。

早期青铜器上面的文字比较简单，有的只记姓名，有的只记年月。后来文字逐渐增多，有的甚至成了专门的文件或事件的记载，至于春秋末期郑国、晋国铸造的刑鼎，简直是古老的法典了。

青铜器本身有固定的用途，铸刻在上面的文字也只是档案性质的资料，尚不具备正规书籍的涵义与性质。但青铜器作为一种文字载体，传播了历史事件和古代知识，又起到一定的书籍作用，故历来的中国书史研究者把青铜器铭文视为中国书籍的初期形式之一。

著名的《毛公鼎铭》、《虢季子白盘铭》、《大盂鼎铭》和《散氏盘铭》被称为青铜器铭文中的“四大国宝”。上述的这些文字虽然都不是以书册的形式出现，但在记录事物的用途上与书籍的意义是相同的，实际上都是书籍的雏形。而由于早期这类文字的特定用途与表现方式，专门的医书并未出现。但战国初期的《行气玉佩铭》是已知最早的一种石刻医学资料，文凡45字，每面刻3字，有9字重文，篆书，经郭沫若的考证，认为这就是古代的导引。

甲骨文、铭文之后，对于中医药文献作用更大的另一种载体“竹简帛书”开始出现，现存世的简帛多为出土文献，传世文献几乎未见。商代以后，中国人已懂得用竹片或木片作为信息载体。此外，当时人们还把丝织品作为书写的载体。

从西周至战国的800余年中，涌现了大量专门的医学著作，也就是所谓的蓬勃发展的先秦时代。但当时诸侯割据，政令互异，车不同轨，书不同文，在很大程度上影响了书籍的抄录与传播。尤其是把医书称为“禁方”的保守思想甚嚣尘上，对医书的广泛传播带来了十分不利的影响。

2. 早期的目录学

众所周知，公元前26年，刘向等对收集的图书进行了整理、校勘和编目，并摘录其要，著成《别录》，是我国已知最早的目录学专著。其子刘歆，子承父业，在继续整理的基础上删繁节要，将当时现存的图书写成《七略》一书。书中将当时所见的各种图书分为6个大类，即六艺、诸子、诗赋、兵书、术数、方技。医书归入“方技”类下。

这两部目录学著作都已失传，佚文在其他古书中可见，特别是《七略》基本上被后汉班固收录于《汉书·艺文志》内。

在《汉书·艺文志》中图书依然分为6个大类，每类又分若干种。6类共38种，总计全书共收录596部，计13 269卷。所有这些都是简帛类书籍。其中医书又分为4种：医经——共7部，216卷；经方——共11部，274卷；方中——共8部，186卷；神仙——共10部，205卷。以上共36部，868卷（868卷是《汉书·艺文志》所记之总数，但据上述所列数字相加，总数为881卷。这种积累书籍总卷数前后不符的主要原因是由于古书传抄过程中出现的讹误，编校者又失于考察所致）。

从以上4种医书的内容来看，医经类主要是论述医学理论的书籍，现在我们可见地保存下来的仅有《黄帝内经》的不同传本，其余均已亡佚。

经方类是包括医学的方书、本草、内、外、妇、儿各科及“食禁”在内的医书，除去少量散在他书的佚文尚在，原书均以失传。

至于房中和神仙两类，虽然具有一定封建迷信的内容，但也掺杂了某些医学的内容和涉及医药的资料。例如，房中有“养阳方”、“有子方”等，神仙类，有“十九家方”、“十五家方”等，特别是其中的《黄帝岐伯按摩》十卷，《黄帝杂子步引》都是已知最早的关于按摩、导引的书籍。

当然，当时的医学书籍的分化尚不够完善，分类也不够明晰。医经、经方、方中、神仙4种分类方法也仅仅只是初步的尝试，讹误难免。如“诸子略”的“阴阳家”一类中所收的《黄帝太素》一书，据考察认为就是传世文献《黄帝内经太素》的祖本，而后者是研究《黄帝内经》早期传本的重要文献资料。

公元3世纪左右，出现了另一种图书分类的方法，即甲、乙、丙、丁四部。这种四部分类法首见于魏·郑默的《中经簿》和晋·荀勖的《中经新簿》两部目录学著作。其中甲部包含了六艺类的书籍；乙部包含了诸子和术数类的书籍；丙部包含了史书类；丁部包含诗赋类等。在四部分类法中，取消了“方技”类，转而将医书归入术数类。

在《汉书·艺文志》之后另一部现存较早的目录学专著《隋书·经籍志》中沿用四部分类法，不过改为经、史、子、集四部，在内容方面也稍有调整。医书归入“子部”的“医方”类中。

3. 目录学中的医学著作

在《二十四史》中有艺文志的只有《汉书·艺文志》、《隋书经籍志》、《唐书经籍志》、《新唐书艺文志》、《宋史艺文志》、《明史艺文志》6种。其他各史艺文志大多是经过考证、补订和补辑的。这些所谓正史书目中收录很多医学书目。

正史之外，各种地方志、官修书目、私家藏书目录著作中也可见医书收录，主要归入“子部”、“医家类”中。其中尤其值得一提的是藏书家范行准，其所藏古书超过2万册，而且绝大部分是医书，其中更不乏有价值的海内孤本。1975年北京医学院理论小组协助整理了一个简目《栖芬室架书目录——子部医家类》共850余种，范行准并附有若干题记，于医书之整理，意义斐然。

由于中华文明的特殊性，中医药之特殊性，海外之书目亦不可忽视，如《日本国见在书目录》，书中记述了我国唐代以前的医书目录160余部，1309卷。在很大程度上可以弥补隋唐书目的不足。

朝鲜方面，有《李王家藏书阁图书目录》、《朝鲜总督府古图书目录》等均记载了一定数量的中国古医书目录。

4. 目录学中未收的医学著作

（1）简册类：《尚书·多士》记载“惟殷先人，有典有册”。说的是商朝人已经开始使用简册记录史事。在甲骨文和金文中，“册”古代的简册类书籍，是一束竹简串在一起的形象，“典”则是将简册放在几案上的形象。

古代的简册类书籍，绝大部分未能流传至今，我们今日有幸能见之简册，均为出土之物。出土较早之简册当属晋·太康二年汲郡人不准（音 fǒu biāo），发掘魏襄王墓得到竹简数十车，75种，10余万言，即所谓“汲冢书”。但保存下来的并不多，其中最著名的有《逸周书》、《竹书纪年》等，其中有零星医学相关资料，但并不属于专门的医书。

1907年英国人斯坦因于敦煌西北长城故垒挖取两汉至晋木简数百枚，尽数携去伦敦。1910年罗振玉等根据其中一部分的图片进行了考查，写成《流沙坠简》一书。另一部分由张天方辑录于《汉晋西陲木简汇编》，但也不是全貌。其中记有治疗人、马、牛的医方残简11个，记载药物残简4个。

1930年瑞典人贝格曼在甘肃居延海，额济纳河流域黑城附近挖取两汉木简约1万枚，是近代出土最多的一次，辗转为美国所收藏。其中部分内容于1943年老翰辑录于《居延汉简考释》一书中，其中辑录了上百名患者的病案，大都是驻边防士卒的诊治病案。多数在每个简上记载一两个病例，记录的内容包括患者姓名、职务、所患疾病及证候、服药情况、针灸情况、诊治日期、治愈与否，以及其他事项，文字简练，涉及病名、治法等内容。特别是几个完整的医方对后世古方之考证意义甚大，如编号（105）155.8为“伤寒四物汤”，其处方和用药体制均和张仲景《伤寒论》颇多类似。

1972年甘肃武威先旱滩坡的一座汉墓中出土了一批木质简牍，全部都是医学内容。除去蚀霉者外，尚存有较完整的木简和木牍共92枚，尾简记有书名《治百病方》。其内容记述了医治内科、外科、妇科和五官科的若干医方，以及有关针灸的内容。1975年经文物出版社整理成《武威汉代医简》。

1973年湖南长沙马王堆三号汉墓中发掘的医学竹简共200枚，分别定名为《十问》、《合阴阳》、《天下至道谈》、《杂禁方》，其中前3种为竹简，后者为木简。

1975年在湖北睡虎地发掘了秦始皇30年的墓葬一座，出土关于秦代法律和文书的竹简1100余枚。虽非医书，但有一些医学内容的记载，如后世整理之《日书》中就提及疾病或症状名称20余种，如瘅疾、夙筋、癃、腰不举、毋晨（无唇）、傅、臂梗、毋气以息、无故而心悲、狂、无故而怒、无故而忧、不饮食、无故皆垂涎、隋（堕）须、发挢若虫及须眉、养体等。其中既包括一些肢体肌肤等处的疾病，如腰不（举）、臂梗、夙筋等，也包括一些体内的疾患，如瘅疾、毋气以息等，另外还有一些情志方面的疾病，如无故而怒、狂、无故而忧等。

1977年，安徽阜阳双古堆出土一批竹简、木简及木牍，经整理得到10多种珍贵古籍，其中医药著作有两部，分别是《万物》、《行气》。经考证，《万物》撰写年代在战国，早于《神农本草经》，可以说是迄今为止发现的最早的药物学专著。

1983年，湖北江陵县张家山发掘出3座汉墓，出土竹简1000余枚，经整理得8部古书及遗册，其中两部古医籍分别为《脉书》和《引书》。《脉书》的内容甚为繁杂可分为5种医书，其中《阴阳十一脉灸经》、《阴阳脉死候》、《脉法》3书与马王堆出土的3种同名医学帛书的内容基本相同，应是一种医书在同一时代的不同传本。

20世纪末以来，出土文献已知道的有湖北地区的楚简、西北敦煌附近悬泉驿的汉简和长沙的吴简等。

（2）帛书类：简牍作为书写材料，其最大的缺点是既笨重又占面积，无论阅读、收藏、携带都极为不便。从这个角度考虑，古人找到了另一种更好的书写材料——缣帛。缣为细绢，帛为丝织品的总称，包括缟、素、绡等。据文献记载，缣帛至迟在春秋时期已经与简册并用。至汉代，竹帛并用更是常见。

可见帛书与简册类似，都有悠久的使用历史，但由于材质所限，保存至今的传世文献几乎未见，所以经常并称简帛。现存于世的我国最早的帛书应该是1942年湖南长沙出土的战国时期的一种楚帛书。其中全部可识别文字900余字，内容主要涉及星辰运转引起山川变化和气有关的鬼神祭享等问题，但全书没有医学内容。

1973年在长沙马王堆三号汉墓中发现了约12万字的记录在丝织品上的文字，包括《足臂十一脉灸经》、《阴阳十一脉灸经》、《养生方》、《杂疗方》、《胎产书》、《导引图》等十分珍贵的古医书，不但为经络学说的起源研究提供了真实可靠的依据，而且为研究古方来源提供了重要的历史佐证。

出土的简帛多为佚书秘籍，且年代久远，自是善本，但就已知的研究里，有传本可比较，其间有差异者，简帛未必比传本好。不过，毋庸置疑的是，近半个世纪以来，由于考古学的发展，地下的宝物，不断出土，简帛上先秦经典的早期写本大量面世，使人们对古文献记录的可信性大大增加。许多佚书的出现，开拓了古代学术史的新视野，使人们对古书形成的书写及编纂过程有了新的认识。

（3）卷子类：简帛之后，我国书籍的主要形式是“卷子本”，即用纸写成的卷轴。盛行于六朝、隋唐时期。卷子类书籍的特点是纸比较廉价易得，便于普及，还可以裱成较长的书卷，方便记录更多的文字。

近代挖掘出来的卷子类书籍以甘肃西北敦煌出土的大批卷子为最多，其数目就现知已有22 500卷。其内容绝大部分为佛经，除此还有史籍、方志、杂家、书契、语言、文学、艺术等杂著，其中也包括各种医药卷子的部分。这批密封石室的书，直到1900年才被石窟道士王圆籙发现，但始终未被清朝统治者重视，被英国人斯坦因等掠去甚多。

这一大批卷子中属于医药的著作有数十种之多，且大多不见于古代目录学，是我国古代医药遗产的一个重要内容。这类卷子医书大多为残卷，现存各国图书馆中的编目主要可见《伦敦博物馆藏中国医药目录》、《巴黎国立图书馆藏敦煌石室医方书类纂稿》等书中。

除去流落在英、法等欧洲国家的卷子本，流落日本的卷子本同样不可忽视。主要有8种（中国古医书7种和日本人撰写的汉医古医书1种）。其中不乏研究《黄帝内经》的重要参考资料，包括《黄帝内经太素》的蜂田药师抄录的卷子本及丹波康赖于公元984年编纂的《医心方》。

5. 医学书目

（1）早期的医学书目：从现存资料中可见《七录》中的《药目》3卷，《隋书经籍志》下有《四时采药及合目录》4卷，《治马经目》1卷，不过这些严格意义上讲并非专门的书籍目录，仅仅是药物的目录或某一部医书内容的目录。

直至1522年（明·嘉靖年间），由李濂编纂的《李嵩渚医书目录》4卷，是一部早期的医书目录（见明末清初·黄虞稷《千顷堂书目》），但此书已佚。

现存最早的一部医书目录是明末殷仲春的《医藏书目》一卷，书中将所收录的医书分为20类，共449部。对医书的分类方法，采用佛家的“如来法藏”作为标题。具体情况：①内、难类（原题：无上函），18部；②伤寒类（正法函），39部（包含4部医学丛书）；③各科医书（法流函），14部（包含1部医学丛书）；④各科医书（结集函），36部（包含2部医学丛书）；⑤各科医书（旁通函），28部（包含2部医学丛书）；⑥各科医书（散圣函），34部（包含1部医学丛书）；⑦各科医书（玄通函），6部；⑧脉学（理窟函），13部；⑨眼科类（机在函），9部。

（2）近代医学书目：清代以后的医学书目专书已知的有清代王宏翰的《古今医籍考》、邹澍的《医经书目》等，但均不传世。现存的主要是17世纪以后的著作，如曹禾的《医学读书志》2卷、丁福保的《历代医学书目提要》1册，日本则有传世较广的丹波元胤的《医籍考》80卷。

以上各书尤以《医籍考》一书收罗自清代中叶以前各种医书共2876种，是收录医书最多的一种书目，而且在内容方面征引了各种医书的序跋及有关资料，考证严密广博，具有很高的参考价值。

外国近代的医学藏书家裘庆元和曹炳章两人各收藏有医书3000余种。裘庆元曾先后撰写《三三医书书目提要》（1924年）、《珍本医书集成总目》（1936年）、《珍本医书集成续编预编约样本》（1937年），曹炳章撰有《中国医学大成总目提要》（1936年），虽然未能把全部收藏的医书目录刊出，但仍然不失为介绍古医书书目及提要内容较多的著作，值得重视。

1948~1958年冈西为人撰写的《宋以前医籍考》一书收录了宋代以前（包括现存和已佚）医学书目1860种，对于各种医书的出典、考证、序跋、版本等都进行了比较详细的记述，是研究宋以前古医籍的一部重要的参考书目。

6. 目录学的作用

历朝历代目录学著作层出不穷，不但可以帮助我们从总体上把握图书的基本状况，了解古医籍在浩如烟海的古籍中的位置，而且对于图书本身的情况，如书名、卷数、著者、版本、提要等信息也可以通过目录学著作窥知一二。

此外，目录学的另一个重要作用即是“辨章学术，考镜源流”，“指示门径”，也就是说，目录之学，是读书入门之学，熟悉目录之学，即可定书之优劣，了书之源流，为研究学问的最初最根本之路径。

总之，编撰目录书，对挖掘中医药知识宝库，整理中医药学文献信息，研究中医药学基础理论，提高中医药临床诊疗水平等都有重要的作用。

（二）版本学研究是甄选中医药信息的工具

1. 版本与版本学

所谓版本之版，《说文解字·片部》解释为：“判也，从片，反声。”清代学者朱骏声《说文通训定声》中将此解释为：“判木为片，名之为版。”就是说剖成片状的木头称为“版”。又《说文解字·片部》云：“牍，书版也。”段玉裁注：“牍，专谓用于书者，然则《周礼》之版，《礼经》之方，皆牍也。”这里说的版，就是指书写所用的木片和木板。

版本之“本”，首见于《文选·魏都赋》李善注引《风俗通》曰：“案刘向《别录》：校雠，一人读书，校其上下，得谬误为校；一人持本，一人读书，若怨家相对。二人相对为雠。”又《北齐书·樊逊传》中记载：“七年，诏令校订群书，逊乃议曰：案汉中垒校尉刘向受诏校书……中外书合若干本，以相比较，然后杀青。”据此可知，至少在刘向校书之时，已经有“本”之称谓。而从其“合若干本以相比较”的记载，可以看出，当时的“本”已经含有别本之义。

版与本两字合成一词，始见于北宋。最初指雕版印本，旨在对当时流行的写本、拓本等其他形态的书体有所区别。“版本”一词内涵的变化，随着版本学研究的兴盛，逐步扩大，其中比较有代表性的解释当属清末叶德辉对“版本”的解释为：“雕版谓之版，藏本谓之本。藏本者，官私所藏，未雕之善本也（《书林清话》卷一）。”此处所谓的版本已不同于宋人所指的概念，其范畴已经超越了雕版印本，包含了写本、稿本、抄本等在内。此后随着各种形制的书籍越来越多，版本的内涵也更为广泛，除写本、雕版印本以外，还包括各种活字本、影印本、石印本、拓印本、油印本、铅印本等。

因此目前学界比较通用的版本定义是“一书经过传写或印刷而形成的各种不同的本子”。在各种版本之中，由于雕版古籍的数量最为庞大，且历史悠久，工艺性强，因此一般所指的版本仍以雕版为主。

从版本的发展历史看，早在西汉刘向、刘欣父子总校群书时，就已经广搜异本，雠校一书，版本已经成为校雠工作必须具备的条件之一。南北朝的颜之推在其《家训·书证》篇中，曾在一书之下列举过众本，如“江南本、河北本、俗本、江南旧本、江南书本”等。说明各种不同的传本反映着不同的文字内容，提示人们在使用的时候要注意各种传本的优劣异同。进入宋、元时期，雕版逐渐普及，一本书可以有各种不同的刻本、传本，人们对版本的考究也越发突出。南宋尤袤所撰的《遂初堂书目》，开始把一种书的多种版本进行著录，如成都石经本、秘阁本、旧监本、江西本等，首开目录兼著版本之先河。

入明以后，特别是入清以后，宋、元都已经成为历史，其时所流传下来的写本、印本都成了少见的古籍，目录学开始向藏书家和书贾方向游离，逐渐出现了以版本鉴定为主题的目录。明·毛晋所撰《汲古阁书目》进一步注明宋本、元本、影宋、校宋本等。到了清代藏书家钱曾所写《读书敏求记》对每种书的版本优劣，版本源流和题记、特点等，一一加以说明。

近代一批考证版本和论述版本历史的专著相继问世，如王国维的《两浙古刊本考》、《五代两宋监本考》，郑德懋撰《汲古阁版本存亡考》，叶德辉著《书林清话》，孙毓修著《中国雕版源流考》等。至此，版本学已经基本形成。正如叶德辉所云："私家之藏，自宋·尤袤遂初堂，明·毛晋汲古阁，及康、雍、乾、嘉以来各藏书家，断断于宋元旧抄，是为版本之学。"

2. 古籍版本学的研究内容

古籍版本学是研究古籍版本的异同优劣，鉴定古籍版本的真伪并从中总结工作规律和方法的科学。顾廷龙指出：在9世纪以前，经过不断地传写，在印刷术发明以后，经过不断地刻印，因而产生了各种不同的本子。有了许多不同本子，就出现了文字、印刷、装帧等方面的诸多差异。研究其差异，找出规律，称为"版本之学"。具体可以分为以下4个方面。

（1）古籍版本源流研究：研究版本源流的目的是要在众多的版本中，找出谁是祖本，谁是早期传本，谁是现传本，最后理成几个系统，所谓版本源流研究是在版本鉴定基础上进行地更深层次、更系统的版本研究，具有重要的学术意义。如《脉经校注》一书，通过对《脉经》古今各种传本、刻本的考证，归纳出龙兴本和何氏本两大系统，并总结出两大系统版本之间的差异，从保存宋版原貌来看，由北宋本至龙兴本已经历经4次复刻，而其以后仍然是以复刻形式流传，经反复辗转翻刻，所出现的错讹脱误必然较多，与宋版已经相去甚远。而何氏本直接从北宋绍圣小字监本复制而成，以后其流传形式除复刻外，当有影刻形式相沿印。一般来说，影本较能保持原版旧貌，差讹脱误较少，故何氏系统的影本是较接近宋版的版本。

（2）古籍版本类型研究：现存古籍由于刻印、传抄年代、地点、刊刻者、版本形式、刻印情况等具体条件的不同而具有不同的特点和价值。如某一版本按时代分有宋刻本、元刻本等；按地区分有浙本、蜀本、金陵本等；按刊刻者分有官刻本、坊刻本、私刻本等；按价值分有善本、珍本、通行本等。版本类型的研究，既是版本鉴定的结果，又是版本鉴定的基础，它使得各种版本的特点与相互间的关系更加明确。

（3）古籍版本鉴定方法的研究：版本鉴定是指对某具体古籍版本的出版时间、出版地、出版者、制作方式和流传情况进行考察认定。其目的是辨别真伪，明确其价值。版本鉴定是版本学的核心内容。其不仅是古籍收藏、经营和管理者应当掌握的，学术研究工作者和古籍整理、出版工作者也应该将其作为治学的基本功加以了解掌握。

（4）版本学发展史的研究：中国版本学史，就是一部版本研究史，也是中国文化发展史的一个组成部分，研究考察中国版本学的发展源流，有意识地总结古籍版本学的发展规律，发扬古代版本学家的有关理论和经验，对于丰富和完善版本学的学科体系，具有重要的意义。

3. 中医古籍版本学

中医古籍版本学是古籍版本学的一个学科分支，它的基础理论与方法就是古籍版本学，不同的是研究对象是历史上中医古籍的各种刻本与抄本。

在浩如烟海的中医药知识宝库中，承载着我国人民世世代代积累起来的与疾病进行斗争的宝贵经验。其中，图书占的比重最大，值得关注的是，只要是留存下来的图书，其必然以一定的版本形式流传。提及版本，虽不乏刻校精良者，但亦有粗制滥造之刊本。而据《中国中医古籍总目》记载现存中医古籍约有 13 455 种，版本就更不计其数。这是一份数量庞大的宝贵的文化遗产，是中医药学传承的物质载体，不但对广大中医药研究者意义重大，也深受历代目录学家、版本学家和藏书家的高度重视。

中医古籍版本学研究的历史可以追溯到汉代刘向校书，其研究成果一直载录于各类综合性书目之中，几乎所有的综合性书目和版本目录中都设有医书类。

版本学通过对各种图书版本发生和发展的历史，各种图书版本的异同优劣进行研究指明特点，为版本的鉴定提供技术条件等。从某种程度上说，版本研究实际上对中医药信息起到了甄选与净化的作用。主要从以下几个方面体现。

（1）区别真伪：中医古籍版本在流传过程中也或多或少地存在着书商作伪的现象，如果不加以鉴别就会造成使用失误，不但会造成经济上的损失，还会带来学术上很坏的影响。例如，明·万历钱允治刻本《食物本草》10 卷，卷 1~7“食物本草”题为元·李杲编辑，但在书中屡屡应用东垣说，明显违反书写常规。其中“千里水”一条中称“昔浔州城中，忽一日马死数百”，经王重民查对《格致丛书》，本为“昔年余在浔州”。编者知李杲从未去过浔州，遂改为“昔浔州城中”，显然是伪托。若读者误将此书当作李杲所撰，并纳入李杲学术思想研究范畴，必然造成学术上的失误。

（2）区别全缺：同一古书，由于版本不同，在反映该书的原貌方面往往有很大的差别，不仅反映在文字的正误上，有时也反映在内容的全缺上。读书治学，自然需要完整可行的资料，方能获得对一书的全面了解。如果不具备一定的版本学的知识，误将残本当全本，就会出现以偏概全的错误。版本残缺者一是书商作弊；一是刊刻时删削卷帙，或为自然残缺。如《医说》原出 10 卷，书商做伪将残存的第九、第十两卷改为卷上、卷下，以冒充全本，幸有他本可正，否则必贻误他人。

（3）鉴定精劣：古代医籍尤其是经典医籍，版本繁多，精劣难辨。一般来说，宋元刻本、官刻本、名家精校本、精抄本、初刻本、影刻本质量较高，而后世的传抄本、翻刻本、通行本、坊刻本质量较差，讹误较多。明代中后期民间刻书的总体质量变差，主要是由于社会上存在妄改古书的不良风气。正如顾炎武说“万历间人，多好窜改古书”这一风气也影响到医书，如《济生拔萃》、《薛氏医案》等多随意删改前人医籍。另外，民间翻刻为加速牟利，往往粗制滥造，质量很难得到保证。因此治学首选精校精刊本。张之洞在《輶轩语学》篇中就指出“读书宜求善本……善本非纸白版新之谓，谓其为前辈通人用古刻数本，精校细勘付刊，不伪不阙之本也”。例如，《周氏医学丛书》虽刊于清末，但精校精刻，绝少讹误，深受医界欢迎。

（4）了解源流：版本源流研究是分析版本系统的一个主要内容，是整理古代文献一项重要的不可缺少的工作。考订一书的版本源流就像考订一个家族的族谱，就是要理清该版本的发生、发展过程及其在发展过程中所形成的相互关系。如《伤寒杂病论》一书，经汉末至三国期间的战乱，原书已佚，现存最早的传本是晋·王叔和的整理本。王叔和将其内容收入其自著的《脉经》中，后有孙思邈将所得“伤寒”部分收入《备急千金翼方》中，宋代有林亿等校订官藏旧本《伤寒论》、《金匮要略方论》、《金匮玉函经》，金代又有成无己的《注解伤寒论》本，在日本有《康平伤寒论》、《康治本伤寒论》，由此可见，《伤寒杂病论》一书散佚后，经后人多次搜集整理，已经形成多种功能不同系统的传本。经考察诸传本确认，以北宋校订医书局复刊本为原型的《伤寒论》刊本，最早为明·赵开美刊本，现存的元刊本《注解伤寒论》虽然较赵本为早，但内容较宋本做了一定的调整。至于20世纪30年代后出现一些所谓的古本，显然是后人所编，属于伪品。

（5）鉴定价值：古籍版本融知识与艺术于一体，涉及古代文化、历史、科学等各个领域，再加上其独特的工艺，具有其他收藏品不可替代的鉴赏价值。一般来说，稿本、足本、批校本、经刻本等多体现着版本的学术研究价值。善本、孤本、珍本、旧刻本、精写本等多体现着版本的文物收藏价值。孤本是世间仅存的书，确定孤本最常用的方法是查询《中国中医古籍总目》。中国中医科学院中医药信息研究所自20世纪90年代开始，根据书的学术内容、文献价值、版本价值、应用价值、书品状况，选择其中书品完好，有重大学术价值和推广应用价值的孤本医书，精心校勘编辑，去粗取精，去伪存真，影印出版《中医古籍孤本大全》系列丛书百余种，具有“功在当代，利在千秋”的深远历史意义及社会公益性。

从时间上看，年代距今愈久远，古籍存世也愈少，其文物价值也愈高。时至今日雕版印刷在国内除象征性地保留着南京金陵刻经处、扬州广陵古籍刻印社两处，以及西藏木如寺印经院外，已经基本绝迹。于今而言，则凡近代百年之前的图书都属古书范围而值得珍重。不用说宋、元、明刻本，即使是清代刻本也已经成为国家控制出口的保护性文物。总之，只有通过对古籍版本学的研究，才能全面地、准确地确定各类版本的价值。

（6）指导治学：在古医籍的传抄或传刻过程中，脱文讹字，在所难免。若不能判别清楚，会对研读中医古籍者产生危害。书籍往往因为版本的优劣，而在内容文字上有较大的差异，学者必须明了这一点，在读书治学时方能有意识地选择善本，否则轻则影响学习效果，重则贻笑大方。

如明初名医戴元礼在南京曾见一医家追告一求诊者，煎药时需放一块“锡”与药同煎，戴元礼听了颇为奇怪，从未听说有以“锡”入煎剂的，遂问那位医家，其谓见于古方，戴元礼求得此书，方知他读了误本，“锡”乃“餳”（糖）之误也。

由于医药书籍内容直接关系到人命安危，一方一药之误，往往导致严重的后果，因此，版本的选择显得更为重要。

（7）整理古籍：古籍整理工作包括对古籍的审定、编次、校勘、标点、注释等，这些可谓是古籍数字化、信息化的基础所在，而古籍整理的基础离不开版本的选择。1984年卫生部中医司古籍整理出版办公室转发的《中医古籍校注通则》中第一条就规定：“每书点校之前，须将该书多种版本加以比较，选定校印最精、错误最少的一种版本作为底本，同时选定主校本、旁校本及参校本。”如《素问》按《中国中医古籍总目》著录，明以前版本有10种以上，加上清代及国外刊本就更是繁杂。其中早期刻本当有金、元刊本。然而郭霭春先生在校注《素问》一书时，却选择了明·顾从德刊本为底本，原因是金、元刊本已有残缺，而顾刻本乃其父据宋刻善本校雠翻刻。时间虽在金元之后，而其所据刻本则系宋刊，故特选此本为底本。由此可见，同一古书，由于版本不同，在反映书的原始面貌方面往往差异很大。整理古籍的工作人员，必须要充分了解古籍版本的历史渊源和系统特征，只有如此，方不至于在面对众多传本时手足无措。

（8）管理编目：凡从事古籍收集、管理的工作人员，要想保证工作的质量，必须要掌握一定的古籍版本学知识，如在采集古籍时，不仅要对馆藏中医古籍品种做到心中有数，也应该对各品种之版本有所了解，这样才能保证收藏古籍的版本质量，不至于把善本与劣本、全本与残本同等对待。从事古籍编目工作需要借助版本知识来完成书目的著录编制工作，所以我国历代目录学家，几乎同时都又是版本学家。

4. 中医古籍版本的评价

正确评价中医古籍版本的优劣高下和价值大小，是中医古籍版本学的主要目的，也是更好利用古医籍的必要条件，对于古医籍版本的评价标准，主要有如下 3 点。

（1）文字内容的评价：首先是完整版本历来都是以没有残缺、未加删减者为善。张之洞在《輶轩语》中论善本有三义。

首先便是“足本”，世人素来重视足本而轻视残本。所以很多古代书商在版本上的作为，都是企图将贱价收集来的残本伪装成全本，以牟利出售。

其次是内容的准确性，一般来说，书本在经过越多次的传抄或刻印后，产生文字错误的可能性就越大，更何况在传抄、出版过程中还常有人凭自己的主观臆想对原书乱加增删或修改，使之大失原貌。名家校勘或虽非名家但是精校的本子，是较受推崇的善本。

最后是文字内容的特色，如一部古医籍经他人修改补充之后，较之前的版本内容更为出色完善，所以版本虽为后出，但价值不减，甚至高于先前的版本。如《伤寒瘟疫条辨》与《伤寒瘟疫条辨眉批》均是清·杨璇所撰，两书基本相同，所不同的是后者在刊印时同时加入了李盛卿的眉批一同刊印。后者的最早刊本是 1888 年，比前者要晚 104 年，但从版本价值来看，后者要大于前者。

（2）历史文物标准：古医籍如果距今年代久远，势必具有较高的文物价值，这是时间维度上的标准。但如果古医籍具有精湛的制作工艺，无与伦比的艺术插图，如藏于中国中医科学院图书馆的镇馆之宝《补遗雷公炮制便览》从年代来讲，并非十分久远，只是明朝医籍，但其中保存完好的 1000 多幅彩色图画震惊世人，不但具有很高的医药文献价值，甚至对中国美术史的研究价值也不言而喻。

一部医籍如果经过名家收藏、加工，若在书上留下名人的藏章、批校、题跋、圈点等手迹，身价亦会倍增。如清代藏书家黄丕烈配补并收藏现存日本东京静嘉堂文库的《千金翼方》，其版本价值远远超出该书的其他版本。

（3）医籍流传分布：医籍刊印之后，随着时间的推移，有些版本会逐渐减少，一般来说，刊刻的时间越久，失传的可能性越大，印刷量越少，流传下来的可能性也越小。于是那些越是流传稀少的版本也就越具有文物价值，特别是孤本医籍更是受到格外的重视，版本价值也越高。如《宝庆本草折衷》现仅存元刻本残卷。

相反，若一部医籍被不断地大量反复刊刻，则其版本价值就会大大降低，如《审视瑶函》有 56 种版本之多，遍布全国，自然失去其文物价值。

5.《黄帝内经》的著作系统

《黄帝内经》（简称《内经》）作为存世文献中最为经典的中医药经典之一，其编写与流传值得关注。其最早的记载大概可以追溯到西汉的《七略》医书，但此书的具体编写年代一直备受争议。大部分学者的看法是，此书并非一人一时成书，应该包括了自有文字以来的殷商、西周，以及春秋时期的大量简帛医籍佚文，其基本定稿时间应该不晚于战国时期。因为在战国末期，关于《黄帝内经》的最早注本《黄帝八十一难经》就已经出现。

《黄帝内经》原书早已失传，但从现存的内容中仍可以看出其原始传本的主要结构形式。其产生的原因，主要是由于从早期简帛医籍阶段进而演进为系统性著作的逐步发展过程，也反映了医学文献由简单到复杂的客观必然规律。概括的说可以归纳为“条”、“段”、“篇”、“书”4种成分。

由于构成《黄帝内经》原始传本的上述4种成分都是一些人为的组合，所以衍化出多种不同的《黄帝内经》古传本系统。根据《黄帝内经》的发展源流及其直接继承关系主要归纳为《素问》、《九卷》、《太素》和《甲乙经》4类传本系统。其演变过程是在《黄帝内经》原始传本在战国时期基本定稿后，开始衍化出《黄帝内经》18卷和《黄帝太（泰）素》20篇两大传本系统。

而关于《黄帝内经》18卷，又可分为《素问》和《九卷》各9卷两个传本系统。皇甫谧在《针灸甲乙经》序文中将《九卷》称为《针经》，从而说明《九卷》是《针经》的古名，当然也从另一角度说明，《九卷》的内容以针灸方面为多。《素问》的书名一直未变，但早在魏晋时期就亡佚一卷，在内容篇次方面后代注家也有很大地调整和修订补充。

关于《太素》，其内容和《素问》、《九卷》两种传本完全相同，此书在秦代时期曾一度修订，迄唐代初期杨上善整理扩充为30卷，并写了注文。但《太素》一书在宋以后国内一度佚传，至近代才辗转从日本发现的卷子本中经过传抄翻刻，再度流传在国内，全书已有部分残缺。

此外《黄帝内经》的另一种主要传本系统是三国时皇甫谧的《黄帝三部针灸甲乙经》10卷，辞书本由3部先秦古医书即《素问》、《针经》和《明堂孔穴针灸治要》合编而成。除《明堂孔穴针灸治要》的内容外，基本全部保留了《素问》和《九卷》的内容。但编者皇甫谧将《黄帝内经》原文重新分类汇编，没有增加注文。

关于《素问》和《灵枢》，后世有许多学者对其进行了注疏与考证，逐渐形成蔚为壮观的《黄帝内经》系统，其中有的颇有学术价值，是我们学习理解《黄帝内经》的重要参考资料，如公元762年王冰的注本。

（三）校勘学是保证中医药信息准确的路径

我国古代医书大都经过曲折发展的长期过程，其内容都有不同程度的错讹遗漏等有异于该书原始形态之处，特别是在一般的抄写本或复刻版医书中，尤为明显，为了更准确地掌握古医书的本来面目，必须参照同一古书的不同版本及其他相关资料对全书的文字加以对比考察，真伪考证，正误厘清，并用注文的形式表示。古籍校勘是古籍整理、阅读和文献研究的基础，是中医药文献学不可或缺的重要组成部分，是保证中医药信息更为准确的路径之一。

1. 校勘的种类

（1）对校：对于所校的某一部古医书，首先在其不同的版本中，确定最好的一种作为底本，而将同一书的其他版本作为校本，再分别以不同的校本逐字逐句与底本进行对照，将其差异处（错、漏、衍、倒、疑等）用校注标记出，称为混对校。

（2）本校：对于同一部古医书的内容前后文文义有出入者，如自相矛盾或截然相反等，可以根据该书正确之说予以改正，写出校注。即用该书自身的证据进行校勘者，称为本校。

（3）他校：即对所校对医书中引用的现存其他古籍（包括未引书名而仍能辨识其出处的）作为校本，与底本对照后记出校注者，称为他校或旁校。他校所用的校本视该书引用文献多少与有无互异。

（4）理校：如果古医书中，有明显错误或疑问。目前又没有他本可校对，但仍然能根据前后文意与医理等内容的确凿论据，予以订正并撰写校注，称为理校。理校必须谨慎。

（5）混合校：顾名思义，就是对于古医书中的同一处文字，利用两种或两种以上的校勘方法强化论证的依据时，称为混合校。

2. 未来的校勘

校勘一直被认为是一个很古老的行当，但任何的技艺在现代信息技术的迅猛发展下都在悄然发生着改变，连传统的校勘都慢慢开始打上了信息的烙印。古籍自动、半自动校勘开始进入人们的视线。

所谓古籍自动校勘，指利用计算机自动发现并标记出古籍不同版本之间的文字差异，并提供各种辅助工具帮助专家勘误。虽然这是一个以计算机为主、人工为辅的半自动校勘过程，但它除了具有人工校勘的意义外，还具有以下的作用。

（1）提高工作效率。古籍校勘工作中，各版本的校异任务相当繁重，如一部30万字的古籍，取4种重要版本互校，共120万字，一个人需要几年的时间才能完成，而大型计算机只需几小时即可实现。

（2）提高校勘质量。人工比较古籍各版本差异难免会出错，如果用计算机来完成这一工作，准确度将大大提高。

（四）中医药文献分类是中医药信息学的重要内容

1. 早期的中医药文献分类

最古的医书是没有分类的，如在现存较早的经典医书《黄帝内经》中就可以看见其内容包含理论、方法、针灸、药物等各个方面，涉及内、外、妇、儿各科疾病。

《汉书·艺文志》中医经、经方、方中、神仙4大类是医书的最早分类，其后随着医书种类及数量的日益增多，历代学者对医书的分类方法也不断有所改进、补充和删汰。

其中最具代表性的，如1161年郑樵的《通志》中将医书细分为脉经、明堂针灸、本草、本草音、本草图、本草用药、采药、炮炙、方书、单方、胡方、寒食散、病源、五藏、伤寒、脚气、岭南方、杂病、疮肿、眼药、口齿、妇人、小儿、食经、香薰、粉泽26类。这种分类方法较之前更为细致，增加了一些新的类目，如“胡方”，意指国外医书的中文本。本草书的分类更为细致专业，并且考虑到了临床分科的论述特点。但其中也包含了一些非医书的内容，如香薰、粉泽等。

明末清初黄虞稷《千顷堂书目》其中所记载的医学书目虽然未进行专门的分类，但大体上仍然是按照医经、诊法、针灸、本草、食疗、医方、伤寒、杂病、外科、妇科、儿科、眼科、养生等次序排列的。

此后1819年日本人丹波元胤在《医籍考》一书中将2876种医书分为10类，医经、本草、食治、藏象、诊法、明堂、经脉、方论、史传、运气。

从整体上看，医书的分类在表面上有由繁趋简的倾向，但事实上在每一大类之中依然有很多没有列出名称的小类。《医籍考》的“方论”类下没有再细分类目，但在次序上还是按照伤寒、瘟疫、经方、金匮、历代医方、医书、寒食、眼科、口齿科、外科、妇科、儿科等次序进行编排的。

2. 现代的中医文献分类法

1994年严世芸主编的《中国医籍通考》中共收医籍9000多种，分为22类：医经、伤寒、金匮、藏象、诊法、本草、运气、养生、温病、针灸、推拿、方论、医案、医话、丛书、全书、史传、书目、法医、房中、祝由、补编。每种书目下，均再有序跋、作者、版本、存佚、卷数等，并有适当地考证，是我国首部医籍目录通考专著。

值得重点关注的是2007年出版，薛清录主编的《中国中医古籍总目》。该书目在1958年内部印行的《中医图书联合目录》与1991年中医古籍出版社的《全国中医图书联合目录》的基础上，重新加以全面整理修订，可谓是迄今收录1949年前出版的中医药图书最多的专科书目。依据学科内容设立大类、小类及科目。共计16大类，66小类，84科别。大类分别为医经、基础理论、伤寒、金匮、诊法、针灸、推拿、本草、方书、临证各科、养生、医案、医话、医论、医史、综合性著作。其中方书下又有晋唐方书、宋元方书、明代方书、清代方书、近代方书、国外方书6类。如此分布，井然有序，使得中医古籍的分类体系进一步完善。

《中国图书馆分类法》（简称《中图法》）是由中国图书馆图书分类法编辑委员会编写，我国图书馆和情报单位普遍使用的一部综合性的分类法。其将医学类图书分为17类，分别是R1预防医学和卫生学、R2中国医学、R3基础医学、R4临床医学、R5内科学、R6外科学、R71妇产科学、R72儿科学、R73肿瘤学、R74神经病学与精神病学、R75皮肤病学与性病学、R76耳鼻咽喉科学、R77眼科学、R78口腔科学、R79外国民族医学、R8特种医学、R9药学，其中中国医学属于R2。

由中国中医科学院中医药信息研究所2002年发起研制的中医药学语言系统（TCMLS）分类主要是基于现有学科体系，分为病因病机与诊断、地理学、方剂学、疾病、人文科学、卫生医疗机构管理、药用动植物学、医学信息学与文献学、针灸学、治则治法、预防与养生学、中药化学、中药学、中医基础理论、中医学说与相关学科、自然科学与物理科学16个大类，结构相对简单明晰。而以中医古籍概念术语及概念间关系为主要研究对象的中医古籍语言系统的分类则主要基于知识体系，参照分类注解《黄帝内经》的著名医家杨上善和张介宾的分类，以已使用语义类型为模板，尽可能尊重古籍特色。将之分为12大类，阴阳、五行、脏象、疾病、诊断、治疗、本草、方剂、针灸、相关知识、医疗器具、摄生，大体上可以包含古籍中涉及的概念知识点，从知识层面进行的分类更有利于进行信息时代知识的组织和复用。

此外，同样由中医药信息研究所牵头研制，旨在服务中医药文献标引，与MeSH结合使用为特点的2015版《中国中医药学主题词表》中则将中医药领域的主题词分为TA中医形态学、TB药用动植物学、TC中医病证、TD中药和方剂、TE中医诊断治疗技术和设备、TF中医精神疾病和心理学、TG中医药学及其相关学科、TH自然科学、TI教育、TJ工艺学与中药技术、TK人文科学、TL信息科学、TM各种人和各种职业名称、TN保健、TZ地理名称15大类。

四、辞书与信息

(一) 辞书的定义

语言文字是人类最重要的交际工具。它在人类的社会生活中无处不在，又是人类所具有的一种最基本的信息。社会信息通过语言文字的载体，以报纸、刊物、书籍、广播等形式广为传播，使得信息传递普及整个社会。

语言文字，作为信息载体，它不是一个平面的或线性的系列，同时还是矩形的网络结构。从这个角度上说，辞书，应该试图去说清楚一个词所包含的信息，同时也要揭示其网络结构。

辞书，是用文字、图像、数据来储存信息和知识的载体与传播工具，辞书是知识的结晶，是信息密集型、知识密集型、智力密集型的工具书。辞书区别于其他出版物的重要特征，就是它含有高密度的信息量。任何辞书，都会对信息有所选择，就一部具体的词典而言，必须对信息和知识进行网络组织。

作为辞书之祖的《尔雅》，很可能出现在公元前 3 世纪左右。按照意义将其中的 2000 多个条目归入不同的主题，包括释亲、释宫、释器、释天、释地、释草、释木、释虫、释鱼等。埃及人则将其单词按哲学或教育原则加以组织，阿拉伯人也是如此。这些列表组织的启示不是单词本身，而是整个世界，也就是单词所代表的事物。

值得一提的是，由上海明权社于光绪二十九年发行的《新尔雅》，是由留日的中国学生编纂、出版的第一本向中国的读者解释说明西洋的人文、自然科学新概念、术语的术语集。

释义是一种交流，让别人理解，传递信息。释义和例证都要给出最大限量的有效信息，而尽可能消除无效信息、冗余信息和负信息。

(二) 辞书的分类

从某种意义上说，辞书可以分为传统辞书和非传统辞书两大类。传统辞书，是指用手工方法编纂的，以书本为最终载体，以人为最终服务对象的辞书。非传统辞书则既可在计算机之间用机读形式交换并处理信息，又可通过程序转换输出人能理解的语言文字内容的辞书或词典。机器词典是多种多样的，在信息处理和数据处理中的作用越来越大。没有这类非传统词典，计算机就无法处理信息，它的应用会受到极大限制。因此，非传统辞书是信息革命的重要工具。它的出现，不能不使辞书学为之开辟一个新的领域，而其重要性将随着计算机的发展与日俱增。

(三) 辞书的未来

从 1604 年第一部英语单语词典起，词典编纂经历了 17 世纪的难词传统，18 世纪的文学传统，19 世纪的历史传统，20 世纪的学术、实用、学习传统三分天下，随着信息技术的发展，辞书与信息的关系更为密切，辞书的编纂理念、呈现形态、使用方式等方面都取得了一系列颠覆性的创新，如辞书的编纂理念正朝着语料深加工、语料数据化的方向稳步迈进。

多媒体技术突破了书本的限制，为辞书的编纂开拓了一片崭新的天地。利用多媒体技术制作的辞书（非书本型），有如下的优点：不受篇幅的限制，可以多角度、多手段，全面、完整、详尽地阐释被释对象，可以适应不同层次、不同水平、不同需求的使用者，让他们能各取所需、各得其所；检索途径多样，检索速度极高，辞书内容可以动态更新，随时跟上时代的发展。

未来的辞书将不再是装订成册放在书架上的出版物，而是一个知识信息处理系统（KIPS）。它可能由信息（知识）库、专家系统和终端装置所构成。

语境索引（key word in context，KWIC）索引工具的建设能对任意词的语境进行广泛查询，还可通过主词的布尔组配进行复杂词组的查询。逆序 KWIC 可对词尾的语境进行查询。检索系统可以联机使用，并进行人机对话。使用 KWIC 字母序索引，会很容易地发现卡片库漏掉的词，并提供相应的语境引文。

辞书的未来，必然是辞书学和计算机科学相结合的未来。当人们和智能计算机的专家咨询系统对话，使用智能词典、智能百科全书时，将得到不只是“怎样是允许的”、“事物实际上是怎样的”、“事物为什么如此” 的回答。它还给出建议，给出不止一种的可行性方案，乃至帮助人们决策。

第六节　中医药信息学科的发展历程

我国中医药学的历史悠久，而医疗卫生本身就是基于信息的科学。许多医学实验、临床实践涉及收集和综合数据，并根据信息而采取行动。医学信息学也是医疗卫生信息应用所依赖的核心理论，并覆盖了这个范畴的所有层次。所以说，中医药的信息活动是我国最早进行科技信息活动的学科之一，经宋、元、明、清时期又有了长足的发展，在当时各个学科的信息活动中处于比较领先的地位。但是，随着科技的发展，学科分类越来越细，造成中医药信息分布越来越分散，所以，中医药信息学科的建立也将成为必然。

一、萌　　芽

中医药信息活动最早是体现在对中医医籍的编写整理上，现存最早关于中医药信息的整理记录是班固所著的《汉书》，《汉书·艺文志》方技略中对汉以前的中医药类书籍整理归纳，并对分类的标准、各书籍名称及内容进行了记载。此后历代医家对典籍进行的版本研究与校勘、修正，净化了中医药信息。中医药信息工作也是以目录书、类书和丛书、集注的相继问世为开端，并在此基础上进一步发展起来的。

二、发　　展

早在 20 世纪 70 年代初，以韩济生院士为代表的科技工作者开始应用电子计算机来处理针刺麻醉实验中所遇到的数以万计的生物电信号和数据，探讨针灸麻醉的机制。这是现代信息学在中医药方面最早的应用。

20 世纪 80 年代基于早期研究，继续深入扩大信息学方法对中医药信息的搜集、加工、处理、分析的过程，并进行了相关的基础建设和基础理论研究及探讨。1982 年，中国中医研究院图书情报研究所着手筹建“计算机中医药文献检索资料库”，经过数年努力，与中国中医研究院基础理论研究所计算机室合作，1987 年初建成了我国第一个综合性的中医药学文献数据库。现已收录从 1949 年以来国内公开发行的 800 余种生物医学期刊中有关中医、中药、中西医结合、针灸针麻、气功按摩、养生保健等文献资料 135 万余篇，文献量以每年平均 7 万~8 万条的速度增长。

20 世纪 70 年代末，出现了关幼波老中医诊疗肝病的软件系统，随之全国兴起了开发中医专家系统的热潮，相继应用计算机技术开发了大量的中医专家咨询软件；由于中医临床的四诊信息都是由临床医生主观判断的，为了改善这种状况，20 世纪 80 年代开启中医四诊客观化的研究，脉象仪、舌象仪、经络测定仪等项目的研发都投入了大量的经费。

随着计算机的日益普及，网络化程度的提高，促使中医药信息管理逐渐走向成熟，为建立具有我国特色的中医药信息学奠定了坚实的基础。

三、形　　成

1998 年，蒋永光提出现代中医药学正在改变传统的信息观，以中医药现代化为标志的、中医药学与现代科学各学科间的相互渗透和结合，推动了其学术的发展，丰富和发展了传统理论的内涵，开辟了一些崭新的学术领域，其中包括中医药信息学。

崔蒙提出，中医药信息学是中医药学与信息学交叉融合产生的新兴学科，它是以中医药信息为研究对象，以中医药学领域信息现象和信息规律为研究内容，以信息科学方法论为研究方法，以实现中医药信息的获取、转化与共享，揭示中医药信息的实质及内在联系为目标的一门交叉科学。中医药信息学的建立和发展是中医药学科拓展的历史必然，信息方法是核心，功能准则和整体准则是保证信息方法能够正确实施的法则，信息方法与两个准则交互作用，一起形成了完整的信息方法论体系。

针对中医药信息学学科建立、构成，任君红认为信息构建是信息管理、信息决策与服务的前沿，需要管理整序，使中医药信息资源变成可控的信息资源体系加以利用。中医药信息资源开发和利用的关键是要先抓好文献资源的建设，建立数据库，促进中医药信息现代化；丰富科技咨询查新服务；积极开展定期定题信息服务（SOI）和科研、研制项目信息服务（ORI）。涉及的领域则包括中医药临床医疗信息、科研信息、教育信息、中医药的国际交流信息、中医药企业的经营和产品信息和各类信息总汇，如学术会议信息、征文信息、中医药行政管理信息等，都是中医药信息的资源和收集范围。

自 20 世纪 90 年代以来，随着国内外信息事业的飞速发展，中医药信息工作已经引起普遍的重视，从基础设施的加强、信息网络的建设，到各类型数据库的研制，都说明中医药信息学科已经从萌芽阶段走向了稳步发展的时期。《中国中医药学主题词表》的编写出版，是中医药信息工作向现代化迈出的重要一步，标志着中医药学信息处理和信息服务跨入了电子时代，并且随着学科发展不断更新和完善。

中医古籍和老中医经验在我国中医药发展中占有重要的地位，对这两项信息的整理和利用，体现出中医药的特色，更是为中医药事业的发展护航。符永驰等通过对目前国内外古籍数字化尤其是国内中医古籍数字化的研究与发展现状的深入研究，结合中国中医科学院中医药信息研究所近年来在中医药珍籍秘典的整理抢救、保护及相关研究方面所取得的经验，研究提出了一种新的中医古籍电子化系统的解决方案。古籍数字化对于中医药信息快捷、方便的传播及保存具有重大的意义。孙艳秋等提出对名老中医经验的继承基于网格的数据挖掘研究，包括名老中医的验方、偏方、秘方、学术论文、临床记录与总结、实验记录、报告和总结、走访患者病情的记录和分析、对疑难杂症的处理记录、对多发病的调查与分析、科研攻关记录等，全面解析个体化诊疗信息特征，提炼出新理论、新方法、新知识，实现名医经验的有效总结与传承。

四、成　　熟

2008 年，中医药信息学的主要奠基人崔蒙研究员在“论建立中医药信息学”中系统地论述了中医药学和信息学结合的基础、必然趋势及在理论和方法学上的结合点，中医药信息学学科的基本框架、主要研究领域和研究方向，是中医药信息学发展成熟和建立的标志。文章中提出，“中医药信息学作为一门独立学科存在的标志是它拥有独特的研究对象，即中医药实践过程中产生的信息，并形成特定的中医药信息术语集和中医药信息学原理与方法论这一基本的知识体系”。此外，建立中医药信息数字化虚拟研究院这一崭新的组织形式，其理念是以项目为依托，紧密联合多所大学、研究院编制内的实体研究机构或科研小组，构建跨地域的“虚拟”研究院（所）的结构框架，促进多学科协同研究。

（一）中医药古籍文献的信息化

信息技术的发展使得信息系统具备越来越复杂的社会系统特征。计算机技术、网络技术和现代通信技术将人、资源、设备等各种社会系统要素联系在一起；数据挖掘、知识发现、语义网络等技术拓展了人类的信息处理和交流能力；分布应用集成、面向服务的体系结构（SOA）、网格等协同服务技术使信息系统具备实现社会协作机制的能力。相应地，在信息服务系统的信息传递与交流的过程中，信息系统扮演着双重角色：一是信息传递的媒介、信道，为信息传递与交流提供支持；二是充当信息传递与交流的认知主体和发起者（如智能代理），主动提供服务。

中医药古籍文献具有很强的实用价值，同时又具有数量繁多、文辞艰涩、格式不规范等特点，在文献信息的利用与传播方面存在很大的障碍。中医药古籍文献中所体现出的信息多是在认识论层次上的综合性信息，对其进行信息化的研究，必须要从内容和形式上运用计算机技术对其进行全面系统地整理和研究，主要包括信息解析、信息识别、信息查询、信息整合、信息再生和信息传递几个方面。而这当属于中医药信息系统的重要组成部分。

1. 信息解析

信息解析的过程实质就是将文献标准化、规范化的过程。如一条古代方剂文献，就可以解析为方源、科别、主治、组成、剂型、功效、制法、服用法、加减、本方宜忌、方论、方歌、病案、病机分析、方证鉴别等 22 个大项，对于中医药古籍文献来说，信息解析是整个信息活动的基础所在。

2. 信息识别

信息识别是利用计算机技术对所解析的信息进行管理，必须将所有解析的信息冠以恰当的标识。为了管理得更合理、更实用、更有利于信息的再生，有时有必要对每一字段内的内容再加以标引。

以方剂文献为例，主治字段内包括“病证”和“症状”两个字段，就要分别给病证和症状进行再标引。标引的形式则一般要根据系统目标来决定。

3. 信息检索

信息检索是以信息解析和信息识别为基础的。判断检索的指标主要有查全率、查准率和检索速度。一个好的检索系统应该是查全率、查准率都比较高，而且有合理的检索机制。以方剂文献为例，因为解析出了很多字段，就使得检索到的概率成倍增加，可以大大提高古籍的使用效率。

4. 信息整合

信息整合是在前三者的基础上进行的，所谓信息的整合不单单是将解析的信息再拼接起来，具体而言，信息的整合往往体现在信息的统计和信息的分析两个方面。

例如，通过查询一个方名，就可以得到一批方剂的相关文献资料，这时候，你就可以轻松地得到如下的统计分析结果，如所查方剂涉及的病症、所查方剂涉及的分科、所查方剂涉及的用药范围、所查方剂涉及的剂型、所查方剂涉及的方源书籍、同方名组成不同的方剂统计等信息，又从各个不同的维度完成了整合。

5. 信息再生

信息的再生是一个智能处理的过程，随着计算机技术的发展，人工智能的发展，通过建立知识库、本体库，建立相关推理规则，则可以在某种程度上实现信息再生，也就是信息推理。例如，输入一组症状组合，计算机就可以分析出哪些属于主症，哪些属于兼症，这一组症状究竟属于哪个科的哪种疾病、哪种证候，需要用哪种治疗的方药，在治疗用药的时候需要注意些什么问题。这些都需要智能系统的支持。

（二）中药信息系统的建立

为了促进我国中药领域的发展，使其在世界上继续保持领先的地位，就必须实现中药现代化。实现中药现代化的一条重要途径，就是加快中药信息、知识的传播和更新速度。而建立中药信息系统，利用国际互联网进一步扩大中药电子信息数据的使用范围，则是实现中药知识传播和更新速度加快的重要途径。

中药信息系统的主要内容包括建立与完善中药基本数据库系统、完善与建立中药研究开发信息系统、完善与建立中药市场信息系统、建立联邦制分布式中药数据库平台等几个方面。基于知识发现（knowledge discovery in database，KDD）技术的中药信息系统中主要使用了频繁集、关联规则和聚类分析等数据挖掘的常用方法。

中药信息系统的建立将为我国中药数据库的发展创造良好的条件，将从根本上改善我国中医药领域信息工作的基础条件，将极大地促进我国中医药事业的发展。

（三）中医院信息系统的建立

目前全国 1915 家县级中医医院中 82% 建立了医院信息系统，95% 建立了药品管理系统，87%建立了财务管理系统，76%建立了护士工作站，65%建立了病案统计系统，42%建立了医生工作站，部分地区搭建了中医医疗服务信息平台。基本建成了中医药科技基础信息数据库、中医药科学数据管理与共享服务中心，制定了中医医院信息化建设基本规范和信息系统基本功能规范，初步建立了中医临床研究信息共享与开发技术平台。

此外，在《“十二五”国家政务信息化工程建设规划》中明确提出完善中西医协同的公共卫生管理信息系统，首次将中医药列入国家重大信息化建设项目。

(四) 疾病治疗信息系统建立

中医药在几千年的实践中，积累了大量的宝贵经验。利用现代信息技术，结合中医药所独有特点，开展对中医治疗经验的总结与发现，寻找其内在规律的研究工作是十分必要的。近年来针对中医药治疗某个特色病种的相关信息系统也不断浮现，例如，有学者设计并实现肾病中医治疗信息系统之后，采用基于词表的查询技术和肾病中医治疗信息关联规则挖掘算法，设计并实现了查询分析功能，提高了肾病中医治疗信息的查全率，揭示了一些中医药信息之间潜在的规律，提供了肾病中医治疗信息挖掘技术的有效研究平台，更好地指导临床，可以更好地将辨证论治经验推广应用。

理想的中医药信息系统应当具备输入、存储、处理、输出及控制等功能，能够开展多方面的信息服务及知识服务，多方位地提供各类型文献，为各种用户提供所需信息。一般而言，充分挖掘利用中医药的信息资源，用最少的时间和精力掌握相关领域的现状和基本内容，了解该专业的发展动态，是广大中医药工作者尤其是科研工作者的迫切愿望。基于这样的愿望和理想，中医药信息工作者势必进行深度地理论探讨，继而建立并完善中医药信息学。

目前，多方研究人员已经从教学、科研、临床应用等角度，对中医药信息学的理论体系框架结构进行研究。至于中医药信息学所涉及的基础概念、原理等虽没有严格的定论，但百花齐放、百家争鸣局面已经形成。

中医药信息系统的建立无论是基于B/S（Browser/Server，浏览器/服务器模式）架构，还是基于KDD技术，都需要统一的信息表达标准、信息交换标准及信息处理标准，以便于促进信息交流，提高信息效用，实现中医药信息工作的现代化，进而为医疗管理、临床治疗、教学管理及科研管理等系统化、规范化、现代化奠定坚实的基础。

第二章　中医药信息学的发展机遇

量子力学的诞生标志着非线性科学的产生，而非线性科学的产生与发展为中医药信息学形成奠定了坚实的基础，创造了良好的发展机遇。从量子力学、系统论、控制论、信息论、耗散结构论、协同论、突变论、分形理论、混沌理论到复杂性科学，非线性科学提出了一系列的创新性理念，突破了西方科学的还原论理论，这些理念被引入了中医药信息学中，成为中医药信息学理论的基础，特别是理论科学的基础。对中医药信息学有着重大影响的理念包括不确定性原理、测不准原理、叠加态、自组织、远离平衡态的稳态、自相似性、协同、事物发展对初始态的敏感依赖性、系统原理、控制原理等，这些理念描述的事物发展规律正是中医药信息学所面对的中医药信息发展规律。因此认真地、系统地研究这些理念，将其融合，并与中医药信息学结合起来，对促进中医药信息学理论与方法学的发展必将具有巨大的推动作用。在本章中，我们除了探讨了非线性科学理念对中医药信息学的影响外，还探讨了大数据理念对中医药信息学发展的影响，这些理念确实与中医药信息学的理念相重合，但其突出的应用科学特点对中医药理论科学的发展有一定的负面影响，因此大数据环境所产生的理念主要是创造了中医药信息学应用科学与工程技术发展的机遇。

如果世界是由物质、能量与信息构成的，那么中医药学由于其产生的时代与地域因素，其所关注的主要是信息，在物质与能量的研究方面则相对较弱。中医药学的所有理论、方法、实践均以信息的模式表现出来，换言之，中医药学的主要研究对象是信息，而不是物质和能量，因此，本章中讨论的中医药学的问题，实质上都是中医药信息学的问题，也就是中医药信息学的研究对象问题。

第一节　量子力学

20 世纪物理学有两大变革：量子力学和狭义相对论，如果说狭义相对论研究的是极快领域的物理，那么量子力学研究的就是极小领域的物理。量子力学是描述微观世界结构、运动与变化规律的物理科学，量子力学的发现引发了一系列划时代的科学发现与技术发明，对人类社会的进步做出了重要的贡献。

经典物理学曾经取得了重大成就，19 世纪末 20 世纪初，经典物理学已经发展到了相当完善的地步，然而在 19 世纪末，经典力学和经典电动力学在描述微观系统时的不足越来越明显，一系列经典力学理论无法解释的现象一个接一个地发现了，经典物理学在实验方面遇到了一些严重的困难，如黑体辐射问题、光电效应问题、原子光谱问题等，正是这些困难引发了物理界的变革。

20 世纪 20 年代，由尼尔斯·玻尔（Niels Bohr）、埃尔文·薛定谔（Erwin Schrödinger）、沃纳·海森堡（Werner Heisenberg）、保罗·狄拉克（Paul Dirac）等一大批物理学家共同创立了量子力学，通过量子力学的发展人们对物质的结构及其相互作用的见解被改变，许多现象得以真正被解释，新的、无法直接想象的现象被预言，这些现象可以通过量子力学被精确地计算出来，后来也获得了非常精确地实验证明。除通过广义相对论描写的引力外，至今所有其他物理基本相互作用均可以在量子力学（量子场论）的框架内描写。

在20世纪之前，经典物理学已经发展了3个世纪，“是什么”与“发生了什么”之间的区分非常清晰，例如，地球（是什么）按照力和运动定律围绕太阳做轨道运动（发生了什么），至于地球由什么组成，地球上是否存在生物等特点，对于地球围绕太阳运动规律毫无影响。换言之，经典物理学对于世界的理解是割裂性和还原性的。但是在量子力学领域，事情就没有这么简单。量子力学是微观领域的物理，如粒子，它是什么和它如何运动是纠结在一起的，在量子力学中，要想把是什么（如粒子）和发生了什么（定律）区分开来并不容易。量子力学把研究对象及其所处的环境看作一个整体，它不允许把世界看成由彼此分离的、独立的部分组成的。因而在量子力学领域中，无法用割裂、还原的观点来分析事物和现象。

可以这样说，如果没有出现量子力学，现代物理学的主导理论还是还原论，是量子力学打破了还原论。

一、量子力学的不确定性

量子力学的代表性理论包括波粒二象性、海森堡不确定性原理、德布罗意物质波、薛定谔方程、泡利不相容原理、费曼规则等，其中对经典物理学冲击最大的，可能当属不确定性原理。

在经典物理学中，可以用质点的位置和动量精确地描述它的运动，同时知道了加速度，甚至可以预言质点接下来任意时刻的位置和动量，从而描绘出轨迹。但量子力学彻底抛弃了这种关于将来的决定论观点，认为不可能同时准确地测得一个粒子的位置和动量，因而也就不能用轨迹来描述粒子的运动，这就是“不确定性原理”。

不确定性原理由海森堡1927年提出，又称“不确定关系”或者“测不准关系”。海森堡认为，实验测量的精度存在原则上的极限。在宏观世界里，我们可以将测量过程设计得非常精巧，保证测量过程本身不被扰动；然而在量子世界里，我们无法做到这一点，测量过程本身将不可避免地给要测量的物体造成显著扰动，并且无法把这一扰动减小到零，这就是不确定性原理的本质。

因为量子世界观测的对象实在是太小了，对于微观物体来说，光的能量就足以对其产生无法忽略的扰动，对被观测对象造成影响，导致观测失败，所以在量子力学中，必须把研究对象及其所处的环境看作一个整体。如在“观测”这一实验过程中，被观测系统（研究对象）本身、系统所处的环境，甚至观察者都能够影响到观测结果。因此在不同的时间、由不同的观察者观测，就有可能得到不同的值，这种现象也被称为量子力学的态叠加，既可能为此，也可能为彼，且都是正确的。薛定谔方程则表明在量子力学中，粒子以概率的方式出现，没有规律。

作为一个基本理论，原则上应该适用于任何大小的物理系统，也就是说量子力学的理论不应仅限于微观系统，它应该提供一个过渡到宏观“经典”物理的方法。量子现象的存在提出了一个问题，即怎样从量子力学的观点，解释宏观系统的经典现象，尤其是量子力学中的叠加状态，如何应用到宏观世界上来。1954 年，爱因斯坦在给马克思·波恩的信中，就提出了怎样从量子力学的角度，来解释宏观物体的定位问题，他指出仅仅量子力学现象太“小”，无法解释这个问题。

此外，玻尔提出了在电子观测过程中保留宏观世界“轨道”的概念，电子在空间出现的坐标具有不确定性，电子聚集的多，就说明电子在这里出现的概率较大；反之，概率较小。很多电子聚集在一起，可以形象地称为电子云。

二、中医药学的不确定性

几千年来中医药学始终存在着不确定性，这一特性一直为现代科学，特别是现代医学所诟病。

中医的证候，是综合了四诊（望、闻、问、切）所收集的有关人体变化的所有资料，包括症状和体征，运用中医药学理论进行分析、综合，辨清证候的原因、性质、部位及发展趋向，然后概括、判断出结果，这一过程即为“辨证”，再根据“辨证”的结果针对病机进行治疗。在中医临床中，经常出现这样的情景：不同的医生对同一个患者进行辨证，得出了相似而非相同的结论，采用了相似而非相同的疗法，都能取得良好的疗效；甚而同一个医生，在不同场景碰到同一个患者，也会得出不相同的结论来。这是因为证候并非一个完全客观的概念，而是综合了客观（症状、体征）和主观（医生的判断及患者的主诉）的主客观融合的产物，客观的部分保证了结论的相似性，主观部分又注定了结论的不相同，例如，对某一症状的重要性的判断不同、对某个症状的理解相左、对主症和次症的取舍等，都会导致辨证的结果相异，从而采取不同的治疗措施。但对于证候总体方向的判断都是正确的，因而也都能取得良好疗效。如果说患者是一个被观测的体系，则诊断的时间、环境，以及诊断者都会对诊断结果产生影响，这就是中医药学的不确定性。

中医临床这种辨证论治的不确定性，与量子力学的不确定性有其相似之处，两者形成的原因，都是因为把观测对象及其所处的环境看作一个整体，在观测过程中，被观测系统（患者）本身、系统所处的环境、甚至观察者（医生）都能够影响到观测结果。

所以医生对患者进行辨证时会得到的结果也类似于一种叠加态。例如，一名患者，其病机介于阴虚内热证和阴虚火旺证之间，根据当天的环境、患者当时的状态及医生对主次症状的取舍，在判断做出之前，有可能是阴虚内热证，也有可能是阴虚火旺证；而当医生做出判断的一刻，证候就被固定下来，不是阴虚内热证，就是阴虚火旺证。中医治疗方案的确立过程也是如此，不同的季节、地域、患者的身体状况乃至医生的个人喜好都会影响到治疗方案的确立，如选用某一味药，选择某一个穴位，选择汤剂还是丸剂等。

中医药学的诊疗过程也有点类似于“薛定谔猫佯谬”，医生做出判断的时刻就是盒子打开的时刻，猫非死即活，证候非此即彼，处方固定成一个。然而因为中医辨证论治过程中需要考虑的因素更为庞杂，所以最终的结果可能会多达十几个甚至几十个（如不同医生针对不同患者的处方，对某一味药的选择不同就会产生不同的处方），但总会在大方向上保持一致，这是由辨证论治中客观因素部分保证的结果，也与量子力学中聚集在一起的电子云现象相似。

但中医药学的不确定性与量子力学的不确定性，其形成的环境又有所不同。如果说量子力学是因为观测对象太小，所有微小的因素都会对观测结果产生影响，因而具有了不确定性；那么中医药学就是因为太大，能够对结果产生影响的因素太多，因而呈现了不确定性。

中医药学的辨证论治并不是一个平面，证候是由多维度因素构成的，例如，八纲辨证的“阴、阳、表、里、虚、实、寒、热”就代表了4个维度；再例如，六经辨证中每一经都是1个维度；脏腑辨证中的每一脏、每一腑都是1个维度；以及卫气营血辨证、三焦辨证等都是多维度的。各种辨证方法在判断证候的时候，都拥有自己用以衡量的维度标准，本身就是一个多维度的集合。而在中医临床辨证论治的过程中，根据不同情况经常需要同时选择两种或多种辨证方法，这些辨证方法中的维度会自行交叉、叠加，每多考虑一个因素，都会将“证候”这个集合体弄得更加复杂。

中医药学中的“证候”，一般由一组相对固定的、有内在联系的、能揭示人体生命活动某一阶段或某一类型状态的症状和体征构成，每个因素/维度的增加都代表了一组症状/体征的加入；医生的视角不同，考虑的维度不同，所形成的症状/体征集合体也不同，然而它们却都属于同一个“证候”。只要考虑到的维度不停增加，构成该“证候”的症状/体征也会无限度增加下去，由此来看，“证候”这个词几乎是无穷大的。这其中，任何一个因素的变化，都会引发整体的变动，因而“证候”本身也就具有了不确定性。由此相对应地治疗，也随之拥有了不确定性。

另外一个与量子力学相似的特征是，在中医药学领域，“是什么”与“发生了什么”之间也不能严格区分开来。还是以“证候”为例。“证候”代表了患者疾病过程中某一阶段、某一类型的病机，是疾病从发生到发展、结束过程中的一个片段，是患者就医这一刻的整体状态，这个词本身就具有动态性。因而要解释“证候”是什么，就必须了解被观测对象（包括患者的身体、心理、周围环境的整体）在就诊之前发生了什么，“证候”的“是什么”和“发生了什么”也是纠结在一起的。

中医临床的这种不确定性和叠加、纠结的状态，从还原论为主导的经典物理学角度来看，几乎是无法理解的，然而从量子力学的角度来思考，却能够很容易理解和处理。所以，量子力学的发展，为中医药学的发展提供了一个很好的契机。

第二节　老　三　论

中医药信息学是一个以中医药学发展需求为驱动、以引进先进方法与技术、以处理信息为特征的应用型交叉学科。现在我们来讨论一个问题：为什么要进行本学科的理论与方法学研究呢？

从大的发展环境来说，“老三论”、复杂科学、系统生物学、“新三论”的迭替发展，中华文化、中国哲学与东西方科学的发展，信息科学与中医药学的发展，对中医药信息学发展都具有一定的推动作用。

系统论、控制论和信息论是在20世纪40年代先后创立并获得迅猛发展的三门系统理论的分支学科。虽然它们诞生了仅有半个世纪，但在系统科学领域中已属于资深望重的元老，合称“老三论”。人们摘取了这三论的英文名字的第一个字母，把它们称为“SCI”

论。系统论是研究系统的一般模式及其结构和规律的学问，它研究各种系统的共同特征，用数学方法定量地描述其功能，寻求并确立适用于一切系统的原理、原则和数学模型，是具备数学和逻辑性质的一门科学。控制论是研究动物（包括人类）和机器内部的控制与通信的一般规律的学科，着重于研究过程中的数学关系。信息论是运用概率论与数理统计的方法研究信息、信息熵、通信系统、数据传输、密码学、数据压缩等问题的应用数学学科。

“老三论”中的系统论撇开了一切对象的具体物质、能量形态，仅把对象作为由局部组成的整体即系统而加以考察；控制论也撇开了系统的具体物质、能量的形态和交换，仅从系统的功能类比方面研究系统和过程各组成部分间的信息传送和反馈控制。这表明除了物质、能量的交换以外，信息已成为科学认识的重要对象；信息论正是顺应这一趋势而出现的一门以信息传输和处理为专门研究对象的科学。

中医药学理论体系的形成，经历了一个漫长的历史时期。首先，战国时期的社会大变革成为其有利的社会文化背景；其次，从原始社会医药的起源起，到战国时期这一漫长的历史过程中，我国古代医药学家积累地丰富的医药知识，为战国以后医药学发展及理论体系的形成奠定了基础；再次，古人观察人体生命现象和自然现象多使用了两种不同的方法，直接观察法和整体观察法，推动了中医药理论体系及其独特思维方式的形成；最后，中国古代哲学，例如，先秦时期出现的精气、阴阳、五行各学说，渗透到中医药学中，对中医药学理论体系的形成产生了积极的影响。在以上有利的历史条件下，随着《黄帝内经》、《难经》、《神农本草经》、《伤寒杂病论》、《金匮要略》等医学典籍的问世，标志着中医药学理论体系的确立，因此中医药学独特的思维模式与系统论、控制论、信息论有着千丝万缕的关系。

一、从系统论看中医

系统论运用等级结构、终极性、逻辑同构、完整性、集中性等概念，研究适用于一切综合系统或子系统的模式、原则和规律，并力图对其结构和功能进行数学描述。系统强调整体与局部、局部与局部、整体与外部环境、局部与外部环境之间的有机联系，具有目的性、动态性和整体性 3 大基本特征。作为一种指导思想，系统论要求把事物当做一个整体或系统来考察，这也符合马克思主义关于物质世界普遍联系的哲学原理。

中医药学的思维方式决定着中医药学研究的视野角度，支配着中医药学研究的思路，制约着研究方向，以及研究成果的性质和水平，对于理论的形成和发展起着先导作用。从 20 世纪 80 年代起，中医药学对自身思维方式逐步完善，也显示着中医药系统论的逐步确立。中医药系统论是对人的健康与疾病的系统特性和系统规律的认识和驾驭，其基本原理包括 6 个方面，分别为功能性原理、有机性原理、有序性原理、非加和性原理、元整体原理和自主性原理。这 6 个基本原理展示着中医药学独特的思维方式，以下将从这 6 个基本原理浅谈中医药学独特的思维方式。

（一）功能性原理

该原理表明，中医药学一向注重功能性改变，重视阴阳失调、气机失调和正邪相争；

而西医则较为重视器质性病变，重视局部组织结构的病理改变，故中医药学所言五脏六腑与西医各个器官并不相同，不能相提并论。例如，一名切除脾脏的患者出现食少、腹胀、便溏、脉象缓弱等症状，中医施以四君子汤加减以健脾止泻。若从西医来看，不免有些荒谬，脾脏已切除何来健脾一说，这正是中医药学独特思维方式的很好例证，我们从中可以看出中医药学重视功能性改变，并不拘泥于某一脏腑。

（二）有机性原理

有机性原理认为中医药学是“关系中心论”，认为健康的本质是关系正常。即中医药学所讲的阴平阳秘，疾病的本质是“关系”不正常，如阴盛阳衰、阳盛阴衰、阴阳俱损等关系不正常的情况，这一原理更加形象地表现了中医药学独特的思维方式对健康和疾病的认识。

（三）有序性原理

该原理的重点在于正确认识阴平阳秘并不等于阴阳平衡，人体阴阳的运动变化反映着生命过程中物质、能量、信息的流通和转化。从上一理论来看，健康的“关系”正常即为阴平阳秘，其中“阴平”是“阴藏精”过程流的最佳，“阳秘”是“阳气化”过程流的最佳，都是原理平衡的，阴阳之所以“互根、互用、互生、互化”是建立在阴阳之间的非平衡基础上的。阴平阳秘不仅仅是人体健康的一种稳定状态，更重要的是有序，稳定状态只是其外在表现，有序才是其本质。

（四）非加和性原理

所谓非加和性原理，即从只存在于人的整体层次，不能分解为机体的各个部分的内容或其相加和的角度出发，来解释精气神、阴阳、脏象、经络、证等内容。该原理就是将人看做一个整体，任何一个部分都是要从这个整体出发演变而来，亦或是各个部分相加和在一起组成这个整体，每个部分不能单独成立。从经络角度来看，经络是运行全身气血，联络脏腑形体官窍，沟通上下内外，感应传导信息的通路系统，其由经脉和络脉相加和而成，他们是从属于经络这一整体，若无经络何谈经脉、络脉。

（五）元整体原理

这一原理指出了中西医学具有不同的整体观看待整体与部分的关系，中医药学是“元整体观”，西医学是“合整体观”，即中医药学认为部分是由整体产生和决定的；西医则认为部分是产生决定整体的原因，两者恰恰相反，所重视的角度不同。中医药学在临床上亦是从整体的角度诊断和处理疾病，治未病脏腑的原则是该原理的很好体现，单个脏腑脱离不开整体，各个脏腑息息相关，我们必须从整体的角度去对待疾病才会避免出现西医中单单重视病变器官从而出现的“此病消，它病长”的问题。

（六）自主性原理

该原理强调的主要观点是阴阳自和必自愈。“自”代表自然，理当而并非自身；“和”是指和谐、适合，是治疗的目的。阴阳自和是指阴阳双方自动维持和自动恢复其协调稳定状态的能力和趋势，是生命体内的阴阳二气在生理状态下的自我协调和在病理状态下的自我恢复稳态的能力。在疾病过程中，机体本身也在不断地进行调整和修复，从而表现出一定的自愈趋势，故“阴阳自和”是自愈的前提，而自和的重点又在于“自”，指出了机体在疾病状态下自我修复、自我更新、自我调节从而达到“和”的状态，继而表现为自愈的结果。

以上即为中医药学系统论的6大基本原理，更加准确而全面地阐释了中医药系统论，从这些原理中我们可以发现中医药学系统论思维方式的基本内容，是对人的健康与疾病系统性和系统规律的认识和驾驭，形成理论探讨和临床诊治中的系统观点和系统方法。中医药系统论以其独特的思维方式向我们展示了中医药学对健康疾病的认识及对疾病的辨证论治，形象地展示了中西医学的差异，扬长避短，为更好地发展中医药学发挥着重要作用。

二、从控制论看中医

控制是指对系统的信息做出分析、比较及判断，进而执行的过程，是一个有组织地按预定目的多次往返调节（反馈）的动态过程。控制论是研究各类系统的调节和控制规律的科学，由美国著名学者 Norbert Wiener 创立，他将对象对环境的影响抽象为输出，把环境对该对象的影响抽象为输入，这些输入和输出都随时间变化而具有统计性质。控制论以研究各种物质结构及其内部运动规律的共同特点——信息传递和变换为研究对象，即研究各种现实系统共同的控制规律，它既不限于自然科学，也不属于社会科学，而是横跨各个学科，超出了其他学科的局限性，为各门学科找到了共同内涵。究其本质而言，控制论是一门方法论学科，它是集当代哲学、社会科学、自然科学和数学之大成的多学科综合体。控制的过程反映了系统联系的观点，有机整体的观点，辩证统一的观点。

中医药学正是以人体为研究对象，在长期与疾病做斗争的过程中，运用实践、观察、归纳等方法逐步产生和完善的，它注重人体内部及人体与外界环境的信息联系，重视和利用人体系统的反馈调节，正与控制的过程相契合，而作为中医药学精髓的辨证论治中，对控制过程的体现又最淋漓尽致。同时控制论和中医药学两者在理论基础上也有很多相吻合之处。构成控制系统的基本条件是系统的整体性、信息变换传递和各个部件的内在联系；而中医药学恰好以整体观、动态观和强调脏腑间的生克制化关系为特点。从具体内容来看，中医药脏腑学说的取类比象与同构理论有相似之处，其他如经络学说与信息论、阴阳五行学说与自调节反馈原理等也都有相似之处。

控制论的主要方法包括信息方法、黑箱方法、反馈方法等，现分别探析其在辨证论治中的运用，下面我们从这几个方法论述控制论与中医药学两者的联系。

（一）信息方法

信息方法是把研究对象看做一个信息系统，通过分析系统的信息流程来把握事物规律的方法。中医的辨证论治实际上运用了控制论中最基本的概念——信息，即从人体发出、反映出的各种信息上，研究对人体系统的调节和控制的规律。四诊就是对信息的收录和描述；辨证就是对信息的分析与综合、归纳和演绎；治则就是对信息的处理原则；方药就是对信息处理的手段；疗效就是处理后对反馈信息的检验结果。辨证论治就是针对、围绕这种信息的收集、处理、反馈，研究和总结出的一整套从各个方面对人体系统进行调节和控制的方法。

中医的辨证论治，与运用控制论的黑箱方法、反馈式调控的信息方法非常接近，它在完全不破坏机体完整性的前提下，仅仅根据证候表现，建立起多种针对性很强的分析病症和确定治则的方法，它重视整体状态，具有宏观优势，对微观机制尚不明确的疾病尤其具有应用价值。但它是在当时的时代条件下，在无法打开人体和疾病黑箱的情况下不得不采用的，存在着直观性多而客观化不足，定性多而定量不足，描述多而揭示不足等诸多弊端。它虽能把握整体性质，但对内部结构缺乏深刻认识，对细节了解不甚清晰。同时作为其理论构架基础的“过程黑箱”过大，因此未知影响因素多、可变环节多、结果的不确定性大。而且，现代控制论具备完整的数学逻辑方法和实验方法，相形之下，只能通过直观的观察，带有臆测成分的中医辨证论治中体现的控制论尚显朴素。根据未来医学从微观上深入、宏观上扩展的整体化发展趋势，中医药研究必须吸收、移植现代医学的先进技术手段，同时采用宏观方法——以黑箱方法为主，以及微观方法——以实验方法为主，在对黑箱输入、输出变量进行处理时，以及干预手段的改进上，引进实验方法、分析还原方法、系统方法、信息方法等，克服在细节上模糊、笼统的缺点，使中医药学自身不断完善，走向现代化。

（二）黑箱方法

黑箱方法是控制论的一个主要的方法，它为人们探索和研究未知世界，特别是对生命系统的研究提供了有效的手段。黑箱方法的适用对象通常被定义为内部构造及作用机制还不清楚，但能通过外部的观测与试验，认识其功能和性质的系统或事物。黑箱方法的基本特征如下。

（1）黑箱是人们对其结构和作用机制尚无法认识的系统或事物，人们通过输入、输出变量来认识其功能和作用机制。

（2）黑箱和人们的认识有关，事物本身无所谓黑箱、灰箱、白箱，它体现人对事物的认识程度。对系统或事物的结构和功能全部认识称为白箱，部分认识称为灰箱，没有认识称为黑箱。

（3）黑箱是相对的，是否是黑箱，与人的认识水平有关。另外，是否是黑箱将随着人的认识能力的发展而发展。

简言之，这种不是通过直接考察其内部结构，而是利用外部观测和试验来考察系统的输入和输出及其动态过程，研究系统的功能和特性，探索其结构和机制的方法，就是黑箱方法。

中医药学的长处在于面对的是活的人体，在于面对生命现象的整体性、过程性和辨证性，它通过司外揣内、以象测脏的方法来认识人体、诊断疾病，并形成了中医特有的诊治疾病的方法——辨证论治，这是中西医在实践方式上的根本区别。中医药学虽然没有明确提出黑箱概念，但在2000多年的医疗实践中实际上广泛有效地运用着黑箱方法，“下有渐洳，上生苇蒲，此所以知形气之多少也”（《灵枢·刺节真邪》），与此同理，人体的外在表现必与内在的机能状态相联系，正所谓“有诸内必形诸于外”。相对中医药学而言，人体是个黑箱，一方面，中医药学通过望、闻、问、切四诊获得人体黑箱的输出信息；另一方面，医者对人体黑箱的输入过程，其受控量也只限于四诊所能及的症状变量范畴。对各种施治输入，中医药学关心的是它们对象变量的影响，而它们对人体的作用机制，中医药学是不甚清楚的。

（三）反馈方法

反馈是控制论的核心问题，反馈方法则是运用反馈控制原理去分析和处理问题的研究方法。反馈控制就是将系统的信息输送出去，对其作用结果返送回来，并根据作用结果对信息的再输出进行调整的控制方式。它可分为正反馈和负反馈。

1. 正反馈

如果反馈系统的输入对输出的影响增大，造成系统振荡、含偏离共同目标的运动加剧，这种反馈叫正反馈。《灵枢·百病始生》记载："夫百病之始生也，皆生于风雨寒暑，清湿喜怒。喜怒不节则伤藏，风雨则伤上，清湿则伤下。"《素问·举痛论》云："余知百病生于气也。怒则气上，喜则气缓，悲则气消，恐则气下，寒则气收，炅则气泄，惊则气乱，劳则气耗，思则气结……"《素问·生气通天论》中"大怒则形气绝，而血菀于上，使人薄厥"，以及《医学入门》中所说"暴喜动心不能主血"等，这些记述都反映了不良信息的输入导致机体系统振荡、失衡发生疾病的正反馈过程。

2. 负反馈

如果反馈使系统的输入对输出的影响减小，使系统偏离目标的运动收敛，趋向稳定状态，叫做负反馈。中医药学的阴阳辨证是一种典型的负反馈控制方法。"阴平阳秘，精神乃治"，当阴阳失去了稳态时，人体也就偏离了健康的状态。疾病的症状错综复杂，中医药学从一大堆纷杂的可辨状态中找出有规律的方向性变化，将病证分为阴证和阳证，以人体的正常状态为目标值，将症状变量从相反的方向区分出目标差来，为把患者调节到"阴平阳秘"的理想状态，从而形成了"热者寒之，寒者热之"、"虚者补之，实者泻之"、"滞者通之，瘀者散之"、"湿者燥之，燥者濡之"等治疗原则。医生对患者作用的方向性正是从对患者的影响中总结出来的，是负反馈控制的一个明证。复诊中的二次诊断，即在治疗过程中以药探病，据服药后的病情变化，调整方药以使诊疗得到修正、补充和完善也是一个负反馈调控的过程。它是通过治疗（输入）后患者的证候改变（输出），进行进一步分析——再辨证，调整治疗（再输入），反复进行，以达治愈的目的。

三、从信息论看中医

信息论以通信系统的模型为对象，以概率论和数理统计为工具，从量的方面描述了信息的传输和提取等问题。信息论的研究领域扩大到机器、生物和社会等系统，发展成为一门专门利用数学方法来研究如何计量、提取、变换、传递、存储和控制各种系统信息的一般规律的科学。

中医药学认为自然界是由各种物质组成的整体，人是自然界的一个组成部分，与自然界密切联系在一起。例如，《素问·六节藏象论》说："天食人以五气，地食人以五味，气和而生，津液相成，神乃自生。"说明自然界存在人类赖以生存的条件。人之所以能适应、反映自然界的变化，这本身就是对信息做出的反应。

人对自然的认识，就是对信息的认识。人利用信息养生，《黄帝内经》中亦有论述，如《素问·四气调神大论》说："夫四时阴阳者，万物之根本也，所以圣人春夏养阳，秋冬养阴，以从其根，故与万物沉浮于生长之门。逆其根，则伐其本，坏其真矣。故阴阳四时者，万物之终始也，死生之本也，逆之则灾害生，从之则苛疾不起，是谓得道。道者，圣人行之，愚者佩之。"阴阳是对自然界相互关联的某些事物和现象对立双方的概括，它既可以代表两个相互对立的事物，也可以代表同一事物内部所存在的相互联系的两个方面，在这里是代表自然界四季的寒温变化。只要人体能够顺从自然界的变化规律，身体就会健康，违反了自然界变化的规律，就要发生疾病。中医药学的产生亦与自然界的变化规律紧密相关。如《针灸甲乙经》在论述针灸术的产生时说："黄帝咨访岐伯、伯高、少俞之徒，内考五脏六腑，外综经络、血气、色侯，参之天地，验之人物，本之性命，穷神极变，而针道生焉。"是说针刺学说的产生，是考查了体内五脏六腑，综合了体表经络，气血色脉，再和大自然的变化情况结合起来，广泛地求得验证，根据人的生命和自然界的关系，彻底研究它们其中的奥妙和变化规律，于是便产生了针刺学说。如果从人的机体来看，也可以把它作为一个整体。人体是由若干脏腑和组织、器官所组成的，它们各自都有不同的功能，这些各自不同的功能又都是整体活动的一个组成部分，它们之间，以五脏为中心，通过经络把人体联系成一个整体。在生理上，脏腑与皮肉筋骨等形体组织，以及口、鼻、眼、二阴等五官七窍存在着有机的联系，它们之间相互配合默契，有条不紊，共同完成人体统一的机能活动。在发病时，脏腑功能失常，可以通过经络反应于体表、组织、器官；体表、组织、器官发生病变时，同样可以通过经络影响脏腑。如《灵枢·师传》篇说："身形肢节者，藏府之盖也。"又说："五藏之气阅于面。"这些都是从整体观看问题的例证。由于人体各个组织器官共处于一个统一体中，因此无论在生理上，还是在病理上都是互相联系、互相影响的。中医药学还指出精神活动与生理活动的密切联系，如《素问·阴阳应象大论》说："人有五藏化五气，以生喜怒悲忧恐，怒伤肝，喜伤心，思伤脾，忧伤肺，恐伤肾。"所有这些都可以视为体内信息系统反映的特征。除此以外，举凡人体内外环境所有涉及人体的各种各样的刺激，都会形成信息，在对信息的各种适应和反应中，亦反映出信息的意义。

贝塔朗菲在研究生物机体的运动时，发现一切生物体都是在有限的时空中，呈现出复杂有层次的结构，都是各个要素（部分）组成的有机整体，作为生物的有机体的组成部分的功能，离开整体，便不复存在。而且生物体与环境有着密切的联系。他发现不仅生物体如此，其他有机体都是如此。因此要解释复杂的生命现象，如组织、结构、遗传、部分与整体的关系等，以及他们之间的联系，都不可缺少重要的因素——信息，信息是反映它们之间联系的重要特征。贝塔朗菲现代研究的成果，恰是产生于2000多年以前，中医药学第一部经典著作《黄帝内经》的精髓。

《黄帝内经》认为，自然界的一切事物都不是一成不变的，各个事物之间，互相依存，互相制约，以保持相对的对立统一稳态，中医药学把这种观点用阴阳五行学说加以概括。如《素问·生气通天论》说："阴平阳秘，精神乃治；阴阳离决，精气乃绝。"信息论同样认为生命的机体是由许多相互联系，相互作用的各个部分（要素）组成的复杂体，在正常的情况下，有机体的任何一部、局部又可以看作一个独立的系统；有机体中的任何一个局部系统，可以看做是一个"子"系统，它亦是以一定的组织性（有序性），多样性（复杂性）处于一定的稳定状态，并通过各个子系统之间的互相联系，相互作用，实现生命过程的调节，保持机体的稳定状态。一旦有机体出现病态，那么一定是机体中某一“子”系统偏离了稳定的状态，表明它的有序性、组织性、复杂性与多样性发生了某种程度的变化。运用信息的方法，就可以对机体的这种有序性、组织性、复杂性与多样性进行定量的数学描述，就可以判断机体中这些子系统的稳定程度，以及这些系统的变化趋势，是巩固激活，还是瓦解衰落。

中医药学所讲的机体中阴阳对立统一、五行生克制化规律，看来就是信息论所讲的，即它们之间具有取得、保持和传递信息的方法，正因为如此，才使身体得到调节控制，保持正常的生命。中医药学的整体观，贯穿着整个医疗体系。2000 多年以后的今天，中医终于找到了自己的知音。信息论为中医药学的理论做了最好的注解。耗散结构创始人普里戈金说：“中国传统的学术思想，是着重于研究整体性和自发性，研究协调和协同，现代科学的发展，更符合中国的这一思想。”普里戈金确实是我国学术思想的精通者，他所说的“现代科学的发展，更符合中国的这一思想”（学术思想，当然包括中医药学的学术思想），确实是公允的评价。

还应特别指出的是，中医药学还具有辩证唯物主义的思想，马克思、恩格斯认为“一切事物、过程，乃至整个世界，都是由无数互相联系、互相依赖、互相制约、互相作用的事物和过程所形成的统一整体”。恩格斯进一步指出“宇宙是一个体系，是各种物体相互联系的总体”。斯大林辩证地把自然界“看作有联系的统一的整体，其中各个对象或现象互相有机地联系着，互相依赖着，互相制约着”。由此可见中医药学在某些方面，确实具有辩证唯物主义的思想。

综上所述，中医药学的整体观、辩证唯物主义观正是信息论的基础，没有分析，就没有综合，信息论为中医药学提供了新的理论方法。

第三节 新 三 论

新三论是相对于“老三论”而言的，指耗散结构论、协同论和突变论。新三论是在 20 世纪 60 年代末、70 年代初兴起的，极大地促进了世界科学图景的改观、人类思维方式的变革和当代哲学观念的深化，特别是它们之间错综复杂的关系、互相渗透的趋势、高度综合的特点和向社会科学的扩张已经引起了人们的极大关注。

耗散结构论、协同论和突变论之所以能有那么广泛地应用，对于形形色色看来毫不相同的问题进行如此深刻地把握，正是因为它们包含着科学方法论这个核心。耗散结构论、协同论和突变论都紧紧围绕临界点进行深入分析，耗散结构论和协同论在描述临界现象时都采用了突变论的方法。它们在建立过程中甚至分析了一些相同的典型事例，如激光、物理学中的“本纳德（Benard）水花”、化学中的“贝洛索夫—扎博廷斯基（Belousov-Zhabotinski）生物钟”，以及盘基网栖菌类阿米巴虫等，作为其立论的根据。它们在同一年代里诞生，并在探索纷繁复杂的世界中互相支持着成长起来。

在世界新技术革命浪潮的推动下，以新、老三论为核心基础的现代系统科学，以其强大的渗透力开始了向社会科学的大规模扩张。就连一向“孤芳自赏”的文学和语言学、“傲然独立”的美学、考据繁复的史学、严谨缜密的法学、色彩斑斓的社会学、辨证论治与整体观念的中医药学等也不可避免地受到了“染指”。

一、耗散结构论

耗散结构理论（theory of dissipative structure）是比利时学者普利高津（liyaPrigogine，1917~2003 年）于 1969 年提出的一门研究系统性质、稳定和演变规律的科学，其内容本身又具有方法论的性质。力求解释生物有序现象是导致建立耗散结构理论的主要原动力。这个理论主要包括 3 个观点：①客观存在的任何系统都表现为无序和有序的结构形式；②一个远离平衡的开放系统与外界进行物质能量和信息交换时，可以从原来的无序状态，通过能量耗散过程和内部非线性动力学机制形成与维持一种时间、空间或功能上的有序状态，这种有序结构要依靠不断地消耗物质和能量来维持，所以叫耗散结构；③这种结构形成后常要不断地与外界交换物质、能量和信息才能维持与保持一定的稳定性，不再因外界微小地扰动而消失。

普利高津把耗散结构论的锋芒指向了热对流、化学钟、材料的性能、昆虫的活动、大脑的机制、气候的变迁、宇宙的起源，他探索的足迹遍及物理学、化学、生物学、材料科学、气象学、天文学和社会学。谁能想到几十万年前冰川的演变与阿米巴虫的繁殖会有相似的机制；从应力作用下的材料一下子跳到活的细胞岂不是铤而走险；研究热对流得到的规律竟能在社会学中应用。然而这些正是普利高津成就之所在。各个不同的专业学科探讨自己研究范围内的专门问题，而普利高津把不同学科共同存在的耗散结构抽取出来作为自己的研究对象。耗散结构论抓住了不同系统中存在的共性，用共同的数学模型研究各个学科的不同问题，因而具有方法论的意义。这是耗散结构论，也是科学方法论给我们的启示。

普里高津为了说明系统是怎样在与外界相互作用中，从无序转变为有序的，引入了负熵流的概念。熵在热力学中作为系统有序程度大小的量度。熵越大，系统的无序程度越高。热力学第二定律指出，对于一个非平衡的孤立系统，它的熵总是自发地趋于极大，最终达到一个具有最大熵值的平衡态——一个宏观静止、分子排列最混乱的状态。对于一个开放体系来说，熵的变化分为两个部分，一部分是体系本身由于不可逆过程引起的熵增加（dis），此项恒为正值，另一部分是系统与外界交换物质和能量引起的熵流（des），这一项可正可负。整个系统的熵的变化 ds（图 2-1），就可以写作两项之和：ds=des（熵流）+dis（熵产生）。

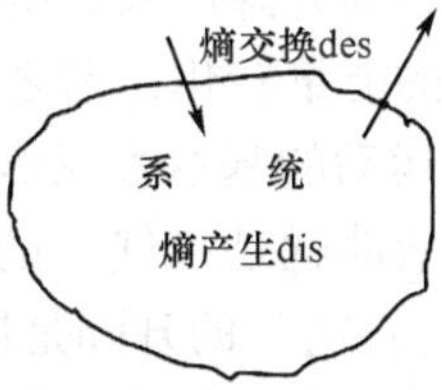

图 2-1　耗散结构开放性模型

在开放系统中，如果熵流为负值且绝对值又大于熵增加时，则 ds=des+dis<0，这时总熵可以逐步减小，使系统由无序趋向新的有序。负熵流概念的引入，阐明了非平衡的开放系统可以通过与外界交换物质和能量获得负熵流来减少总熵，从而达到一种新的有序状态。

用之于中医药学，人体是开放系统，不断跟环境进行熵交换，系统从环境中流入某些正熵是难免的，正熵流入就是外邪入侵；但只要输入的负熵足够大，能够消除内部的熵产生和从外部流入的正熵，人体就处于健康态，中医药学的说法是“正气存内，邪不可干”。

如果输入的负熵不足以抵消正熵，正气虚化而不能压邪，人体系统的有序性遭到破坏，就会生病。正常的熵交换意味着人“法于阴阳，和于术数，食饮有节，起居有常，不妄作劳”（《素问·上古天真论》），得以输入足够的负熵，确保人体“形与神俱”，中医药学称为平人。反之，以妄为常或劳作过度，“以耗散其真”，人体就会受邪生病。所以，尽管中医药学没有开放性、耗散结构之类术语，没有相应的数学模型，但实际是把人体看成开放系统，看成耗散结构（《黄帝内经》已使用“耗散”一词），注重通过考察人体耗散物质能量的情况来理解人体的健康与患病。中医药学很重视人体系统的物质、能量、信息的流通，出（输出）、入（输入）是中医药学的一对重要概念，入、出畅通无阻是健康态，通道阻塞是疾病态，通则平，塞则病，此即中医药学的通塞之道。

耗散结构概念是针对平衡条件下形成的平衡结构概念提出来的，中医药学虽然没有这一套术语概念，但基本思想是具备的。中医药理论的核心内容如气一元论、天人相应论、阴阳五行学说等，从方法论和实质内容来看，与耗散结构理论有着较大的一致性。

（一）天人相应论与耗散结构

“气一元论”，简称气论，属于中国古代哲学理论范畴，气一元论主要说明人和自然界有着统一的本原和属性，人体的生命活动必然与自然界有着共同的运动规律。《黄帝内经》认为气是宇宙的本原，是构成天地万物最基本的物质元素，宇宙间的一切事物都是气的运动变化而产生的。同样，气也是人体的系统质。人和万物一样，都是天地阴阳之气相感的产物。正如《素问·宝命全形论》说：“天复地载，万物悉备，莫贵于人。人以天地之气生，四时之法成。”

生命不过是一种物质运动。新陈代谢是生命特殊的运动形式，既不同于物质的简单位移，又不同于一般的化学变化。中医药学用“气”这一特定的概念，将人体的新陈代谢活动描写为升降出入。所谓“气”，是指精微的物质及其蕴含着的能量。物质运动及伴随着发生的能量转化，谓之“气化”。“气化”的过程与表现形式则谓之“气机”。而人体“气化”运动的基本表现形式则是升降出入，简称为“气机升降”。中医药学认为人体的新陈代谢活动就是“气”的升降出入不息的运动过程。“气”的出入是体内物质流、能量流的运动。“气”的升降是体内物质能量的耗散过程。“气”的升降出入正常，机体可不断地与自然界交换物质、能量和信息，内部熵可以降低，生命活动就正常，若升降出入阻滞，引起体内局部积熵，就会造成疾病，“不通则痛”即是一例。如果升降出入完全丧失，人体就由非平衡态变为一个具有最大熵值的平衡态，生命告终，结构崩溃。故《素问·六微旨大论》说：“出入废，则神机化灭，升降息，则气立孤危。”

宇宙是一个无限进步的过程，人是生物进化过程中形成的高级耗散结构。它证明了中医药学关于生命起源的假说及其天人相应论的理论基石——气一元论的科学性。天人相应最重要的体现为合于“气”。中医药学用气一元论对人的生成及人与环境的密切关系做了论述，进而提出了“天人相应”的理论。

天人相应论指出，人之气与自然界天地阴阳之气相通，集中到一个字，就是“应”，人应于天地。就人体来说，中医药学以“应”刻画人体的开放性，主要是人体如何因应、适应、回应大自然（包括天地阴阳、日月星辰、四时昼夜、风雨寒暑等），即广义的“天”。“应”是中医药学的一个重要范畴，《黄帝内经》大量使用它。《素问·六节藏象论》写道："天食人以五气，地食人以五味，五气入鼻，藏于心肺，上使五色修明，音声能彰，五味入口，藏于肠胃，味有所藏，以养五气，气和而生，津液相成，神乃自生。"五气五味是自然界的物质，神是脏腑功能健全而协调的外在表现，又指人的精神思维活动。五气五味被摄入人体后。脏腑各尽其职，将其变化为自身的物质，用以滋养、维护形体，供生命活动消耗。又将所化之糟粕排出体外，回到自然界。明言人体是一开放系统，依靠与自然界不断交换物质、能量而生存。

九针理论给人与环境的相应关系做出更细致地说明，归结为"人皮应天，人肉应地，人脉应人，人筋应时，人声应音，人阴阳合气应律，人齿面目应星，人出入气应风，人九窍三百六十五络应野"的九应，又讲"人心意应八风，人气应天，人发齿耳目五声应五音六律，人阴阳脉血气应地，人肝目应之九窍"。(《素问·针解》）人天相应的最高境界是天人合一，人体健康或生病归根结底要从人天关系中找答案，人天相应则健康，不应则生病。

（二）阴阳学说与耗散结构

中医药学用阴阳五行学说来阐明人体内复杂调节机构的自稳调节机制。中医药学认为"阴平阳秘，精神乃治"（《素问·生气通天论》）是人体的健康状态。为了便于研究，必须明确"阴平阳秘"的含义。长期以来，人们都将"阴平阳秘"解释为"阴阳平衡"。可是，平衡是相对的，不平衡是绝对的，显然这种解释不妥当。人们又用"动态平衡"去解释平衡的相对性。耗散结构理论的创立，使我们改变了生命机体传统的平衡观，而赋予"阴平阳秘"以新的含义。

热力学第二定律告诉我们，一个非平衡的孤立系统的自发过程总是朝着混乱、均一、平衡的方向发展，最终达到一个具有最大熵值的平衡态。这是一个宏观性质不随时间变化的状态。尽管组成系统的微观粒子仍在进行复杂无序地运动，但是这种运动的平均效果不变，因而表现为系统的宏观静止，所以叫"动态平衡"。"动态平衡"实际上就是热力学平衡态。是指微观的不规则运动而宏观静止。系统一旦进入平衡态，便维持这个平衡态，系统不再有自发过程发生。因此平衡系统不可能产生有序结构。

非平衡态热力学指出，一个开放系统处于线性的非平衡区，即处于近平衡态时，其特征是趋向平衡。此时系统具有抗干扰的能力，涨落造成的偏离态会不断衰减直到消失，最后回复到平衡态，也不能产生有序结构。即便开始存在有序结构，在趋向平衡的过程中，也要遭到破坏。系统远离平衡以后变得不稳定。外界的影响与系统内部的响应不成线性关系。在不稳定点附近，非线性的反常涨落驱动平均值，使系统发生突变。系统中的微观粒子会突然组织起来，通过稳定—不稳定—新的稳定这样的过程产生有序结构。这说明平衡系统是无序的，平衡结构是死的结构。只有远离平衡的开放系统，才能通过能量的耗散和内部的非线性动力学机制，反抗紊乱的趋势，建立有序结构。人体这一耗散结构通过新陈代谢，正是为了将系统维持在远离热力学平衡。因此活的机体是处于非平衡中的种种稳态。平衡态和稳态是两个不同的概念。平衡态是一种稳态（静止、无序），而稳态不一定平衡，非平衡稳态是有序的、运动着的。因此一切生命过程不是趋于平衡，而是力求远离平衡，趋于有序。因为一旦由非平衡态变为平衡态就意味着死亡。人的生、长、壮、老、已的生命过程是一个由远离平衡态走向平衡态的不可逆过程。即中医药学所说的"阳生阴长，阳杀阴藏”的发展过程。疾病的康复不是恢复原来状态而是由一种稳态跃迁到另一种稳态。由此来看健康态应是非平衡的种种稳态。它是体系内部微观粒子协调有序运动的结果。将“阴平阳秘”解释为“阴阳平衡”，生死概念正好颠倒，也不能解释生命过程的生、长、壮、老、已的现象。只有将“阴平阳秘”解释为非平衡的稳态，才能概括生命的特征，其中包含着协调有序和宏观动态的概念。如果结合《素问·六微旨大论》的两段经文对生命现象的认识，则可加深对这种解释的理解。“夫物之生，从于化，物之极，由乎变，变化之相薄，成败之所由也……成败倚伏，生乎动，动而不已，则变作矣”，“出入废，则神机化灭，升降息，则气立孤危。故非出入则无以生、长、壮、老、已，非升降，则无以生、长、化、收、藏，是以升降出入，无器不有”。生命在于运动，“阴平阳秘”的非平衡稳态的维持全凭阴阳之气的消长运动。阴阳消长的过程就是人体的一种自稳调节过程。“阴者，藏精而起亟也，阳者，卫外而为固也”（《素问·生气通天论》）。“动极者镇之以静。阴亢者胜之以阳”（《类经附翼·医易义》）。这种阴与阳、动与静的对立统一，是从物质能量的转化和阴阳相互制约的角度来说明人体自稳调节机制的。

（三）五行学说与耗散结构

五行学说是古代汉族人民朴素辩证唯物主义的哲学思想。将古代哲学理论中以木、火、土、金、水5类特性及其生克制化规律来认识、解释自然的系统结构和方法论运用到中医药学而建立的中医药基本理论，用以解释人体内脏之间的相互关系、脏腑组织器官的属性、运动变化，以及人体与外界环境的关系。

耗散结构理论认为：孤立系统与周围环境不产生物质、能量和信息的交换，封闭系统只与外界交换能量，开放系统则通过系统与外界相交换物质、能量和信息引起熵流及系统内部不可逆过程引起熵增加之和，即总熵变表现出耗散有序结构，如果外界提供足够的负熵流（$des<0$，且 $des>dis$），就可以做到 $ds=des+dis<0$，这意味着 $ds<0$，不仅能维持原有序结构，而且还可以变得愈来愈有序，从而呈现发育和进化。

1. 五行相生与负熵流入

《尚书·洪范》中说：“五行，一曰水，二曰火，三曰木，四曰金，五曰土。水曰润下，火曰炎上，木曰曲直，金曰从革，土爰稼穑。”《春秋繁露·五行相生》则谓：“天地之气，合二为一，分为阴阳，判为四时，列为五行。行者，其行不同，故为五行。行者，其行不同，故谓之五行。”《春秋繁露·五行之义》又谓：“木，五行之始也，水，五行之终也，土，五行之中也。此其天次之序也。木生火，火生土，土生金，金生水，水生木。”这些说明了五行相生是指事物之间的相互资生和助长。由此可见，五行相生以木、火、土、金、水、木的依次资生、循环无尽之顺序，可以认作是一个开放系统。

五行相生在运行过程中，具有系统与外界的普遍联系性，又要不断地保持和吸收外界提供的负熵流以维持结构的有序，故前世喻为“生我者为母，我生者为子”，即“母子关系”；形成中医药理论，则为“肝（木）藏血以济心（火），心（火）之热以温脾（土）……”五行相生是从无序到有序的发展途径，基本符合开放系统热力学第二定律（$ds=des+dis<0$）。

2. 五行相克与非平衡态

耗散结构理论认为：平衡态是整个系统呈现一种静止、不随时间变化、与外界没有联系的均匀和单一的“死”的状态，孤立或封闭系统所有不平衡态，最终都趋于平衡态——熵最大态；熵是系统无序的标志，熵愈大，无序度也愈大。耗散结构是一种“活”结构，其只在非平衡态时才能形成；只有这样，其内部产生的熵才能与外界流入的负熵进行交流，形成有序状态。所以说“非平衡态是有序之源”。

《类经图翼》谓：“造化之几，不可无生，亦不可无制。无生则发育无由，无制则亢而为害。”五行相克就是指事物之间的相互制约和克制，是事物之间维持正常协调关系状态的变化和发展。五行的木克土、土克水、水克火、火克金、金克木之往复无穷的相克顺序，其中任何一“行”都具有“我克”、“克我”两方面关系，我克者为我所胜，克我者为我所不胜，所以，五行相克是一种在非平衡态时形成的“活”结构，也是一个系统在非平衡态时形成新的有序结构的内部条件，通过“我克”、“克我”而呈现出“所胜”与“所不胜”之关系的有序状态。形成中医药理论，则有“肺（金）气清肃下降，可以抑制肝阳的上亢；肝（木）的条达，可以疏泄脾土的壅郁……”

3. 五行乘侮与涨落机制

依赖非线性的涨落实现有序化是普里高津的另一个重要观点。一个宏观系统由于外部和内部的原因，经常会出现一种随机的起伏涨落现象。涨落可看作是偏离系统既定宏观状态的各种集体运动，即状态量对其平均值的偏离。它既是破坏原结构导致失稳的因素，也是宏观有序结构产生的种子。因此，涨落在非平衡过程中起着积极的作用，它是系统发生演变乃至产生新结构的触发器。

显然，对一切开放系统来说，能量或场势的涨落是一种普遍的现象，通过涨落可能增加或减少系统的有序程度，从而导致系统的进化或退化。五行相乘与相侮就是开放系统中的涨落机制，当五行相生与相克处在临界点时，由于系统内部的相互作用比较复杂，可以出现相乘或相侮，从而形成不同类型的耗散结构。五行相克太过，超过了正常制约的程度，则为相乘，这是事物之间关系失去了正常协调的一种表现；而五行相克的反向，又称“反克”，则为相侮，这是事物之间关系失去了正常协调的另一种表现；五行乘侮均属于事物发展变化的反常现象。例如，金不克木，木气偏亢便去乘土，使土更虚，金气不足，或木气倘亢，木反侮金。正如《素问·五运行大论》谓：“气有余，则制己所胜而侮所不胜；其不及，则己所不胜，侮而乘之，己所胜，轻而侮之”，这就是对五行运行过程中涨落机制的很好说明。

（四）调整理论与耗散结构

耗散结构理论，又称为系统的自组织理论。它告诉我们，耗散结构是在远离平衡的条件下，在热力学不稳定性之上，系统“自己组织起来”的结构。相应的过程叫做自组织过程。这种形成有序结构和相干行为的自组织过程，必须依靠不断地从环境中获取物质、能量和信息，依赖物质与能量的消耗来维持。因此，只可能在开放系统中发生。这一理论为研究中医药理论提供了有用的思想与概念。中医药学是最早的自组织理论，包括自调机制和调治两部分内容，通过天人相应论、脏腑学说、气机升降说、阴阳五行学说、调治理论等加以阐述。

中医药学把人体看作一个稳态调节系统，它的功能是在各种干扰下保证一系列对生命有重要意义的参数不越出“生”的区域。正常人体内部各脏腑组织器官是一个有机联系而不紊乱的整体，人体与外界环境也是一个有机联系的整体。人的生命运动在健康发展过程中，随时会遭到内外各种因素的干扰，经常会出现失稳现象。具体表现为不同程度的脏腑组织器官的功能紊乱和失调。正常人体具有一种自稳态调节的职能，能对失稳系统进行自动调节，以维持系统的协调有序。例如，《素问·经脉别论》说："饮入于胃，游溢精气，上输于脾。脾气散精，上归于肺，通调水道，下输膀胱，水精四布，五经并行。"指出了正常水液的代谢过程是高度有序的。脾主转输，肺主宣降，肾主气化，膀胱排泄尿液等。它们相互配合，共同完成水液的代谢，其中任何一脏发生病变都可导致水液的代谢失常。

当机体受到干扰时，则依靠脏腑的正常生理功能进行自稳调节，对抗紊乱的趋向。如《灵枢·五癃津液别论》指出"天暑衣厚则腠理开，故汗出"，"天寒则腠理闭，气湿不行，水下留于膀胱，则为溺与气"。当气候发生变化时，人体可以通过自稳调节，使汗液、尿液的分布发生变化，而使体温维持在正常值范围，以保持人体与外界环境的协调关系。而体温的自稳调节是离不开水液代谢系统有关脏腑的密切配合的。

阴阳消长，五行生克及胜复机制都是反馈调节，多是非线性的动力学过程。人体通过这种自调过程，便可维持机体的健康。这是通过新陈代谢不断消耗外界提供的物质能量去实现的。人体的自稳调节功能正是耗散结构所具有的自组织能力。

"阴阳乖戾，疾病乃起"（《素问·生气通天论》），"阴胜则阳病，阳胜则阴病"（《素问·阴阳应象大论》）。如果阴阳协调的稳态被破坏，或是人体内部脏腑组织器官之间失调而引起的功能紊乱，或是人与外界环境间的关系失调，多因人体内部某方面自调能力减弱或人体自调能力不能达到人与外界环境的协调。具体来讲，疾病的发生，根本原因不在患病机体的外部，而在于人体自稳调节能力的失常，以致阴阳失调，升降失常，气血津液及脏腑经络的功能活动紊乱。概而言之，就是取决于病邪与人体正气的斗争。正如《素问·气交变大论》所说："真邪相搏，内外分离，六经波荡，五气倾移，太过不及，专胜兼并……"正邪斗争实质上就是人体自稳调节能力与破坏稳态的诸因素干扰之间的较量。若自稳调节功能健全，能纠正各种偏差，则能维持机体于健康稳态。

耗散结构的自组织理论，使我们对中医药学调治法有了更深刻地理解。这种调治法具有以下两个特点。

第一，以平为期。中医药学认为发病不仅是内环境的阴阳失调，而且是内环境与外环境之间的关系失调。把这两方面统一起来，比单纯强调"内稳定"，特别是把"内稳定"理解为"恒定"的医疗思想要深刻、科学得多。因此中医药治疗疾病以功能调节为直接内容，通过药物和非药物手段作为外涨落，来触发推动体内的涨落，达到病愈的目的。所谓"谨察阴阳所在而调之，以平为期"（《素问·至真要大论》），注重内外环境的涨落及其相互之间的关系。这些认识都抓住了人作为耗散结构的本质规律。

第二，在意象世界中实现。中医药疗效是一种"真实"（非物理、非精神）的人体生命运动在不同时段、不同状态、不同环境下达到的自身稳态及其与周围环境的和谐，这种稳态与和谐对个体生存延续、保持最佳生活质量、合理延长寿命都具有重要意义。中医药治疗的重点并不是对病灶的"彻底"治疗，而是致力于恢复这种相对的稳态与和谐，如果忽略了这种状态对生命的意义，不仅是对中医药学疗效的否定，更是对延长个体存在、获取最佳生活质量与合理延长寿命重要性的忽略。因此，认识并认可在意象世界中对中医药疗效的评价，特别是认识活动双方（即医患双方）都具有主体性、对疗效进行的评价具有同样重要性，是有着积极意义的，也是人类对生命及健康的需求。

中医药的调治法是在正确认识生命实质的基础上提出来的，因此具有较好的疗效。可以应用耗散结构理论对中医药调治诸法进行深入研究，在理论上予以阐述，通过科学实验来验证其科学性。

二、协 同 论

协同学（synergetic）是20世纪70年代以来出现的一门新兴学科。与耗散结构理论一样，协同学也是研究远离平衡态的开放系统在保证外流（与外界之间有物质流和能量流的交换运动）的条件下，如何能够自发地产生一定的有序结构或功能行为的原理的一门学科。它以现代科学理论中的成果——信息论、控制论、突变理论作为基础，汲取了耗散结构理论的大量营养，采用统计学和动力学相结合的考察方法，在不同学科的研究领域中通过同类现象的类比而找出它们转变所遵从的共同规律。同时，又独具一格地形成了一整套数学模型和处理方案。由于协同学抓住了不同系统在临界过程中的共同特征，并能结合各系统的具体现象描绘出其从无序到有序的转变规律，因而，使这门学科具有广泛的适用性。目前，协同学作为一门以研究完全不同的学科中共同存在的本质特征为目的的新的横断学科，已经引起了整个世界科学界的关注。

协同学与耗散结构理论及一般系统论之间有许多相通之处，以致它们彼此将对方当做自己的一部分。实际上，它们既有联系又有区别。一般系统论提出了有序性、目的性和系统稳定性的关系，但没有回答形成这种稳定性的具体机制。耗散结构理论则从另一个侧面解决了这个问题，指出非平衡态可成为有序之源。协同学虽然也来源于非平衡态系统有序结构的研究，但它摆脱了经典热力学的限制，进一步明确了系统稳定性和目的性的具体机制。

（一）发展史

协同学是20世纪70年代初联邦德国斯图加特大学理论物理学家赫尔曼·哈肯（Hermann Haken）创立的。“协同学”一词来自希腊文，意思是协同作用的科学，即是关于系统中各个子系统之间相互竞争、相互合作的科学。

60年代初，哈肯在从事激光理论的研究过程中发现，激光是一种典型的远离平衡态时由无序转化为有序的现象。一个固定的激光器，当外界输入的泵浦能量较低时，激光棒中的激活原子彼此独立地发生一系列不相干的光波，这时激光器就像一个普通的灯，发出相位和方向都无规则的自然光。当泵浦功率增大到某一特定的阀值时，就会出现一种全新的现象，即原子变成了同相振荡，发生相位和方向都整齐划一的单色光——激光，发射的光强（输出功率的大小）亦随着输入功率的增大而急剧地增加。这种从混沌无序到稳定有序结构的转变引起了哈肯的深思，促使他开始考虑在不同系统中是否存在类似现象的问题。为了进一步探讨有序结构形成过程的普遍规律和共同特征，他以不同条件下形成不同激光的特点为依据，考察分析了不同领域和现象中实现这种转变的类似性。例如，流体力学中贝纳德对流形成的六角形花纹；化学振荡中出现的颜色由红变蓝、再由蓝变红的别洛索夫—扎布金斯基反应；生物学中由竞争选择而造成的野兔数及其天敌山猫数随时间而发生周期性的“时间振荡”；机械工程中在负荷作用下的薄板表面所形成的规则折纹；以及某些社会领域中的现象等。结果他发现，在这些千差万别的学科中所出现的从无序到有序的形成过程，都遵循着与激光的形成过程相同或相似的数学方程和规律。这说明，尽管它们的演化机制有所不同，然而他们形成的有序结构或功能的机制是相同的。

1973 年哈肯首次提出了协同概念，从而迈出了建立运用范围宽广的相变理论的一步。他抓住了各种相变过程中的主要矛盾，捉住了演化过程的共同规律，运用了当代理论的最新成果，总结了一套处理相变过程的数学模型和处理方案。他以概率论、随机理论为基础，阐明了大量无规事件所遵从的必然规律——主方程。协同概念通过与信息和控制概念的结合，成为描述活的有序结构的得力工具。通过使用子系统的协同，于是导致了有序的处理方法，使理论既适用于子系统间关联较弱的系统，也适用于子系统间相干行为较强的系统。通过对系统的动力学考查，得出了相变所遵从的基本方程类型，运用分岔理论、稳定性理论、突变理论来解决系统发生演化时的必然性。他汲取了平衡相变理论中的序参量概念，描述了系统在演化时出现的宏观有序，为了找出序参量采用了绝热消去原理，统计学和动力学的美妙结合又建立了有序结构的核心——自组织理论。自此，协同理论集百家之所长，便形成了独具一格的崭新体系。协同学的理论框架于 1977 年正式问世。目前协同学已成为描述系统从无序到有序，从有序到有序转变的条件和规律的横断学科。

（二）基本概念

1. 协同

协同是指协同、协作、合作的意思，这是统一性的表现。不同系统在相变时具有共同规律说明了事物之间的统一性。虽然不同的系统性质不同，但是由新结构代替旧结构的质变行为，在机制上却有相似甚至相同之处。可以说，协同的概念来源于物质世界统一性的思想，与辩证法的对立统一规律是完全一致的，协同学的结论为物质世界统一性提供了新的证明。

2. 序参量和相变

在远离平衡状态的系统中，子系统总是存在着自发的无规则独立运动，同时又受到其他子系统对它的共同作用，即存在着子系统之间的关联而形成的协同运动。在临界点前，子系统之间的关联弱到不能束缚子系统独立运动的程度，因此子系统本身无规则的独立运动起着主导作用，系统呈现无序状态，随着控制参量的不断变化，当系统靠近临界点时，子系统之间所形成的关联便逐渐增强，同时子系统无规则的独立运动在相对变弱，当控制参量达到“阈值”时，子系统之间的关联和独立运动从均势转变到关联起主导地位的作用，因此，在系统中便出现了由关联所决定的子系统之间的协同运动，出现了宏观结构或类型。一般的相变是子系统间具有不同聚集状态之间的转变，不同的相具有明显的有序和无序性。

系统的相变是突然发生的，这是一种临界现象。标志相变出现的参量就是序参量。序参量便是系统相变前后所发生的质的飞跃的突出标志，它表示着系统的有序结构和类型，是所有子系统对协同运动的贡献总和，也是子系统介入协同运动程度的集中体现。在相变前，序参量应为零，在临界点，随着系统有序程度的增加而急剧增大。

正确选择序参量会给问题的处理带来极大的方便。序参量来源于子系统间的协同合作，同时，序参量又起着支配子系统行为的作用。其中，协同包含着两层含义，一是子系统之间的协同合作产生宏观的有序结构；二是系统在临界点处，有时会有几个序参量同时存在，此时序参量之间也会自动协调，它们合作起来协同一致的控制系统，系统的宏观结构由几个序参量共同来决定。这里，序参量之间的协同合作决定着系统的有序结构。然而，随着控制参量的继续变化，处于合作中的几个序参量的地位和作用也在变化，序参量之间的竞争也日趋激烈，一旦控制参量达到一个新的阈值时，最终只有一个序参量单独控制系统。实质上，从子系统之间的协同运动来看，是系统达到了更高一级的协同，即更高一层的有序。协同形成结构，竞争促进发展，这是相变过程中的普遍规律。

3. 绝热消去原理

序参量如此生动地描述了相变过程，这是其他理论所不可比拟的。那么怎样从方程组中得到序参量方程，得到序参量呢？时至今日，人们想用一个函数把子系统所有性质都表示出来的愿望并没有实现，而只能采用某种模型来描述对应的相变过程，选择微观的量与对应相变性质有关，因此这只是描述子系统在特定条件下某一方面的性质而已。通过模型找出微观量、中观量和宏观量之间的关系，找出子系统之间耦合或关联关系。因此，对于由大量子系统构成的系统来说，就要建立难以胜数的偏微分方程组，由此决定了统计力学中的数学方法要采用泛函来处理。但是，如果把所有的参量分析一下就会发现，它们在临界点处的临界行为却有显著差别，即使在稳定状态时这些参量的作用都差不多，但到临界点就要两极分化，这已经得到了证明。从临界行为来看，系统参量可分为两类，绝大多数参量属于快变量，只有一个或几个参量是慢变量。绝大多数参量，临界阻尼大、衰减快，它们对系统的演化进程，对系统的临界特征，对系统的发展前途，不起什么明显的作用，我们把这类参量叫快变量。另外，有一个或少数几个参量出现了临界无阻尼现象，它们得到了多数子系统的响应，并且往往呈指数型增长，它们在演化过程中自始至终都起作用，并且起着支配子系统行为的主导作用，所以演化的进程和发展都由它或它们来决定，这就是慢变量。在具体处理这两类参量时，是从它们的临界阻尼系数来划分的，其系数往往相差好几个数量级。即使在通常状态下，这些参数的阻尼系数相差也不多，如生物化学中的一些系统。但在临界点处就会分化，照此这种划分的办法是具有普遍意义的。为了抓住在演化过程中起支配作用的慢变量，而忽略快变量的变化对系统演化的影响，即令快变量的时间微商等于零，然后将得到的关系式代入其他方程，由此便得到了只有一个或几个慢变量的演化方程——序参量方程。这个处理过程就是绝热消去原理。使用绝热消去原理可以把难以胜数的偏微分方程组化为一个或几个序参量方程，使原来难于求解或者无法求解的问题变得简单明了，并且使临界过程的物理内容也显得清楚明了，这是协同学处理方案中强有力的一着。

4. 自组织

从无序状态转变为具有一定结构的有序状态，或者从有序状态转变为新的有序状态，首先需要环境提供能量流和物质流作保证，也就是说控制参量需要达到阈值时，这种转变才成为可能，这是必须的外部条件。然而，系统在相变前后的外部环境并未发生质的变化，也就是系统并未从环境中得到怎样组织起来形成什么样的结构及如何来维持发展这种结构的信息，因此这是在一定的环境条件下由系统内部自身组织起来的，并通过各种形式的信息反馈来控制和强化着这种组织的结果，称这种组织为自组织。自组织理论是协同学的核心理论。

一定的有序结构代表着一种存在的模式，人们对模式的区分和辨认是与模式的大小无关的。如三角形，无论是宇宙中的三角形结构，还是地球上的三角形结构，或者是小到细胞范围乃至基本粒子中的三角形结构，人们都认为是三角形结构的模式。正是人们的这种模式概念，才促使人们把原子结构比作太阳系。因此，一种模式一旦出现，无论其量是如何小，也不管其量的发展如何大，都认为是一种结构。婴儿和老人都是人就是这种模式概念的反映。序参量一旦出现，不管它的指数型增长的范围或大或小，系统都处在同一种结构上，这是一种有序性。

从子系统的角度来说，控制参量的变化，起着改变子系统之间关联强弱和改变子系统独立运动与协同运动的相对地位的作用。没有温度的降低来减少分子热运动动能（独立运动）和同时增加分子之间的相互作用（关联），水是不能结成冰的。因此说，环境不提供促成子系统之间关联的转化条件，系统是不可能产生自组织的。

（三）中医药学的协同学思想

“和谐”是一个十分古老的哲学范畴。在中国古代的自然哲学中就十分重视不同事物之间的协作现象和协同作用，非常强调“天时不如地利，地利不如人和”的观点。“和”就是性质不同的事物结合在一起（“以他乎他”），因而能够产生新的事物。东汉的王充提出了“天地合气，万物自生”的元气自然论（《论衡》）；明末的王夫之论述了“分一为二”与“合二以一”的观点（《周易外传》）等。这些哲学命题都说明了“协同”的重要性。

在这种自然哲学观点指导下建立的中医药学理论，十分注意阴阳、虚实、寒热、表里之间的对立和协调，以及五行之间的相生相克，用来解释各种生理、病理现象。实际上，人体是一个高度有序的结构，机体的阴阳、虚实、寒热、表里的对立和统一，正反映了人体的各子系统间相互关系。如果子系统的联系和协调出现紊乱，一定是子系统的独立性占了上风，那么整个系统的正常运行就出现了障碍，人体外观表现为“得病”，药物和治疗的作用实际上是调节各子系统的联系，使子系统间能协调统一的运行，也就是使整体再回到“和谐”占主导地位的高度有序状态。因而要使药物的作用发挥得当，就必须恰如其分，否则物极必反。因此，中医开方用药十分强调要按照“君臣佐使”的原则来配置主药与辅药的分量。中国传统文化具有深厚的协同学思想，受到西方哲学家的高度评价。英国著名科学史家李约瑟曾经引用魏莱的话评论说，中国古代哲学家主张阴阳学说的目的，“是企图在人生中获得两者之间完美的和谐”。普里高津也很赞赏“中国的关于自然界中自组织与谐和的传统观点”，主张“把强调实验及定量表述的西方传统和以‘自发的自组织世界’这一观点为中心的中国传统结合起来”。

1. 子系统

协同学指出，一个稳定的系统，它的子系统都是按照一定的方式协同地活动、有次序地运动的。协同学的研究对象是自然界和社会中的系统，所有的系统都可以分为若干个子系统，在一定条件下子系统之间往往是协同作用的，子系统之间的协同作用受相同原理的支配，而与子系统的性质无关。对这种一般原理的不断研究促进了协同学这门新兴学科的建立与发展。

中医药学的整体观将人体这个整体看作是一个复杂系统，可以将其分割成若干个小的脏器系统，每个脏器系统以本脏为中心，与其相关的肢体百骸甚至与其相表里的腑与本脏一起构成一个子系统，这些子系统间相互联系、相互作用。五脏子系统不是单一的形态结构组织，它涉及多个形态结构组织。5 个子系统不仅是解剖概念，更重要的是功能系统概念。它概括了人体某一子系统的生理和病理学概念，涉及神经、内分泌、血管、淋巴等系统，组织、器官的生理功能和病理变化。此外，中医药学认为组成人体的脏、腑之间存在着高度相关的表里关系，五脏之间存在着“生、克、制、化”关系，各脏腑间的高度协调使人体处于正常状态。而协同学认为，所有不同领域内不同的宏观时空结构和功能产生的原因是它们都不仅仅是子系统作用的简单叠加，而是子系统协调工作的结果。哈肯把子系统间相互配合产生宏观的时空结构和功能的现象称为自组织现象，这就是哈肯把它创立的科学命名为协同学——一起工作的科学的原因，其含义之一就是研究子系统的高度协作关系的科学。由此可看出，在对系统的研究和处理方法上，协同学与中医药学是一致的。

从不同的角度来划分子系统以把握整体的情况，有助于对系统的全面了解，但应当指出的是中医药学在将系统划分为子系统时，不是机械地割裂。每一子系统不是一个孤立体，而是与其他子系统相互联系的。系统的状态不仅决定于各子系统所处的状态，而且还决定于各子系统间的相互联系。这是目前中医药学优于现代医学的一个特点。

2. 自组织

中国古代的自组织思想主要是作为哲学命题阐发的。《易经》已经明确意识到自与他的划分，有了自组织思想。《道德经》是中国传统文化阐释自组织思想的主要代表，“万物将自化”、“天下将自定”、“民自化”等，显然都属于表述（自然界的和社会的）自组织的命题。中国传统文化认为，万物皆由阴阳构成，系统自组织的根源、动力、机制都在于阴与阳的对立统一。所以，《易经》和《道德经》实际上都把阴阳学说作为论述自组织的基础理论，只是尚未点明。

《易经》和《道德经》对中医药学的影响至深至远，其中的自组织思想也渗透于中医药学，成为中医药学思想的重要内核。这集中体现在《黄帝内经》中。《黄帝内经》使用了自生、自补、自伏、自失、自盛、自泻、自泄、自伤、自章（彰）、自去、自用、自平、自明、自乱、自贵、自治、自已、自犯等用语，都包含自组织思想。显然，应该把“自”看成《黄帝内经》的一个重要概念，阐释病因和病理，确定治则、治法都离不开它。“……故精自生，形自盛，骨肉相保，巨气乃平”（《素问·汤液醪醴论》），说的是自生长。“年四十而阴气自半”（《素问·阴阳应象大论》），说的是自衰老。《黄帝内经》的大量命题即使没有使用“自”这个词，也包含自组织思想。且《黄帝内经》对自组织的论述不限于人体脏腑健康疾病关系，还涉及天地万物，把人体自组织作为宇宙自组织的一部分来理解（人体是小宇宙）。

“阴阳者，万物之能始也”（《素问·阴阳应象大论》）。《黄帝内经》已经把天地万物和人体都看成阴与阳的对立统一，把阴阳学说作为养生、保健、治病的理论基础，由此来认识人的健康、疾病关系，说明病因、病理，确定治则、治法。《黄帝内经》按阴阳关系把人体的基本状态分为 3 种，阴阳相和（阴平阳秘）是健康态；阴阳失和是可治愈的疾病态；阴阳离决是难以治愈的危病态。人体系统是阴阳相和，还是阴阳失和，要看人是否顺应自然，顺则阴阳相和，逆则阴阳失和。

自愈应是医学自组织理论的核心概念之一。有了伤口自己愈合，一般感冒不看医生也能好等，表明人体能够通过自组织运动而病愈。《黄帝内经》尚无自愈这个词，但事实上相信人体有自愈能力，能够自组织地战胜疾病，恢复健康，故把治病之道建立在依靠、调动、强化人体自愈能力之上。例如，多余和不足是中医药说明病因和病理的一对重要概念，在一定范围内，病态人体的有余可以自泻，不足可以自补，通过自泻自补重新达到阴阳相和，恢复健康；失去这种自泻或自补能力，人体不能抵制外邪入侵，就会阴阳失和而生病。自泻和自补是人体实现自愈的重要机制，《黄帝内经》反复使用这两个概念。

医圣张仲景第一次提出自愈这个医学概念，明确区分了愈病的两种方式：不治而愈者为自愈；经医生治疗而愈者，如"须服吐下药，针灸数十百处乃愈"，为治愈。《伤寒杂病论》是理法方药相结合的著作，是为诊断治疗实践服务的。但张仲景深知治愈和自愈的内在联系，治愈的基础是自愈，故自愈成为《伤寒论》经常使用的基本概念。尽管张仲景没有自组织这一术语，但他深刻认识到，从外邪侵入人体起，邪气在人体内的传变，人体机能跟邪气的对抗，病情是减缓、消失，还是加重、危殆，都是人体系统的自组织运动。古人有"形谓骨见"的说法。系统内在的自组织运动必定有其外在形态的表现，是可以辨识和证实的。所谓病证（张仲景常用的词为病脉证），不论本证还是变证，都是人体系统自组织运动的外在表现，可以观察、识别、验证，而准确地辨识病证是判断能否自愈和如何治愈的前提。

《黄帝内经》奠定了以阴阳学说和五行学说解释病因、病理及如何诊断施治的医学理论基础。张仲景坚持了这一理论方向，对阴阳学说尤其有发展。重要贡献之一是把阴阳自和命题从哲学引入医学，作为中医药学的一个重要原理。《伤寒论》的大量篇幅讨论所谓阴病阳病，以阴阳理论为依据，对人体系统跟疾病斗争的自组织运动的外在表现进行辨识，预测其演变方向，判断能否自愈，以及如何治愈，总结出一套后人称为六经辨证的理论。"凡病若发汗、若吐、若亡血、亡津液，阴阳自和者，必自愈"。《伤寒论》不止一次提到这一论断，表明张仲景对其极为重视。《伤寒杂病论》没有像《黄帝内经》那样系统地阐述医道医理，而是寓医道医理于辩证，这段话就是典型，言简意赅地引出一条医学定律：四种体症是外在表象，阴阳自和是内在机制，两者一起为原因，自愈为结果，凡有其因，必有其果，因与果的必然联系就是客观规律。总之，自愈概念的提出，阴阳自和原理的确立，这两个贡献发展了《黄帝内经》的医学自组织思想，深化了中医药学对健康、疾病、治病之科学原理的认识，标志着中医药学自组织思想上了一个新台阶。

五行学说是中医药学论述人体自组织的重要理论依据。关于系统自组织运动的动力和机制，基于西方科学发展起来的自组织理论强调的是非线性相互作用，基本概念是非平衡、涨落、分叉、反馈、竞争等，用来说明物质系统自组织是充分的，对于生命系统和社会系统就很不够了。由于非线性科学的概念和命题仍然必须满足形式逻辑规则，故不能摆脱机械论，对于描述人体和社会系统的自组织远远不够。相反，中医药学讲的阴阳互根互用，五行相生相克，这些充满辩证思想的概念和命题，对于阐释人体和社会系统的自组织更为基本，更为关键。相生无疑是自组织所必须的，一个系统的诸多组分之间只有相互资生、相互促进，才可能自组织地从无到有，从弱到强。组分和要素之间的相克关系也是自组织必不可少的，没有相克，一些要素和器官就会无节制地生长，另一些要素和器官将无节制地被抑制而衰落，致使任何自组织过程都不会成功。人体系统自组织的组织力来自人体自身，五脏、六腑、五官、七情等始终处于相生相克之中，正常的相生相克是健康态的保证，不正常的相生相克是导致疾病的内在机制。系统自组织离不开反馈机制，依靠正反馈的自我增强功能而成长壮大，依靠负反馈的自我抑制功能而稳定持存。各种自动机器、智能机器都是现代科技引以自傲的成就，它们都设置有专门的反馈装置，通过信息反馈在系统中形成闭合回路，具有明显的机械性。人体自组织有非常发达的反馈机能，却无法找到专门的反馈环节，因为人体是依靠所有脏腑、器官、要素之间的相生相克来完成信息反馈的，没有专职的反馈环节却具有高度发达的反馈机能，每一个要素在发挥其专职功能的同时，也具有反馈机能，这就使人体系统避免了机械性，呈现出高度发达的有机性。人体系统的反馈机能才是最优越的自组织反馈，社会系统比不上，机器系统更有天壤之别。

在中华文化的诸多子系统中，中医药学是自组织思想表现最突出的一个，自组织观点渗透于中医药学的骨子里，这对未来医学发展极有意义。关心中医药学的人应当自觉运用自组织观点解读中医药学的理论和实践，系统科学则应自觉地从中医药学吸取自组织思想营养。

三、突　变　论

1972 年，法国著名数学家 R·托姆（René Thom）发表了一份重要的研究成果，题为《结构稳定性和形态形成学》（Stabilité Stucturelle et Morphogenèse）。该成果的问世，标志着突变理论（catastrophe theory）的诞生。突变理论作为数学中的一个新的分支，是微分拓扑学的新成果。它从量的角度研究各种事物的不连续的变化，并企图用统一的数学模型来把握它们。由于突变理论的研究对象遍及物理学、化学、生物学、医学以至社会科学等各个领域，因而，自它诞生以来的十几年间，已经逐渐引起了世界科学界的广泛注意。

人们知道自然界存在着两种基本的变化方式，一种是连续变化；另一种是不连续的飞跃。对于前者，人们早已掌握了描述其变化过程的数学工具，即微分方程。对于后者，人们则可以用概率论和离散数学来进行剖析。使科学家们感到最为棘手的是那些界于连续变化和飞跃之间的变化，它们既不能用微分方程来处理，又不能将它们当做完全离散的过程来研究。而这类变化在物理学、化学、生物学、心理学乃至社会科学中却又是十分常见，如温度、压强都是连续变化的，但是当这些连续变化一旦达到某些关节点（沸点、熔点）时，却可以引起事物不连续的变化。再如，在形态形成中，控制生物体细胞分化的条件是生物体内化学物质的浓度，它们在时间和空间上都是连续变化的，但为什么在不同位置上会分离出不同的细胞、出现空腔和不连续的分界点呢？不解决有关问题，生物学家就不可能揭开形态形成之谜。在这一类问题中，困难并不在于处理那些纯粹连续变化或纯粹不连续变化的过程本身，而在于摸清连续变化和不连续变化的关系。长期以来，由于缺乏把握这种过程的深刻的数学理论，因此，人们一直不理解自然界那些连续变化会引起突然性变化的一般机制。

突变理论的出现，恰恰成功地解决了这个问题。经过严格地推导，托姆证明了一个重要的数学定理。当那些导致突变的连续变化因素少于 4 个时，自然界形形色色的突变过程都可用 7 种最基本的数学模型来把握。这 7 种突变被称为折迭型、尖点型、燕尾型、蝴蝶型、双曲型、椭圆型和抛物型。

在突变理论中，把那些作为突变原因的连续变化因素称为控制变量，把那些可能出现的突变的量称为状态变量。突变理论从数学上证明了当控制变量是2个、状态变量是1个时，会出现简单的尖点型突变，如果控制变量是3个，状态变量仍保持1个，就会产生燕尾型突变；如果控制变量是4个，状态变量是1个，即可以得到五维突变——蝴蝶型突变。五维突变还有2种情况，就是当控制变量是3个，状态变量是2个时，叫做双曲脐点型突变和椭圆脐点型突变。此外，当控制变量是4个，状态变量是2个时，就会出现抛物脐点型突变。只有当控制变量和状态变量各为1个时，才会出现最简单、最基本的突变——折迭型突变。

突变这个词不是指微小的波动，而是指巨大地、有决定意义地突然变动，造成这一变动的原因不应当用某些偶然的因素来解释，这是突变理论的一个基本思想。既然是巨大而突发地变动，其特征一定是明显的。如火山爆发、岩石塌方、桥梁断裂、蝗灾发生、疾病突发等突变现象，其特征都明显到无须任何详细的定量分析，单凭人的体验就能感受到并且留下深刻印象的程度。不仅如此，人脑敏锐的感知力还能分辨出突变的一些具体特征，如突变的原因消失后，突变的结果仍会继续，想要做一次逆向突变就需要比原有突变更强烈的动因，这称为“滞后”；有些突变现象是不可重复的，这称为“发散”；有些突变现象在同一原因的作用下可以有2个可能的行为，这称为“双模态”；还有“不可达性”等。人们可以按照所体验到的这些特征将突变现象归入某一个类中去，只要该类的典型突变也具有这些特征，这就是类比方法。显然，这种类比具有极强的假设性——单凭着几个感觉上的特征就假定这个突变现象具有与某一个典型突变相似的数学模型。尽管谁都写不出这个突变的任何定量描述，但人们只绕着那个典型突变的数学模型来解释、预见、控制这个非典型的突变现象。

为什么突变理论能对自然界形形色色的突变现象提供统一的模型呢？有的学者认为，其关键在于突变理论运用了黑箱方法，它是一种黑箱理论。黑箱理论的重要特点之一，就是当输入如何影响输出的具体机制尚不清楚时，即没有打开黑箱时，我们可以根据输入和输出的具体情况来模拟黑箱的内部构造。我们知道，对于大部分黑箱来说，都具有2个十分普遍而重要的特性，这就是稳定性和结构稳定性。突变理论正是从这2个最广泛的性质出发来推出一般性的突变模型。由于黑箱模型的意义在于我们通过建立模型来认识黑箱的结构，以致最后打开黑箱，因此，突变理论可能比一般意义上人们所理解的数学理论更有意义。

突变理论出现之后，逐渐被应用到各个领域中去，目前已经取得了一定成果。从理论上看，它对自然科学和社会科学各领域中存在的折迭区的突变现象都是适用的。它作为一种在方法论上有重要意义的数学工具，已开始并将继续活跃在21世纪的科学发展舞台上。有资料反映，目前，突变理论在非线性控制理论中，已经用于避免控制的突然失灵。非线性系统的反应扩散方程求解问题、不可逆系统的分支理论、耗散结构的热力学理论，都在运用突变理论加以研究。在生物学方面，有人用突变理论建立了心跳的数学模型、研究刺激在神经内的传播、原肠胚的形成、胚胎中体节的形成、细胞分裂等。可见，突变理论在生态学中也得到了应用，并取得了一定的成果。

突变理论在社会科学方面的应用，人们也已经做了大量的尝试。例如，人们用“经济收益”与“人口密度”的变化来解释古代某些城市的突然兴旺；用突变理论来说明经济危机为什么会突然爆发，如何选择城市发展模式，以及预测战争对策，研究语言学问题等。尽管目前突变理论在社会科学中的应用还刚刚开始，但人们却发现，突变理论所提供的是一种极富启发性的模型，它的好处就在于它总是把发生其他变化的可能性提示给社会科学家们，因为在突变模型中，这些变化是作为一个整体的各个侧面出现的，这种模型无疑会使人加深思考。1977 年《大英百科年鉴》写道："突变理论使人类有了战胜愚昧无知的珍奇武器。"

第四节 分形、混沌、复杂性科学

复杂性科学是 20 世纪 80 年代提出的研究复杂性和复杂系统的科学。复杂性科学包括第一阶段的系统论、控制论、信息论，第二阶段的耗散结构论、突变论、协同论、超循环论，以及第三阶段的分形、混沌理论。复杂性科学理论主要是研究和揭示复杂系统的多样性、多层次性、整体性、开放性、非平衡性、非线性、动态演化性、不确定性、混沌、突现、自组织、非还原性等。复杂性科学的特点：研究对象是复杂系统。显然，人体、生命即属复杂系统。复杂性科学研究方法是定性判断与定量计算相结合，微观分析与宏观综合相结合，还原分析与整体论相结合，科学推理与哲学思辩相结合。其研究深度着重于揭示客观事物构成的原因及其演化的历程，并力图尽可能准确地预测其未来发展。复杂性科学被称为 21 世纪的科学。

一、分形理论与中医药学

分形理论（fractal theory）在今天是较为活跃的、正在发展中的理论，称为学科尚欠成熟。分形的概念最初是由美籍数学家芒德勃罗（B. B. Mandelbrot）提出的，其数学基础是分形几何学，由分形几何学逐渐衍生出了分形信息、分形设计、分形艺术等实际应用，受到人们越来越多的关注。分形理论有一个最基本特点，就是用分数维度的视角和数学方法来描述和研究客观事物，也就是说用分形分维的数学工具来描述研究客观事物。这样就使得它能够跳出一维的线、二维的面、三维的立体，甚至四维时空的传统藩篱，更加趋近复杂系统的真实属性与状态的描述，更加符合客观事物的多样性与复杂性。

1967 年，Mandelbrot 在美国权威的《科学》杂志上发表了题为《英国的海岸线有多长？统计自相似和分数维度》（How Long Is the Coast of Britain? Statistical Self-Similarity and Fractional Dimension）的著名论文。这篇论文的发表被认为是分形理论的提出。众所周知，海岸线是复杂的曲线，由大大小小的、极其不规则的沟沟坎坎组成，从曲线的角度看，它是极不光滑的，其曲线呈现出极其复杂的变化。人们很难从形状和结构上发现不同部分的海岸有什么本质上的不同，各部分的不规则性和复杂性的程度非常相似，这种现象被称为海岸线在形貌上的自相似性，换言之，也就是说局部海岸线的形态和整体海岸线的形态具有相似性。在没有参照物时，从空中拍摄的 100 千米长的海岸线与放大了的 10 千米长海岸线的两张照片，看上去会十分相似的。这一现象被推而广之。人们发现，具有自相似性特征的事物广泛存在于我们生活的世界之中。如在自然界中，连绵的山川、飘浮的云朵、岩石的断裂口、粒子的布朗运动等都具有自相似性的特征；在生物体中，大脑皮质、整体与局部也都具有自相似性。Mandelbrot 把这些部分与整体以某种方式相似的形体称为分形（fractal）。在此基础上，Mandelbrot 于1975年创立了分形几何学（fractal geometry），建立了研究分形性质及其应用的科学，被称为分形理论。

自相似原则和迭代生成原则是分形理论的重要原则。由于自相似性是从不同尺度的对称出发，也就意味着存在递归。分形形体中的自相似性可以是完全相同，也可以是统计意义上的相似。根据自相似性的程度，分形可以分为有规分形和无规分形，有规分形是指具有严格的自相似性，可以通过简单的数学模型来描述其相似性的分形；无规分形是指具有统计学意义上的自相似性的分形。分形理论的另一个重要原则是分维（又称分形维或分数维），它是分形的定量表征和基本参数。一直以来人们习惯于将点定义为零维、直线为一维、平面为二维、空间为三维，爱因斯坦首先在相对论中引入了时间维的概念，提出了存在四维时空的观点。实际上，如果对某一事物给予多方面的考虑，就可以建立起更高维的空间，但这些都是整数维。在数学上，把欧氏空间的几何对象连续地拉伸、压缩、扭曲，维数也不会发生改变，这就是拓扑维数。分形理论的提出，使这种传统的维数观受到了挑战。1919年数学家豪斯道夫（Hausdorff）曾经提出过连续空间的概念，也就是空间维数是可以连续变化的，它可以是自然数，也可以是正有理数或正无理数，称为豪斯道夫维数。曼德布罗特借鉴了豪斯道夫维数的观点，把分形定义为豪斯道夫维数大于或等于拓扑维数的集合。为什么英国的海岸线会测不准呢？这是因为欧氏一维测度与海岸线的维数不一致。根据曼德布罗特的计算，英国海岸线的维数为1.26。有了分维，海岸线的长度就能够确定了。

中医药学体系中处处充满了非线性的自相似性。五脏的组成与功能具有自相似性；证候与组成其的症状具有自相似性；自然界的变化规律与人体的变化规律具有自相似性；方剂与组成其的中药具有自相似性等。正是这种自相似性使得中医药学在临证时可以但见一症便是；也可以由不同的中药组合成相似的方剂；甚至可以从自然界的变化预测人体健康状况的变化或疾病的发生趋势。

分维的观点也非常适用于中医药学。中医药学数据的高维小样本的特点中的高维就不是整数维，只有用非整数维来认识和处理中医药学数据的维度，才有可能处理好中医药数据。因此，中医药数据的维度不仅是由于视角的增多造成的超高维数，而且其维数也不是整数维。目前，我们在处理中医药数据时所遇到的困难与我们对中医药数据维度认识上的不足密切相关。

二、混沌学与中医药学

混沌理论是复杂性科学发展的第三阶段。要理解混沌，首先要了解分形的概念。分形即指无穷嵌套的自相似性。非线性是复杂性科学的一个显著特征。在非线性科学研究过程中，普遍发现了奇怪吸引子，而奇怪吸引子的实质就是分形和全息，反映着宇宙自然演化的规律。宇宙自然演化的过程无时无刻不在进行，其演化规律遵循老子“道生”的规律。那么在以脏象学说指导下的中医药传统养生过程，其实就是在发挥天人相应中的“混沌”效应。

中医药学养生的最高原则是“恬淡虚无”。“恬淡虚无”其实就是使心神保持知而不辨的混沌态。孙思邈云："一体混沌，两精感激。"吕纯阳有诗云："铅生汞，汞生铅，夺得乾坤造化权，杳杳冥冥生恍惚，恍恍惚惚结成团。"又云："时人若要学长生，先是枢机昼夜行；恍惚中间专志气，虚无里面固元精；龙交虎战三周毕，兔走乌飞九转成；炼出一炉神圣药，五云归去路分明。"以上所谈即是修炼养生之道者形神合一状态下神、气、精浑融为一的太和之内景。这内景是从混混沌沌、恍惚杳冥中自然呈现的，揭示了宇宙演化和天人相应关系的深层次规律。以混沌为特征的中医药传统养生学和中医药脏象学说正是基于对宇宙的统一性，对人与自然的整体性深刻认识的基础上对复杂性科学原理的自觉运用。

此外，混沌是决定性动力学系统中出现的一种貌似随机的运动，其本质是系统的长期行为对初始条件的敏感性。如我们常说"差之毫厘，失之千里"。这与中医药学的理论和实践也是密切相关的。中医疗效的好坏与医生对患者初始状态的认识密切相关。在处方用药时，对患者的体质（先天的和后天的）、长期所处环境（自然的和社会的）、身体状况（长期的与即时的）的认识稍有偏差，就会导致用药的偏差，进而使疗效发生较大的差异。如何把握中医药学体系中的初始条件是中医药学所要面对的重大课题。

三、复杂性科学与中医药学

西医在还原论思维模式的影响下，将人体还原为器官、细胞、分子等不同的组分进行研究，但人体系统的复杂性使单纯以还原论为基础的科学研究存在局限性。

第一，中医药学与复杂性科学在学术思想上有诸多深刻的一致性。中医药学是否科学，哪些方面科学，哪些方面不科学，衡量的标准应该是复杂性科学，而不是还原论科学。所谓中医药学的"所治的病同能治的药，都是没有客观的标准的……只凭主观的病情观测罢了"，"中医不过是一种有意或无意的骗子"，这类说法来源于人们对还原论科学的迷信。今天有了复杂性科学，类似的论断可以推翻了，中医药学对病情、病因、病理的解释大多能够从复杂性科学中找到根据，更符合现代科学的前沿进展，不能纳入西医现有理论体系，因而无法被信奉还原论的人所理解。可以设想，如果"五四"精英们能够活到现在，目睹复杂性科学的问世，很可能会对当年言论的轻率和片面做出检讨。

第二，强调中医药学的科学性，并不意味着一概抹杀它还存在不足和落后的一面。诚如青年毛泽东所说，中医药学"理太微妙，常人难识，故常失之虚"，此乃不容忽视的问题。阴阳五行学说有待重新表述，以除去神秘的面纱。《黄帝内经》也有牵强附会之处，如以古代天圆地方的错误认识来解释人为什么头圆脚方。所以，提中医药科学化和现代化仍然是正确的、必要的。问题是以什么为标准判断中医药的科学化和现代化，以及如何实现这两化。以还原论科学为依据进行中医药的科学化和现代化，只能把中医药化而灭之，一个世纪以来的经历已充分说明这一点。中医药的科学化和现代化只能以复杂性科学为依据来论证、运作和施行。其一，复杂性科学有助于中医药重拾信心，重新看到自己的优点；其二，复杂性科学的许多概念，如系统、信息、整体、反馈、自组织、非线性等，正在顺畅地进入中医药学的话语体系中，初步显示它的适用性和有效性；其三，中医药学在认识论、方法论、逻辑思想等方面跟复杂性科学有深刻的一致性，让人们相信复杂性科学的未来发展能够给中医药学提供更多更有效地支持。复杂性科学指导地位一经确立，还原论科学的许多具体内容也能够正确应用于中医药学的理论和实践中。

第三，中医药学是复杂性科学的说法不够准确。复杂性科学是在现代科学暴露种种弊病的历史条件下，以超越还原论为旗帜而提出来的，其母体仍然是还原论科学。沿着这样一条路径发展起来的复杂性科学，目前还带有西方文化的诸多独特属性，带有复杂性科学形成发展历史上早期阶段的局限性，不可简单照搬于中医药学。中医药学是以中国传统文化为母体孕育出来的，既没有受到还原论的洗礼，也没有受到还原论的误导；既没有超越还原论的必要，也不会面临超越还原论的艰难，与基本上还是由西方发展起来的复杂性科学尚有某些不融洽之处。中医药学有自己的一整套独特话语体系和思维方式，要实现科学化和现代化，它的概念、原理、方法中哪些必须保留，哪些需要提高改造，哪些应当淘汰，一时还看不清楚，必须慎重，谨防按照复杂性科学的当前面貌改造中医药学，避免重犯半个世纪以来中西医结合曾经有过的错误。

第四，复杂性科学研究目前已经取得的成就远远不能代表将来走向成熟的复杂性科学，不足以满足中医药科学化和现代化的需要。盘点复杂性科学的现有家底不难发现，一般系统论、控制论、信息论、模糊理论、软系统方法论、耗散结构论、协同学、突变论、复杂适应系统理论、开放复杂巨系统理论、复杂网络理论，它们对中医药学的科学化、现代化都既有助益，又都远远不够用，真正能够有效解决开放复杂巨系统问题的科学理论尚未建立。复杂性科学还有待大发展，才能在中医药科学化和现代化中一显身手。

第五，还原论科学在中国盛行 100 多年来，中医药学受到极大摧残，被厚厚的尘土掩埋起来，严重削弱了国人对它的信任，削弱了中医药队伍的自信心，现在的中医药学在相当程度上已是“变了味”的中医药学，西化了的中医药学。中医药学在这个世纪之交才真正跌入低谷，名中医从 1980 年代后数量锐减，这就是一个令人震惊的标志。就是这些名家，或多或少也受到西化风的误导。20 年以后中医药学的状况又如何，令人十分担忧。中医药学作为一种极具特色的文化，其重要载体是真正掌握中医药学要义的大批中医药工作者，特别是作为中医药队伍核心的上医，载体不存，文化何以为继？所以，中医药学复兴的首要任务是按照其独特的医学理念、认识论、方法论、教育方式等逐步恢复其本来面目，恢复中医药学的元气。恢复了元气的中医药学才能正确解决它如何科学化和现代化的问题。

第六，中医药学虽然不属于复杂性科学，但它具备复杂性科学的诸多品格，蕴藏着现今复杂性科学所缺少的某些科学思想和方法论观点，复杂性科学同样需要认真向中医药学学习，努力发掘中医药学的医学和文化哲学宝藏。毛泽东关于“努力发掘”中医药学的号召极有前瞻性，可惜在还原论一统天下时没有实现的客观可能性，反而使发掘宝藏变成掘根，掘去中医药学之根。从治病救人的角度看，中西医结合也是一条有效的路径；从科学发展的角度看，能够给复杂性科学提供支持的绝不是西化了的中医药学，只能是“原滋原味”的中医药学，即真正继承了轩岐之学的中医药学。一句话，中医药学和复杂性科学应该携手并肩，共创未来。

（一）中医药学脾系统的复杂性

中医药学脾系统作为五脏系统之一，不能简单地以局部结构来说明功能；其内部存在大量的非线性现象，人体的自组织与自适应等都是典型的复杂性问题。

1. 中医药学脾系统的结构复杂性

复杂性有“非只一层”即多层次的含义，把多个层次联系在一起即为系统。等级层次结构是复杂性的主要根源之一。人的生命运动作为一种系统，“高于”或“超于”所有低级的、部分的运动，其差别并非是这些低级的、局部的运动的代数和。如果对人体复杂的系统以还原性的思维进行分解，则人体的许多功能难以被解释。中医药学脾系统作为五脏系统之一，包括脾脏本身及与之相关联的胃、口唇、肌肉、四肢、脾经和胃经等。中医药学脾系统以脾脏为中心，通过经脉和与之相关联的脏器组织在功能上相互协调。既体现了脾系统的整体性，也体现了脾系统的复杂性。从现代生理学的角度看，中医药学脾系统包括了西医消化、免疫与代谢等多系统的功能，超出了西医解剖学脾、胰的概念。

2. 中医药学脾系统的不确定性和混沌性

根据现代科学研究，事物之间的相互作用关系有线性与非线性、决定性和随机性，现象越复杂，随机性就越多。非线性是复杂性科学的一个显著特征。随着复杂性的提高，随机性的作用也更加突出直至起主导作用。从现代生理学的角度来看，中医药学脾系统是一个集解剖、生理和病理于一身的综合概念。因此，对于中医药学脾系统的研究不能单纯使用西医学的手段和方法。临床发现，重症肌无力、嘴唇糜烂、口角流涎等症多可从脾论治。而脾虚可能引起唾液理化成分的变化，脾虚证免疫失衡主要以非特异免疫功能及细胞免疫功能低下为主，均说明脾系统的不确定性。此外，脾系统与其他系统之间存在着非线性关系。例如，《金匮要略》中“见肝之病，知肝传脾，当先实脾”的论述，提出了在治疗肝脏疾病时，应事先考虑到疾病传变于脾的可能性和肝、脾之间的相互影响，而采取防患于未然的措施，达到阻止传变、治愈本脏疾病的目的。明·张景岳认为“五脏中皆有脾气，而脾胃中亦有五脏之气”，在此基础上提出“善治脾者，能调五脏即所以治脾胃也，能治脾胃使食进胃强，即所以安五脏”的临证思路。说明脾系统发生病变，可影响其他系统；而中医药学通过调理脾系统，亦可治疗其他系统的疾病。

3. 中医脾系统的自组织和自适应

一切自然系统都存在自组织机制和过程。耗散结构理论、协同学及超循环理论均指出，自然系统能把环境提供的条件有选择地进行利用，组织系统自身，保持并提高系统的有序稳定状态。人体是开放系统，属于耗散结构。人体生存于复杂的环境中，时刻都在对环境的刺激做出反应。因此，人体自身要维持生存并能够发展，必须不断从环境中吸收足够的高品位物质能量（负熵），向环境排出低品位的物质能量（正熵），从而维护人体五脏系统的有序和健康。《医碥·运气说》曰：“脾胃居中，兼该六气，六气皆能为之病。”《素问·痹论》曰：“饮食自倍，肠胃乃伤。”说明感受外邪和饮食失调皆可伤脾胃而致病。中医药学脾系统也是开放系统，其不断与环境进行熵交换。当属于正熵流的外邪入侵，且脾系统内部的负熵不足以抵抗正熵，便发生疾病，正如《脾胃论·脾胃盛衰论》云：“形体劳役则脾病。”过度劳累则可以损伤脾胃之气，又或在疾病过程中，体内产生“痰饮”、“瘀血”、“食积”等病理产物，这些产物相当于体内产生的正熵影响平衡态，同样会损伤脾胃而引起病变。此时若能够输入足够的负熵，消除内部的熵产生和从外部流入的正熵，人体就处于健康态。而中医药学的治疗手段多样，药物、精神、起居、饮食、导引等调摄方法均可使体内的负熵增加，从而增强脾胃功能，达到预防或治疗脾系疾病的目的。

（二）中医药学肾系统的复杂性

中医药学中肾的概念比较广泛，在《黄帝内经》中被称为“先天之本”的肾，除了包含了泌尿生殖系统，又有藏精、主管命门之火，主持生殖、生长、发育、主水、主纳气、调节水液代谢的作用，是水火之脏，内寓元阴和元阳，与骨、髓、脑、耳、齿、发都有着密切的关系。肾气的盛衰决定着机体生、长、壮、老、已的整个生命过程。中医药学的肾脏象，已不是单纯解剖学的肾脏概念，其功能也将涉及与之密切相关的系统，如内分泌、免疫、运动等系统的部分功能。因此，中医药学的肾脏象是一个系统的概念，它在生命历程中起着至关重要的作用。

1. 中医药学肾系统的结构复杂性

中医药学的肾位于人体腹腔腰部，脊柱两旁，左右各一，即“腰者，肾之府也”（《素问·脉要精微论》），其形状和部位与现代解剖学所描述的肾脏基本一致。肾在阴阳属性中被称为“阴中之阴”，在五行中属水，是人体最重要的脏器之一。肾与膀胱互为表里，在体合骨，开窍于耳和二阴，其华在发，在情志为恐，在液为唾，与自然界冬气相互通应。所以通过《黄帝内经》原文我们不难发现，中医药学的肾脏象包含了西医解剖学的肾脏，并扩展了外延，涉及人体其他的脏器和系统。

2. 中医药学肾系统的涨落机制

肾藏精，虽然有肾对肾精的储存与闭藏作用，但肾藏精的目的不是在于储藏，而在于为肾精发挥生理效应提供前提与条件。因此，肾藏精的过程，不仅是将来源于先、后天的精气储藏于肾，构成肾精，同时也将所藏之精通过肾的气化作用转化为各种生理效应，特别是将一部分广义之精转化为生殖之精，并在精气盈满的时候，施泻于外。它实际上包括精的储存、转化、施泻等环节。在藏精过程中，肾储藏精气，并将肾精转化为生理效应的调节功能即为肾气；将肾精转化为生理效应时所表现出的具有不同趋向性（如滋润、温煦脏腑等）的两种调节功能称为肾阴、肾阳。这种“藏”，不是被动地去接受，而是依据机体的生理状况去主动地吸纳、调节，使肾中精的储存、转化、施泄适应机体生理活动的变化，处于动态平衡之中。就肾主生殖而言，一般情况下，肾所藏之精充足，则生殖能力较强，肾精不足则生殖能力下降；但在某些条件下，肾主生殖的功能却不随肾藏精功能的增强与减弱，发生相应的变化，如冬天肾封藏精气功能较强而生殖能力较弱等。这说明，肾主生殖的功能固然与肾精之多寡有关，但更重要的是与肾的功能状态密切相关，特别是肾将广义之精转化为生殖之精的活动调节有关。

3. 中医药学肾系统的自组织性

在肾系统中，肾有储藏并维持调节人体一身之精的功能。当受内外病因所影响而产生病理变化，如因先天禀赋不足或后天失养，或过劳而使肾气虚衰，而影响其藏精功能，即肾失封藏所导致精虚，出现性功能异常，生殖能力下降，出现遗精、早泄等失精的病理变化之时，机体有着一定的自我调节功能。一方面通过正气来复而旺盛与邪气抗争，使得疾病由里出表，病势好转或自愈；另一方面可通过治疗，即从环境中获得自由能使肾藏精功能恢复正常，从而使肾系统恢复稳定状态。无论是补肾固精，还是滋阴养阳，其补益的机制都是以自愈为基础，调动、增强机体的自组织能力，推动机体进行自我调节，通过其主体性和有“目的”的恢复有序稳态的活动，达到愈病的目的。

第五节　大　数　据

20 世纪 80 年代以来，各地中医药院校与科研院所为了探讨信息学方法在中医药学中的应用，进行了大量的工作，包括对中医药信息搜集、加工、处理、清洗方法和过程进行了相关基础理论和技术方法的研究及探讨，建设了大量中医药学数据库、中医专家咨询系统，对已集成的中医药学数据进行了数据利用和挖掘，还进行了大量的四诊客观化研究，并取得了可喜的成果。但在这一探索过程中，也遇到了许多问题。首先是怎样保证数据准确性和可用性，一直以来大部分科研工作者采取对数据进行清洗和结构化，再进行数据挖掘，以期发现新知识；在中医临床方面，也采用了随机对照试验（randomized controlled trial，RCT）方法来保证数据的可量化性和可重复性。在这一过程中，耗费了大量人力物力，而结果并不尽如人意，虽然取得了一些成效，但并不能体现中医药学的精髓。

随着信息和通讯技术的快速发展，以及数字设备在全球的普及，人类社会产生的各种数据呈现出指数级增长，当今社会迎来了大数据处理技术高速发展的时代。传统的技术手段已经越来越难以胜任各领域中出现的庞大、复杂的数据集。为应对这一局面，工程师们研发出了 BigTable、MapReduce、ApacheHadoop 等创新技术，将许多计算机组成“集群（cluster）”，以并行计算的方式实现数据分析处理。“大数据”处理理念、方法和技术的出现不仅意味着信息技术的变革，也是生活、工作与思维的变革。

特别是在科研领域，“大数据”处理理念、方法和技术的出现带来了巨大的机遇，科研模式悄然发生着转变。科研活动所产生的海量数据，使数据资源的保有量日益增长；数据内容覆盖的学科范围不断扩大，参与数据贡献的团队日益增多，数据具有多样性、数据量大和数据复杂性等多种特质，这使得开发新的方法、构建和管理科学数据集和数据流成为当前科研模式转变的驱动力。以人类基因组计划为例，由于基因数据库包含有关疾病的病因、治疗和结果等有可能改变医疗实践标准的巨量信息，所以通过巨量数据分析，可在很短时间内得到结果，而不需要再进行耗时耗力的前瞻性研究。“大数据”处理理念、方法和技术的出现将催生出“数据密集型”的科研模式。“大数据”的理念在于将各种相关的数据集关联起来，构成大型、全面的数据集合，从中发现新颖的知识，这一理念在不同的领域具有不同的实现方式和实施技术。

中医药学领域也因此迎来一个新的发展契机。大数据的 3 大著名特点：关注“整体”而非“抽样”，允许数据混杂性，关注事物间的相关关系。恰好与中医药学的传统观点相吻合，而大数据处理方法与技术的发展则进一步为中医药数据的处理提供了方法与技术，解决了在小数据处理理念下解决不了的中医药数据处理中存在的问题。

在由物质、能量与信息三元素组成的世界中，中医药学主要的研究对象是与人体相关的信息，这是由于中医药学产生的年代使其没有能力深入研究与人体相关的物质和能量。与所有传统医学相似，中医药学是与其产生的文化背景、哲学基础密切相关的。由于受产生时的历史环境影响，中医药学是建立在整体观基础上的，它是研究人体生命运动的科学，因而对产生于还原论基础上的科研成果很难吸收。特别是当它的研究对象是处于开放环境下的复杂巨系统，也就是处于自然和社会环境中的人体整体时，甚至基于信息科学建立起来的小数据处理方法所产生的成果也很难有效地运用于本学科中。

“大数据”处理技术的发展，为中医药信息的收集、存储、利用提供了新思路和发展方向，利用好这个契机，可以促进新兴的中医药信息学学科取得长足发展和进步，进而为提高中医药学的经验总结和临床应用提供参考。但目前来说，在中医药信息的收集、利用等方面还缺乏合适的方法与工具。

一、大 数 据

“大数据”并非一个确切的概念。最初，这个概念是指需要处理的信息量过大，已经超出了一般电脑在处理数据时所能使用的内存量，因此工程师们必须改进处理数据的工具。麦肯锡将大数据定义为：“无法在一定时间内用传统数据库软件工具对其内容进行抓取、管理和处理的数据集合。”简单来说，“大数据”不是一种新技术，也不是一种新产品，而是一种新现象，是近来科学研究的一个技术热点，反映了科技领域中正在发展的趋势。

2008年，《自然》杂志推出“Big Data”专辑，从互联网技术、互联网经济学、环境科学、生物医药等多个方面介绍了“大数据”应用所带来的技术挑战及可以预见的未来发展方向。2009年微软公司发布了《e-Science：科学研究的第四种范式》论文集，全面的描述了“大数据”时代，快速兴起的数据密集型科学研究模式。2012年北京微软研究院发布了《第四范式：数据密集型科学发现》论文集中文版，进一步从科学研究模式角度来分析“大数据”及其深远影响。2011年，《科学》杂志刊登专题——《数据处理》（Dealing with Data），主要针对多个学科相关科研数据的膨胀问题展开讨论，以更好地应对“大数据”带来的数据组织与访问挑战。2011年，企业界和学术界联合讨论，共同面对“大数据”的机遇和挑战，内容包括“大数据”的概念、组成、处理的关键技术、服务模式、管理方式等。2012年3月29日，美国奥巴马政府发布了“Big Data Big Deal”，宣布投资启动“大数据研究和发展计划”，并定义为“未来的新石油”，希望增强政府收集、分析和萃取海量数据的能力，通过提高从大型复杂的数字数据集中提取知识和观点的能力，加快在科学与工程中的步伐，加强国家安全，改变科学研究。首批共有6个联邦政府部门和机构投入2亿美元，用于提高大量数据的访问、组织、收集、发现信息的工具和技术水平。

一些大型公司已经开始赞助“大数据”相关项目的竞赛，并且为高等院校的大数据研究提供资金。有些大学也已经开始设置“大数据”相关的新课程，这些课程将培养出新一代的“大数据科学家”，扩大大数据技术开发和应用所需的人才供给。一些组织提出，将建立大数据论坛，对公益性的数据进行采集、分析和可视化等。这个项目的推动，标志着“大数据”处理已经在全球获得了高度重视。

首先“大数据”是指数据量大，现有的大型数据集，已经达到10TB左右的规模，实际应用中，很多企业用户把多个数据集放在一起，甚至形成了PB级的数据量。在互联网行业，公司在日常运营中生成、累积的用户网络行为数据也已经不能用G或T来衡量，起始计量单位至少是P、E或Z。截止到2012年，数据量已经从TB级别跃升到PB、EB乃至ZB级别。根据国际数据公司（IDC）的测算，到2020年，数字世界将产生35 000EB的数据。就传统IT企业来看，其结构化和非结构化的数据增长也是惊人的。2005年企业存储的结构化数据为 4EB，到 2015 年将增至 29EB，年复合增长率逾 20%。非结构化数据发展更猛。2005 年为 22EB，2015 年将增至 1600EB，年复合增长率约 60%，远远快于摩尔定律。

其次是指数据类别多，数据来自多种数据源，数据种类和格式日渐丰富，已冲破了以前所限定的结构化数据范畴，囊括了半结构化和非结构化数据。伴随形成的“大数据处理技术”，即采集、传输、处理和应用“大数据”的相关技术，是系列使用非传统的工具来对大量的结构化、半结构化和非结构化数据进行处理，从而获得分析和预测结果的一系列数据处理技术。

二、大数据的特点

（一）“大数据”特点之一：关注“整体”而非“抽样”

在“小数据”处理理念下，因为无法获取全部数据，人们只能采用随机采样方法，用部分数据推测整体数据，以获得对事物的正确认识，样本数据能否代表整体数据成为了数据分析的关键环节，因而对所采集数据的准确性要求非常严格。如临床试验中的随机双盲设计，就是为了使抽样获得的数据最接近于真实的数据，最接近于全体的数据。而在“大数据”处理理念下，由于获取数据的能力大幅度提高，人们不再依赖于随机采样，取而代之的是将所有数据全部纳入分析，保证数据的整体性。这样能更快更容易地发现问题，从而能够更多地关注到“小数据”研究所不能发现的细节。

比较典型的案例就是 2009 年甲型 H1N1 流感爆发，在爆发前几周，谷歌公司就通过网络检索记录预测了流感的传播。这一预测并不是依赖于对数据的随机抽样，以及对样本数据的精确分析，而是收集了整个美国几十亿条互联网检索记录，关注的重点是特定检索词条的使用频率与流感在时间和空间传播之间的关联关系。为了处理这些未经选择的全部数据，谷歌公司共建立了 4.5 亿个不同的数学模型，与 2007、2008 年美国疾控中心记录的实际流感病例进行对比，发现了 45 条检索词的组合，用于特定的数学模型后，他们的预测与官方数据的相关性达到 97%，并且非常及时。而疾控中心通常要在流感爆发一两周之后才能做到。在这一过程中，谷歌公司并没有进行任何抽样，而是采用了所有的数据进行分析。谷歌公司对流感的预测，是“大数据”理论在实践中的一次成功应用，同时也说明了较之随机采样研究法，采用所有数据的研究方法更能够发现事物的发展状态。

在过去，随机采样曾取得了巨大的成功，成为现代社会、现代测量领域的主体研究方法，但对于揭示事物的本来面貌来说，这只是一条捷径。随机采样法是在不可能收集和分析全部数据的情况下，用少量具有整体数据特征的数据尽可能全面地代表全体数据并进行分析，将抽样数据的分析结果视为全部数据的处理所得出的结果。这是在数据收集与处理无法达到大数据水平时的一个折中方法，本身存在许多不可知的风险，它假想的是一种理想状态，即所抽样采集的数据能够代表全部数据。随机采样研究法的成功必须依赖于采样的绝对随机性，且采集的数据确实能够反映整体数据，但这实施起来非常困难，一旦采样过程中存在任何偏见，分析结果就会相去甚远。因此，随机采样法的分析结果能够给出一个模拟的全局展示，却无法满足人们对更深层次细分领域情况的了解，在宏观领域起作用的方法在微观领域失去了作用。就如同一帧像素不高的照片，不断放大后就变得越来越模糊。

随机采样的另一个短板是必须进行严密地安排和执行。人们只能从采样数据中得出事先设计好的问题的结果，而无法获得设计之外的答案，其结果缺乏延展性，采样所得到的数据不可以重新分析以实现计划外的目的。

在现阶段，数据采集和处理技术已经发生了天翻地覆的变化，人们具备了足够的数据处理和存储能力，并可以使用计算机对大量的数据进行分析，不再需要随机采样分析这条捷径，而可以选择收集全面完整的数据来进行分析。

由此可见，"大数据"的"大"不仅仅是绝对意义上的"数量大"，还包含着"采用所有数据"这样一个"全数据"的理念，就是指不用随机分析法这样的捷径，而采用所有数据进行分析的研究方法，这才是"大数据"。通过使用所有的数据进行分析，我们可以发现一些被湮没在大量数据中的细节，而这些细节在抽样分析时是无法发现的。

（二）"大数据"的特点之二：混杂性

使用全部可获取数据是"大数据"的特点之一，这个前提可以保障数据全局的展示，并满足人们对更深层次真相的挖掘和发现。但也要为此付出一定代价，数据的大幅增量会造成数据的不准确，与此同时，一些错误的数据也会混进来。这些问题是无法避免的，却并不是必须避免的，允许数据的混杂性，是由"小数据"到"大数据"的重要转变之一。

对于"小数据"而言，因为收集的信息量较少，却要用来代表整体，细微的错误一旦被放大，甚至有可能影响整个结果的准确性，也就是所谓的"失之毫厘，谬以千里"，所以必须确保收集的数据尽量精确。

在处理"大数据"时，由于数据量巨大，可以抵消小数据中的错误数据，对于某些事情，快速获得一个大概的轮廓和发展脉络，就比严格的精确性重要得多。过去的随机采样研究法，是针对现象建立有关其产生机制和内在机制的假设，进而设计出方案；而在处理具有全数据特点的"大数据"时，只要掌握事物、现象大体的发展方向即可，因此，人们认识和理解世界不再需要建立在假设的基础上了。适当忽略微观层面上的精确度反而会在宏观层面拥有更好的洞察力，"大数据"更倾向于用概率说话。

例如，谷歌公司建立的语料库，其内容来自于未经过滤的网页内容，因而经常包含一些不完整的句子、拼写错误、语法错误及其他各种错误，并且没有人工纠正后的注解。但谷歌公司的语料库是布朗语料库的好几百万倍，这样优势压倒了缺点，反而更加适用于对自然语言的处理。以翻译为例，迄今为止的绝大多数翻译系统还是建立在输入词典进行一个词、一个词匹配的基础上，而谷歌翻译利用语料库，在不同的语言之间进行匹配翻译，虽然翻译结果可能存在错误，但一旦翻译的量足够大，其结果反而比按词典进行精确翻译的结果可用性更强。而且绕开了词典的谷歌翻译还具有了另一大优点，它不再关注语言了，将中文翻译成英文和将日文翻译成法文等，都是一样的，只要有人输入语言，它就可以将不同语言对应起来，不需要专门的语言学队伍来判定句子对错，而是依靠庞大的语料库。

在"大数据"处理理念下，人们应该学会正确看待使用所有数据与使用部分数据的差别，放松要求，并接受数据的混杂性，学着从一个比以前更全面的角度来理解事物，将样本等于总体的意识植入脑中。接受“大数据”的混杂性，改变每个问题只有一个答案的想法，反而能更好地把握全局的样貌，如同一幅画，不需要每一笔都在规定的位置落笔，偶尔的误差并不影响画的全貌。

（三）“大数据”的特点之三：相关性

“大数据”精髓之三是不再热衷于寻找因果关系，转而将注意力放在相关关系的发现和使用上。相关关系通过识别有用的关联物来帮助人们分析一个现象，而不是通过揭示其内部的运作机制。建立在相关关系分析法基础上的预测是“大数据”的核心。

美国折扣零售商塔吉尔的怀孕预测就是对相关性关系发现和利用的一个经典案例。塔吉尔的分析团队首先查看了签署婴儿礼物登记簿的女性消费记录，注意到登记簿上的妇女会在怀孕大概第三个月的时候买很多无香乳液，而几个月之后，会买一些镁、钙、锌等营养品，最终找出了大概20多种关联物，可以给顾客进行“怀孕趋势”评分。分析团队对于这些现象的产生，并未进行原因分析，也很难找到准确的原因，但这些数据却能够使零售商比较准确地预测到顾客的预产期，从而在孕期的每个阶段给客户寄送相应的优惠券。

相关关系提示的是“是什么”，而不是“为什么”，这是“大数据”的第三个典型特征。也就是“知其然，不知其所以然”。

相关关系可以帮助我们捕捉现在和预测未来。如果A事件和B事件经常一起发生，我们只需要注意到B发生了，就可以预测A也发生了。虽然我们不能直接测量或观察到A，但这有助于我们捕捉可能和A一起发生的事情。

更重要的是，相关关系还可以帮助我们预测未来可能发生什么。当然，相关关系无法预知未来，只是能够预测可能发生的事情，如谷歌公司对流感爆发的预测。一个事物出现了故障，不会是瞬间产生的，而是慢慢地出了问题，通过收集所有的数据，我们可以预先捕捉到事物要出故障的信号，从而布置应对措施。在科学界，甚至出现了一个惊悚的假说，一旦数据量足够庞大而全面，可以推测出某个人会在何时犯罪，从而提前制止。

所以说，在处理“大数据”时，通过找出事物的关联物并监控它，人们就能够预测该事物的未来。比起随机采样分析法来说，“大数据”的相关关系分析法更准确、更快捷，且不易受偏见的影响；而建立在相关关系分析法基础上的预测，是“大数据”思想的核心。

三、大数据特点与中医药学理论的相似性

中医药学是中国历史悠久的传统医学，具有独特的理论体系，虽然它的理论体系起源于数千年前的战国两汉时期，但其理论思想与现代化的“大数据”思维有着很多相似性与共通性。

（一）整体性

整体观念是中医药学理论体系的主要特点，讲求人体自身的完整性及人与自然、社会的统一性，认为人体是一个多层次有机整体，构成人体的各个部分之间结构上不可分割，功能上相互协调、相互为用，病理上相互影响。人生活在自然和社会环境中，人体的生理

功能和病理变化，受到自然环境、社会条件的影响。这种追求与人体生命相关全部因素的天人相应整体观与“大数据”追求“全数据”的整体性思维是一致的。

与“大数据”的“全数据”思维相似，中医药学也认为，在诊断疾病的过程中必须将四诊能够收集的数据全部采集到，然后进行综合分析，而不能只看局部症状；而在治疗疾病的过程中，主张结合患者的整体情况，如强弱、肥瘦、老幼等，还要考虑到就诊时的自然、社会环境等因素，做到因人、因时、因地制宜，也就是常说的“三因制宜”。因为面对的患者是不同的，收集到的全部数据也会在这里或那里有所差异，时常出现“罹患同样疾病的不同患者，应对的治疗方法不同”这种现象，这种个体差异性一直为现代科研人员所诟病。而中医诊疗过程中必须采集全部信息的原则，也令“固定疾病/症状”、“固定治法”的随机双盲实验无法取得理想结果。

中医的这种诊疗方法是否科学？就个体来说，这种方法到底能不能发现有意义的规律？这些问题一直是中医药学者思考的重点。然而就像谷歌利用“大数据”预测流感，其方法也很难符合“小数据”处理理念下的“科学”观点，但预测结果确实有效，又远快于疾控中心，那么该结果对实际预防甲型 H1N1 流感就具有很大意义。而中医搜集患者全部数据的个体化诊疗方法，也切实有效地治疗着一个又一个的患者，这便是它的“科学性”和意义。

（二）混杂性

中医的证候，是综合了四诊（望、闻、问、切）所收集的有关人体变化的所有资料，包括症状和体征，运用中医药学理论进行分析、综合，辨清疾病的原因、性质、部位及发展趋向，然后概括、判断出的，这一过程即为“辨证”。由此可见，证候并非一个完全客观的概念，而是综合了客观所得和主观思维的主客融合的产物。

如在“量子力学”那一节所讲到的，在中医临床中，经常出现这样的情景。不同的医生对同一个患者进行辨证，得出了相似而非相同的结论，采用了相似而非相同的疗法，都能取得良好的疗效；甚而同一个医生，在不同场景碰到同一个患者，也会得出不相同的结论。之所以会有这种情景出现，正是因为中医临床辨证是一个主客融合的过程，客观的部分保证了结论的相似性，主观部分又注定了结论的不相同。如对某一症状的忽略，对某个症状的理解相左，对主症和次症的取舍，甚至医者的学术流派、诊疗习惯等，都会导致辨证的结果相异。但对于证候总体方向的判断都是正确的，因而也都能取得良好疗效。

中医临床这种辨证的不确定性，与“大数据”的“混杂性”特点是相似的。“大数据”因为其数据量巨大，可以抵消“小数据”中的错误数据，所以适当舍弃了微观层面上的精确度，只要掌握事物、现象大体的发展方向即可。而中医临床的辨证论治，则采用了四诊收集到的全部数据，综合分析，判断证候，在这一过程中，即使因为漏诊、理解不同、主次取舍不同等医生主观意向差异而得出了不同证候，只要基本方向一致，也不会影响到最终疗效。中医辨证论治这种因诊者而异性和不可复制性在小样本数据处理时一直是被诟病的焦点，在“大数据”思维下则更易理解和处理，因为每个问题只有一个答案是不成立的。中医诊疗过程中所收集的数据不是样本而是整体，轮廓和脉络比严格的精确性更重要，只要掌握了疾病的大体发展方向即可设计出相应的治疗方案且取得良好疗效，中医药学在构建之初就是一门宏观的学科，不应该过分追求微观层面的精确度。

这一原则同样适用于中医药学的数据处理。以往的中医医案分析都是采用了先将医案结构化，然后进行数据清洗的步骤，然而如此精确地设计却无法总结出中医药学的真正规律。这些研究太注重微观层面上的精确度了，太注重这个概念和那个概念是不是等同的，却将中医本来拥有的宏观层面上的洞察力给丢失了。如果研究者们能够针对古籍中的医案，不进行任何数据清洗和结构化，只是寻找其中的关联关系。虽然得到的结果中一定混杂了很多错误，甚至有相互矛盾的地方，但通过关联关系，可以从宏观层面上掌握人体的变化，从中医自身的思维模式来判断治疗方法、方剂药物，相较于经过数据清洗和结构化之后的数据分析所得的结果，这种混杂的结果反而可能更具有适用性，更贴近于临床实用。

（三）相关关系性

在大数据的第三大特征——“相关性”方面，中医药学也与之有着惊人的类似。

相关关系通过识别有用的关联物来帮助人们分析一个现象，而不是通过揭示其内部的运作机制，也就是说，无须追究两种现象间的因果关系，不需要知道“为什么”，只需要知道“是什么”。

在中医药学中，脏腑的功能，经络的循行与功能，药物、方剂的效用，都是相关关系的体现。中医药学的脏腑、经络等理论，是古代医者综合了哲学、解剖学、临床观察与实践多个方面总结形成的，对于脏腑的功能，并没有真正理清其生物学基础，因而很难用实验的手段来重现、证实。换言之，在还原论思想指导下，人们一直在努力寻找的脏腑与功能、经络与功能间的因果关系，从未曾取得关键性的成果，但这些理论应用于临床，又确实可以取得相应的效果，这就说明，中医药学的理论基础，并非建立在因果关系的基础上，脏腑与功能、经络与功能间的联系等，都是“存在即合理”的相关关系。药物、方剂的效用亦然，因此，通过药理、药化等手段来判定中药和方剂的疗效也一直未能取得理想的成果。

如果以中医临床的完整诊疗过程为对象做一个分析，就会对中医药学理论中相关关系有一个更深刻的体会。

首先，中医药学认为人体是一个动态的体系，一个健康的人，其机体自身，机体和自然、社会之间维持着一个动态的稳态；所谓的疾病，就是因为各种原因导致稳态被打破，呈现出的一个不稳定的状态。只要掌握了导致失稳的原因与机体所呈现出的病态间关系，就能够针对这个原因进行有目的地调整，选择能够扭转、干预导致失稳原因的方剂、药物，从而促使机体本身、机体与自然、机体与社会之间的和谐状态恢复，令患者向愈。这就是中医药学所说的“治病求因”。这个“因”并不完全指初始的病因，更多的是指令机体呈现出病态的病机，也就是证候。“因”与“病”之间的关系，“方”、“药”与“因”之间的关系，都是一种相关关系。中医在诊断过程中所揭示不是症状产生的内部机制，在治疗中所根据的也不是药物进入体内产生疗效时的内部机制，至少不是物理、化学方面的机制。中医临床诊疗过程中所依据的是关联关系，症状之间的、症状与证候之间的、证候与方剂之间的、药物与症状之间的这样一些关联关系。中医药学中所谓的机制都是这样一些关联关系，哪些症状和哪些证候是相关的，哪些药物和哪些疾病是相关的……这些问题绝不只有一个答案，也并不十分精确，就如同啤酒和尿布的同时购买，无须寻找其中的运作机制，只要知道这些现象是关联出现的即可。中医药学通常只回答“是什么”，而很少去问“为什么”。

掌握了相关关系性，可以帮助我们预测未来，准确的说，只是能够预测可能发生的事情。中医临床中有一个概念叫“治未病”，就是这种预测的体现。一旦掌握了患者的全部信息，不但可以分析出患者现在所患的疾病并加以治疗，而且可以预测出即将发生的疾病并提前预防，从而达到治疗尚未发生的疾病这样一个目的，这就是“治未病”。

综上可见，大数据可以在开放环境下通过整体、混杂、相关的数据分析发现近似真实的结果；中医药学可以在开放环境下通过对人体自身整体的稳态及其与周围环境和谐关系状态的模糊体验，发现近似真实的失稳与不和谐。既然大数据与中医药学都存在着整体、混杂和相关的特点，那么采用大数据的思维来研究中医药学、处理中医药学的数据，就有可能为中医药学的发展提供新的思路。

这并不意味着中医药学不需要因果关系，不需要精确性，而是在无法满足这些条件的情况下，大数据理念与中医药学的理念是相通的，即以解决实际问题为出发点，通过应用科学和工程技术的发展成果，解决人体健康问题。

四、科研范式的转变

（一）科研范式的发展

1962 年美国著名科学哲学家托马斯·库恩（Thomas Samuel Kuhn）在《科学革命的结构》一书中阐述了范式的概念与理论，认为“范式就是一种公认的模型和模式，是常规科学的理论基础和实践规范，是研究者在从事科学研究时共同遵守的世界观和行为方式，是共同接受一组假说、理论、准则和方法的总和”。

由 Tony Hey 等主编，微软研究院出版的《第四范式：数据密集型的科学发现》（The Fourth Paradigm：Data-intensive Scientific Discovery）将人类的科研历程分为 4 个阶段，每个阶段的科研范式各有不同。

第一阶段是数千年前至数百年前，人们尝试通过自然法则来解释观察到的现象，为了描述和研究自然现象，产生了第一科研范式，以观察和实验为手段，这一范式被称为经验范式；第二阶段为数百年至过去几十年，这一阶段主要是以建模和归纳为基础的理论学科和分析范式的发展阶段，科研范式为理论范式；第三阶段是过去数十年，计算机科学的高速发展可以对复杂的现象进行仿真模拟，这一阶段的科研范式被称为模拟范式；从现在开始即将进入的是第四阶段。

图灵奖获得者、美国计算机科学家 Jim Gary 于 2007 年 1 月 11 日在加州山景城召开的计算机科学与电信委员会会议上的最后一次演讲中描绘了关于科学研究第四范式的愿景。这个新的范式成为由实验、理论与仿真所主宰的历史阶段的符合逻辑的自然延伸，是以数据为基础，将理论、实验和计算机仿真模拟联合为一体的数据密集计算的科研范式，数据被一起捕获或者由模拟器生成，由软件处理，信息和知识存储在计算机中，科学家使用数据管理和统计学方法分析数据库和文档，又被称为“数据密集型科学”（The fourth paradigm of scientific research：Data-intensive science）。

（二）第四科学范式："数据密集型科学"

科研活动所产生的海量数据，使数据资源的保有量日益增长，这些数据具有多样性、数据量大和数据复杂性等多种特质，这使得开发新的方法，构建和管理科学数据集、数据流成为当前科研模式转变的驱动力，"数据密集型"科学应运而生。

数据密集型科学的核心是以数据为中心，通过数据采集、数据保存与管理和数据分析与展示3个基本活动流程完成数据密集型科学的发现。这个科学研究过程被冠为"科学数据生命周期"，数据生命周期循环往复，每一活动流程都要通过数据流和"工作流"配合完成，每一阶段都需要新技术和新软件的支持。科学家是数据密集型科学的主体，在工作流的后期介入，审核相关数据或可视化结果。也就是说通过数据的采集、处理运作出结果以后，它的正确与否、成立是否还是要通过科学家来判断的，所以这种科研模式的真正主体还是人，但是以数据为核心的。

数据泛滥是"第四科学范式"出现的导火索。处理、存储、分析可视化数据的能力是科学必须具备和适应的新事实，数据是这个新范式的核心，将数据丢进巨大的计算机群中，只要有相互关系的数据，统计分析算法就可以发现过去的科学方法发现不了的新模式、新知识及新规律。对于PB级的数据，没有模型和假设就可以分析数据。第四范式既不能像理论和模拟那样在一定程度上告诉"为什么"，更不能像实验那样明确地告诉"是什么"，只能告诉"大概是什么"，其精髓就是"客观"。从海量的数据中发现数据的共性和客观性，就是"第四科学范式"的应用潜力和吸引力。

"第四科学范式"的提出具有重要的意义：①揭示了科研信息化的本质，即数据驱动+数据为中心的科研信息化；②信息化科研活动过程呈现的是"数据生命周期过程"；③科学家们越来越多地通过"看数据"进行科学发现；④将理论、实验和计算仿真"归一"的第四范式下，派生出新的学科分支"数据密集型科学"。

"第四科学范式"是科学家从事科学研究的一种新型范式，也是一种新的观念和新的思维方式。其主要特点是以数据考察为基础，是理论、实验和模拟一体化的数据密集计算的范式，它在多学科研究及数据密集型科学研究中发挥越来越重要的作用。"第四科学范式"的提出使数据成为了科学研究的资源，创新了科学研究的范式，也使得数字化后的信息——数据得到了空前的重视，发挥了从未有过的重要作用，因而为中医药信息学的发展创造了新的机遇。

五、基于大数据的虚拟世界

哲学家对于世界本原问题一直存在着激烈的争论。唯物主义认为物质是第一性的，物质决定意识；唯心主义认为，精神是第一性的，精神决定物质。哲学家普遍都承认世界的二元结构，即世界是由物质与精神构成的。20世纪70年代，卡尔·波普尔摆脱了世界二元结构的划分，提出了著名的"三个世界"理论。他认为存在3个世界，第一世界是包括物理实体和物理状态的物理世界，包括无生命的物理实体和有生命的生物实体，既包括没有经过雕琢的大自然，也包括人造品；第二世界是精神世界或心理世界，即大脑思维过程存在的世界，包括意识状态、心理素质、主观经验等，人的痛苦和快乐的感觉，思想和决策，人的观念和观察，对精神和心理世界的表述和加工，梦幻意识或潜在意识，都属于第二世界，它是大脑思维过程发生的场所，是创造知识的世界；第三世界由人的思维产品构成，包括自然语言、宗教信仰、虚构的故事和神话、科学的预测和理论、数学定理、歌曲、交响乐、绘画和雕塑。这个世界既有科学，也有虚构；既有文化艺术，也有工程技术。

在这个划分中，第一世界是物理与生命的实体世界，第二世界是人的思维过程组成的世界，第三世界是人的思维成果组成的世界。

虚拟世界是基于互联网、手机网和有线电视网三网组成的。随着电子计算机、互联网的普及应用，手机网和有线电视网等通讯网络扩大，已经形成了一个新的世界。这个世界基于电子计算机技术的发展，是一个在互联网、手机网和有线电视网内由数据“运动（计算）”而呈现的空间，它既不是完整的现实空间，也不是完整的思维空间，而是现实空间和思维空间的数字化显现。在虚拟世界中唯一存在的就是数据，正是数据的流动构建了虚拟世界。显然，这个世界是由人的思维产品构成的，符合“三个世界”理论中第三世界的定义；这个世界由非真实的物质性存在，而是由数据流动模拟形成的，故称为“虚拟世界”。

虚拟世界（virtual world）目前主要有狭义和广义2个层面的涵义。

（1）狭义的虚拟世界，是指由人工智能、计算机图形学、人机接口技术、传感器技术和高度并行的实时计算技术等集成起来所生成的一种交互式人工现实，是一种能够高度逼真地模拟人在现实世界中的视、听、触等行为的高级人机界面，是一种“模拟的世界”。

（2）广义的虚拟世界，则不仅包含狭义的虚拟世界的内容，而且还指随着计算机网络技术的发展和相应的人类网络行动的呈现而产生出来的一种人类交流信息、知识、思想和情感的新型行动空间，它包含了信息技术系统、信息交往平台、新型经济模式和社会文化生活空间等方面的广泛内容，是一种动态的网络社会生活空间，是一个不同于现实世界的由人工高科技技术如计算机技术、互联网技术、虚拟现实技术等所创造的一个人工世界。

虚拟世界的存在一方面有主体行为在内，另一方面对它存在的理解是通过主体的感知来实现的。即虚拟世界只是对现实的动态模拟或实时仿真，通过给予主体的官能刺激，产生了近似物理时空的心理时空感，其创造必须服务于主体的特定需要，其结果还要在现实物理时空中验证和实现。所以虚拟世界既可以看成是在计算机集成技术上以数字化的方式存在着的现实，一个由符号对象及其相互关系组成的世界；又可以看成是计算机系统的物理世界。这就使得主客体界限模糊了。

虚拟世界既然是独立于真实和思维存在的世界，它就存在自己的哲学基础，拥有深刻的哲学问题。虚拟世界的出现，使得本体论问题比任何时代都更加突出。虚拟世界已经大大地拓展了自然本体的范畴，哲学家们必须回答从虚拟世界向真实世界的映射究竟达到何种程度的真实，虚拟世界能否代替物理世界或创造一个物理世界的替代品，是实现当前人类所说的可能性情景，还是能够揭开我们这个世界所难攻克的奥秘，或者仅能揭开另一种世界的实在规律，它从物质向精神转变的成功是否意味着传统物质观念的倾覆，原来意义上的本体论是否发生了转移，技术与符号融合的虚拟世界本体论又该怎样理解等一系列的问题。

从本体论来看，“虚拟世界是人对本原世界体验的再现，它只能丰富和加深对本体论的认识，而不发生本体论的转移”。虚拟世界既不是有形的物理世界，也不是根本不存在的虚无，它是一种特殊的现实世界，是一种由物质向意识转化的中间环节，形成了事物的过渡态；从认识论来看，虚拟世界能虚拟认识过程，加速认识的发展。它扩展了认识对象，对人类的认识产生着重大的影响，并且实现了“客体”本身的“主体化”，即认识活动双方都具有主体性。因此，它是一种客观实在，这种客观实在不仅指与思维相对的物质，而且指实在的东西。

虚拟世界的认识论意义恰恰在于实现了“客体”本身的“主体化”，即认识活动双方都是有主体性的。虚拟世界在认识论意义上具体表现为5个方面。

（1）使人类获得了一种认识世界的新工具。虚拟世界是人类社会的科学技术高度发展的产物，它是信息社会出现后才表现出来的，如同想象、梦和潜意识等。但虚拟世界中的事物比起梦、想象和潜意识来说更为实在，因为在虚拟世界中存在的只是数据，不能被数字化的事物就不能存在于虚拟世界中。有了虚拟世界，人类的认识能力和沟通能力都大大提高，很多在真实世界中无法说出的话更容易在虚拟世界中说出来，因而人们在虚拟世界中的交流比在真实世界中交流更多。所以说，虚拟世界是认识世界的一种新工具。

（2）虚拟世界使人类认识的客体域得到极大的拓展，即它使人类对现实世界中的复杂系统的认识由可能变为现实，成为复杂性科学认识地重要的和必不可少的辅助手段。只有数字化的东西才能在虚拟世界中存在，在虚拟世界中可以拓展真实世界里不存在的数据，如思维所产生的数据。这些数据是客体域的扩展，人们可以在这里处理现实世界中处理不了的问题，得到一些现实世界中得不到的答案。如借助数据的方法去寻找相关关系或规律，都是在客体域的基础上进一步扩展出来的能力，使这些在客体域里无法呈现的相关关系及无法实现的规律，能够在虚拟世界中得以展现。所以虚拟世界是认识复杂性科学必不可少的辅助手段。人们希望能够在虚拟世界中处理一些在现实世界中处理不了的复杂科学问题。如从信息科学的角度来说，可以将所有信息叠加起来，但是在现实世界里，信息存在的本体即信息依赖存在的物质是不可能叠加的。所以一旦信息都数字化以后，就可以采用这种不能在物质世界中实现地叠加，在虚拟世界中实现信息的关联关系展示。

（3）虚拟世界使主体能动性和主体优势得到了充分发挥。主体通过对虚拟世界的认识，在虚拟世界中达到对客观现实世界的认识，充分发挥主体在认识过程中的能动作用。虚拟世界中含有大量的客观真实，在这种客观真实之间可以建立起在真实世界中建立不了的关联关系。如果通过发挥人们的主观认识所建立起的这些关联关系应该是客观的、真实的，在客观世界里是可以实现的，这就是发挥主观认识来充分认识客观世界的过程。

（4）它使人的超前认识和创造性思维能力得到极大发挥。虚拟世界是现实世界与精神世界的中介，一种物质与精神的临界世界，其对真实世界的影响正在不断增大。虚拟世界里集中了大量人类的认识成果，这些成果以文字、图片、三维动画、录音、视频等形式被储存起来，“全世界的知识都可以声色俱全地通过电话线或者电缆像自来水一样廉价和方便地流进你家”。虚拟世界的海量信息，正在成为人们获取知识的重要来源。在现实中难以获取或不可能获取的知识，在虚拟世界中可以轻松获取，普通人也可以通过简便的方式获得某些专业知识。因此，虚拟世界扩展和深化了人的认识，大大提高了人们认识的自主性和创造性。人类的认识成果还能通过虚拟世界形成新的认识群体，这些虚拟认识群体可能会在不同地区甚至不同国家的人群之间形成，与以往的认识群体在结构、交流方式、距离等方面都有显著差异，这些都为人们获取多元化认识、充分发挥认识和创造性思维提供了选择的条件。

（5）虚拟世界还将改变人类思维方式。数据构成的虚拟世界的提出，以及其所发挥的越来越重要的作用，使得信息的作用提高到一个新的高度被重新认识。中医药信息及其所处的意象世界与虚拟世界的沟通，不仅为本学科的发展创造了良好的机遇，同时也为整个中医药学的发展创造了良好的机遇。

第三章　中医药信息学的基本概念与原理

中医药信息学是一门新兴的交叉学科，它是由中医药学发展需求所驱动，先进方法与技术所引领，以处理信息为主要特征的新兴学科，近年来，该学科在资源建设、文献检索、情报研究、网络建设、数据库建设、信息标准研究、医院信息系统、电子病历、信息诊断技术、信息工程建设、信息学学科、信息素养教育的各个研究领域都取得了较快发展。

中医药学是根植于中华文化、基于中国哲学、以天人合一的整体观及辨证论治的个体化诊疗思想为特征的一门研究人体生命运动的科学。信息科学则是基于西方哲学与西方科学而产生的一门以一般信息为研究对象、研究一般信息过程基本原理与基本规律的科学。中医药信息学是由中医药学与信息科学交叉汇通而产生的，是基于中医药学理论体系，遵循信息科学的原理，利用信息科学的方法与技术，研究中医药领域信息过程基本原理与基本规律及其作用，建立中医药信息学研究方法，研发相关技术，以解决中医药信息产生、获取、转化、激活、控制与传播等问题的一门交叉学科。

哲学的共存是学科交叉的思想基础。中医药学与信息科学是基于两种不同文化、两种不同哲学、两种不同科学基础，存在巨大时间差异而产生的两门科学。但近百年来西学东渐与东学西渐，使东西方文化有了更多地交流；作为文化核心的哲学，东西方哲学始终是并存的，东西方哲学家开展的一系列研究表明，两种哲学均具有其存在的道理，具有强大同化及包容性的中华文化及中国哲学最终有可能与西方哲学交叉协同，并在不断地交流中获得进一步的发展。基于西方哲学产生的科学主要是分析科学，基于中国哲学产生的主要是整体科学，而两种科学正处于逐渐交叉融合的过程，这也为两种哲学的沟通创造了更好的条件。哲学属于社会科学的范畴，而现代科学属于自然科学的范畴，在今天社会科学与自然科学交叉融合的趋势越来越明显，医学特别是中医药学本身就是自然科学与社会科学的融合，自然科学与社会科学的融合，也为两种哲学的沟通创造了条件。

非线性科学与复杂性科学虽然是从西方传入东方，但两者共有的特征是不再单纯注重基于还原论的分析，而是从事物的复杂性及系统性去认识和把握事物的整体，关注事物在环境中的整体运动状态的变化，以及事物内部，特别是与外部的复杂联系关系，在认识论层次上为东西方文化、哲学、科学及医学的协同发展创造了条件。

中医药学的发展一直是开放胸襟，不断吸收现代科学研究的最新成果，从基础理论上深入，在技术、实践上发展、提高，使其自身不断获得发展，以满足时代发展的需要。这个过程使得中医药学具有了更大的包容性，不仅在继承的基础上，保留与发展了基于中国文化、中国哲学及东方科学建立起来的传统中医药学的理论体系及方法论体系，而且也在创新的基础上，吸收和借鉴了基于西方哲学建立起的西方科学所产生的大量研究成果。

中医药信息学必须如同其他生物信息学、资源环境信息学等交叉学科一样，区分中医药学所研究的物质、能量与信息，进而通过信息来控制系统的运动。物质、能量与信息是组成世界的3大要素，信息具有独立存在的意义，尽管与物质、能量密不可分，但不是物质，也不是能量，因此有其自身的运动规律，在任何系统中信息均具有其自身的独特作用。

中医药学虽然没有明确地提出对物质、能量与信息的认识，但并非将中医药及其子系统看作是铁板一块，如对人体精、气、神等的认识，就是将其分别作为非相同的因素认识的。精、气、神不能完全对应物质、能量与信息，但中医药学中有对物质、功能和信息的认识是无疑的，只是由于中医药学的整体性与系统性，其物质、功能和信息的概念与现代科学所讲的物质、能量、信息相比有更广泛的含义，以及更复杂的包含，需要重新认识。因此，中医药信息是一组特殊信息，其处理方法的研究，有可能促进信息科学方法学的发展，中医药信息处理方法的进步对促进中医药学发展具有重要的意义，中医药信息学理论与方法论的发展对中医药学理论与方法论的发展也具有促进作用。

2008 年，崔蒙在《论建立中医药信息学》中系统地论述了中医药学和信息科学结合的基础与必然趋势，以及在理论和方法学上的结合点，中医药信息学学科的基本框架、主要研究领域和研究方向，这是中医药信息学发展成熟和建立的标志。文章中提出，“中医药信息学”作为一门独立学科存在的标志是它拥有独特的研究对象，即中医药实践过程中产生的信息，并形成特定的中医药信息术语集和中医药信息学原理与方法论这一基本的知识体系。

第一节　中医药信息学定义

中医药信息学是中医学与信息科学交叉产生的，以中医药信息为研究对象，以中医药系统信息运动规律及其作用为研究内容，以中医药信息学方法论为研究方法，以提高中医药信息获取、转化、传播与利用能力为目标的一门新兴学科。

目前，这个定义可以具体化为中医药信息学是中医学与信息科学交叉产生的，以中医药体验信息为主要研究对象，以中医药信息在意象世界中的运动规律及其作用为主要研究内容，以大数据处理方法为主要研究方法，以提高处理开放环境下复杂巨系统数据的能力为主要目标的一门新兴学科。

这个定义可以从 5 个方面来理解。

第一，中医药信息学是一个中医药学与多学科相互交叉协同所产生的新兴学科领域，相关学科包括了中国哲学、中医学、中药学、信息科学、管理学等各个学科。

第二，中医药信息学是中医药学的一个分支，其研究对象是中医药信息，即中医药系统及其子系统存在及变化的状态。这些存在及变化的状态可以通过多种载体表现出来，被主体感知后形成的中医药信息，是一种独特的体验信息。

第三，中医药信息学的研究内容是中医药信息的运动规律，即中医药系统及其子系统信息的产生、获取、传递、存储、处理、输出的规律及其所具有的作用。中医药信息是一种包含了本质在内的现象信息，是通过主体对客体的体验活动产生的，而这一体验过程是在意象世界中构建的。对中医药信息运动的规律研究，必须在中医药学理论和信息科学原理的指导下进行。

第四，中医药信息学以中医药信息学方法论为研究方法，因为中医药学的理论思想与“大数据”的思想有很多相似性、共通性，所以中医药信息学方法论中也吸纳了“大数据”的研究方法，其根基就是处理全数据、混杂数据及相关关系数据的方法。

第五，中医药信息学的研究目标是通过提高中医药信息获取、转化、传播与利用的能力，以解决阻碍中医药学发展的瓶颈问题，推动中医药学继承与创新的发展，要实现这一目标，必须解决怎样处理开放环境下复杂巨系统数据的问题。人体本身就是一个复杂的开放巨系统，自然界、社会是更为复杂和开放的巨系统，人处于自然和社会的环境中，复杂开放的巨系统相互叠加所产生的数据就是中医药信息学所要研究的数据。

中医药信息学就是这样一门新兴学科。

（一）多学科交叉

中医药信息学是一个中医药学与信息科学本身所具有的多学科相互交叉协同所产生的新兴学科领域。

中医药信息学是中医药学的一个分支，其研究的范围是在中医药理论和信息科学原理的指导下，研究中医药信息系统及其子系统运动过程中信息变化的规律。是中医药学与信息科学交叉融合产生的一门新兴学科，与中国哲学、管理学等也有着密切联系。

1. 中医药学

中医药学是一门研究人体生命的科学。从中医药信息学的角度看，可以认为，中医药学的本质就是在中医药理论指导下，研究人体生命及其相关系统运动过程中物质、能量与信息的变化规律，特别是人体生命运动过程中的信息变化规律，通过把握和调节处于自然与社会环境中人体整体现象信息状态的改变，从而达到保持人体健康的目的。中医药信息学是中医药学的一个分支，其研究的范围是在中医药理论和信息科学原理的指导下，探索中医药系统及其子系统运动过程中信息变化的规律。

2. 中国哲学

中国哲学是中医药学的基础，也是中医药信息学的基础，其时空观、主客体观、现象本质观都来源于中国哲学，吸纳了中国哲学时空统一、主客体融合、现象本质同重的特点。

（1）时空观：中医药信息学认为时间与空间是统一交错不可分割的，因而在研究中重视时空的系统性，重视时间的延续性，重视空间的整体性。

（2）主客体观：中医药信息学认为主体与客体是独立存在的，但两者间可以相互融合，中医药信息学领域的信息与知识都是在主客融合基础上产生的。

（3）现象本质观：中医药信息学认为现象与本质同样重要，同样存在规律，现象变化规律在本学科的研究中具有重要意义。

3. 信息科学

（1）信息理论与信息系统（信息论、信息工程）：信息科学是以一般信息为研究对象，以扩展人体的信息功能为研究目标的一门科学，其研究范围涉及信息与知识。

中医药信息学是以中医药信息为研究对象，以提高中医药信息获取、转化与共享能力为目标的一门学科。中医药信息学认为，中医药信息是在中医药理论指导下，对人体生命及其相关系统在自然与社会环境中运动时所产生的现象状态及现象状态变化的认识。中医药知识是在中医药理论指导下，对人体生命及其相关系统在自然与社会环境中运动时所产生的现象状态及现象状态变化规律的认识，其关注的要点是系统运动中产生的现象变化规律。与信息科学相比，中医药信息学研究的是中医药及其子系统运动中产生的动态现象信息及其在此基础上形成的关于现象信息运动规律的知识，其信息和知识具有明显的领域特征，受中国哲学及中医药学理论的影响，是一组需要特殊处理的信息与知识。

（2）计算机科学与技术（计算机科学理论、硬件、软件、网络通信、自然语言处理等）：计算机科学的发展为中医药信息学的发展及中医药信息工程学的建立提供了技术支撑。感测技术可以扩展人体感觉器官的功能，通讯技术可以扩展人体神经系统的功能，控制技术可以扩展人体效应器官的功能，信息处理技术可以扩展人体思维器官的功能，将上述技术融合在一起，就是中医药信息学与计算机科学相结合的未来发展趋势，形成具有信息化、智能化和综合化特征的智能信息系统，从而大大扩展获取中医药信息及促使中医药信息转化为知识的能力。

4. 管理学

管理学是新兴的信息管理学与知识管理学的基础，而信息管理学与知识管理学的形成不仅为中医药信息管理学和中医药知识管理学建立与发展提供了支撑，并且对中医药信息学的形成产生了重大影响。尤其是知识管理学中，有关显性知识和隐性知识的认识，以及对显性知识与隐性知识间相互转化的认识，促进了中医药信息学对中医药知识共享原理认识的发展。

（二）研究对象与内容

中医药信息学是中医药学的一个分支，在中医药学理论和信息科学方法论指导下，研究中医药体验信息、知识密集型数据、意象世界及其在虚拟世界中的重现，以及如何处理开放环境下的复杂巨系统的数据等问题。

1. 中医药信息学以中医药信息为研究对象

中医药信息是中医药及其子系统存在及变化的状态，它有着如下特征：相对重视系统时间上的延续变化状态；相对重视系统包含了大量稳定与不稳定关系的包括本质在内的现象变化状态；相对重视系统（包括子系统）相互间影响后产生的整体变化状态。例如，中医诊疗信息采集系统收集的信息包括人体自身经过长期遗传，以及受社会、自然界环境影响形成的，人体内部局部变化所引起的、包含了稳定与不稳定关系的整体综合变化状态；方剂系统呈现的信息包括中药自身经过长期遗传，以及受自然界环境影响，并在中医理论指导下，通过炮制和配伍，作用于人体后，通过人体整体变化表现出来的包含了稳定与不稳定关系的方剂配伍作用的综合状态。

在信息系统中，信息的表现形式是数据，数据是用字符（通常为数字或字母）、算术符号及描述来表示，这些表示形式应该对其所涉及的每一个数据都有一个明确稳定的含义，从而达到处理与交流的目的。信息要被不同用户组或应用系统所共享，就必须有一致认可的定义。信息必须是明确的，每一个信息要有概念的语义含义（内涵）、概念的全部实例（外延）及一致认可的表示法。对各类信息概念的正确理解需要依赖于信息分类；对各类信息做出一致认可地表示需要依赖于信息编码。

正是由于中医药信息所具有的上述特征，使得数字化的中医药信息即中医药数据具有如下特点。①古汉语多：中医药学是一门流传了千年的传统医学，留下了大量古代文献，在行文叙事中也保留了大量古汉语习惯，因而中医药信息中也包含了大量古汉语成分，难以与现代数据共同处理；②术语不规范：中医药学在数千年的传承中，发展出众多流派，产生了众多医家著作，因为时间、地域的不同，医家自身书写习惯等各种原因，导致了这些著作中名词术语的不规范，一词多义、一义多词、近义词难以区分等现象比比皆是，难以界定，给数据清洗带来了困难；③定性数据多：中医药学受中国古代哲学的影响，对基本原理、诊疗过程多采用定性方式描述，缺少量化表达。以中药四性寒、热、温、凉为例，寒与热、温与凉之间就是一种定性描述，虽然寒与凉、热与温有程度上的不同，但并没有规定“凉”到什么程度才能算“寒”。因为中医药数据多为定性数据，缺少量化表达，使得现有计算机程序处理起来非常困难；④非结构化数据多：中医药数据中文本数据、非结构化数据较多，结构化难度较大，给数据分析造成困难；⑤高维小样本数据多：中医诊疗过程是一种个体化诊疗，对某一个体进行全面观察从而获得该个体的全部信息，也就是“全数据”，这些数据是从各个维度来描述同一事物的，维度高而样本小。这种由个体化诊疗所造成的高维小样本数据，使得建立基于公理的推理难以实现；⑥人文自然相结合：中医药学在形成过程中吸纳了中国古代哲学和古代自然科学的内容，形成了独特的天人相应的整体观念，认为人体与自然、社会息息相关，因而中医药数据的内容中也体现出人文科学与自然科学的结合，不利于逻辑推理与一般数据分析工具的应用。

2. 中医药信息学以中医药系统信息运动规律及其作用为研究内容

首先，研究中医药及其子系统信息运动规律及其作用，要建立起包含中医药系统及其全部子系统的系统模型，发现、理清中医药及其子系统之间的信息联系。建立系统模型需要将中医药系统及其子系统所包含的全部概念及其概念间的全部关系表达出来，以明确如何通过信息将中医药及其子系统联系起来；同时需要将中医药系统及其子系统间全部逻辑关系清晰地表达出来，以明确中医药及其子系统间的信息流是如何有序地运动的。

其次，要在系统模型的基础上展开中医药信息学的原理研究，研究中医药系统及其子系统包含了本质的现象信息产生、获取、转化、激活、控制与传播的原理。其关注的要点是系统及其子系统随时间延续，空间改变，具有主客融合特点的动态现象信息是如何形成，怎样被感知和识别，如何转化成经验性知识，如何形成解决问题的方法，又如何通过信息反馈实现对系统运动的控制，最后是通过什么途径实现了这种有关复杂巨系统经验知识的传播。

最后，是要在原理研究的基础上开展相关方法与技术的研究，即中医药信息获取、存储、处理、输出、反馈方法与技术的研究。其研究的重点是包含大量不稳定联系的现象信息如何尽可能全面地、准确地获取；源于古代并含有大量歧义的现象信息如何规范化存储，具有系统性及整体性特点的现象信息如何结构化存储；现象信息中所含有的大量具有个性化特征的隐性规律如何发现，并使其服务于中医理论信息模型建立、中医临床决策支持与中药新药辅助开发；处理后含有大量隐性知识的信息如何在最恰当的时间，以最合适的方式，服务于最需要的人群；对系统运动具有关键作用的反馈信息如何迅速获得并准确判断其与系统目标间的差异等。其关注的要点是如何充分发挥信息技术的作用，通过处理人脑难以处理的海量数据，特别是数据间存在的关联关系，有效地促进中医药学发展。

（三）研究目标

中医药信息学的研究目标是通过提高中医药信息利用的能力，解决阻碍中医药学发展的瓶颈问题，推动中医药学理论与方法学的继承与创新发展，促进临床疗效的提高。

中医药学发展的瓶颈之一是信息获取、转化、传播与利用能力不足。在中医药学存在的数千年中，其信息获取主要是靠人体的感觉器官，转化主要靠人脑，传播主要靠书籍和口对口的教授，利用主要靠医者自身的悟性，这就极大地阻碍了中医药信息利用水平的提高，进而严重阻碍了以信息为主要研究对象的中医药学的发展。中医药信息学通过引入现代信息技术扩展人体的信息功能，提升人体的智力功能，将有效地提高中医药信息获取、转化与利用的能力；而知识管理与知识服务方法和技术的引进可以拓展隐性知识向显性知识转化的途径，数字化技术与网络技术的引进可以明显加快中医药学知识的传播速度，从而明显提高中医药信息传播的能力及海量数据利用的效率。中医药信息获取、转化、传播与利用能力不足问题的改善，将极大地推动中医药理论研究与临床实践的发展。

第二节　中医药信息学方法论体系

一、中医药信息方法

中医药信息学以中医药信息学方法论为研究方法。中医药信息学方法论体系主要包括一个方法和两个准则，即中医药信息方法和中医药信息功能准则与整体准则。在中医药信息学方法论体系中，信息方法是核心，功能准则和整体准则是保证信息方法能够正确实施的法则。信息方法与其两个准则交互作用，一起形成了完整的中医药信息学方法论体系。

所谓中医药信息学方法，就是运用中医药学理论与信息科学的原理，把中医药及其子系统的运动过程看做是信息传递和信息转换的过程，通过对各系统信息流程的分析和处理，获得对中医药及其子系统，以及多个子系统相互作用运动过程规律性认识的一种研究方法。

中医药信息学方法的特点是以中医药理论和信息原理作为分析和处理中医药系统及其子系统运动过程中所产生问题的基础，不侧重中医药及其子系统实体及其具体结构的改变，而将中医药及其子系统运动过程抽象为信息变换的过程，通过信息流动过程特别是干预后产生的综合性反馈信息的存在，使得中医药及其子系统运动按照预定目标实现控制。中医药信息学的方法论遵循了信息科学的整体准则和功能准则，揭示了中医药及其子系统运动状态之间的信息联系，从而在一定程度上能够帮助中医药学更准确地从整体上把握中医药及其子系统的运动状态，同时也揭示了中医药及其子系统运动的信息规律，对已有的，而现代科学难以理解的中医药及其子系统运动现象，从中医药信息学的角度做出了说明。中医药信息学方法论为实现中医药海量数据的有效利用，以及中医药信息管理和中医药知识管理提供了有力的手段。

二、功能准则

运用中医药信息方法对中医药及其子系统进行研究时，不需要对中医药系统的实体及其具体结构加以解剖性地分析，而是将其分解为具有相对整体性的子系统，进而对各个系统（包括子系统）的信息流程加以综合性地考察，着眼于中医药及其子系统相互间及在与自然和社会环境交互作用的运动过程中包含了本质的动态现象信息的变化，从而获得关于各个系统运动规律的认识，以及各个系统相互作用后运动规律的认识。

三、整体准则

用中医药信息方法获取中医药及其子系统信息时，是在中医药学及信息科学理论指导下，不割断系统本身的联系及各个系统间的联系，不是只关注各系统的局部（不进行空间切割），不忽略自然、社会对各个系统的影响（包括稳定的与不稳定的），不将各个系统看作静止不变的（不在时间上停止），不是在剖析的基础上进行简单的机械综合，而是直接从中医药及其子系统，以及各个系统与自然、社会相互融合形成的整体出发，用联系的、全面的、动态的、转化的观点去综合分析各个系统运动过程中综合现象的状态变化，以及各个系统相互影响运动过程中复杂现象状态的变化，从而获得对系统运动规律的认识。

四、中医药信息学方法论的作用

（1）中医药信息学方法论揭示了中医药及其子系统运动状态之间的信息联系，从而在一定程度上能够帮助中医药学更准确地从整体上把握中医药及其子系统的运动状态。

（2）中医药信息学方法论揭示了中医药及其子系统运动的信息规律，即中医药信息变化的规律，对过去人们对中医药学所认识的、而现代科学难以理解的中医药及其子系统运动现象，从中医药信息学的角度做出了说明，有助于人们加深对中医药学的认识。

（3）中医药信息学方法论为实现中医药海量数据的有效利用，以及中医药信息管理和中医药知识管理提供了有力的手段。

第三节　中医药信息的主要特征

物质、能量与信息是组成世界的3大要素，信息具有独立存在的意义。

英国著名数学家、控制论创始人诺伯特·维纳在《控制论：或关于在动物和机器中控制和通信的科学》中提出“信息就是信息，既不是物质也不是能量”，还认为信息是“我们在适应外部世界，控制外部世界的过程中同外部世界交换的内容的名称”。我国著名理论物理学家周光召在《复杂适应系统的进化》一文中指出“可以认为物质，能量（运动）和信息是一起构成宇宙形形色色、丰富多彩现象的三大基本要素”。1989年版的《辞海》关于信息的解释是“信息：通讯系统传输和处理的对象，泛指消息和信号的具体内容和意义，通常须通过处理和分析来提取。信息和物质、能量是构成系统的三大要素”。香农认为信息是“事物存在的方式或运动的状态”，“信息是用来消除随机不定性的东西”。钟义信则给出定义：“信息是物质存在的状态与变化的方式。”由这些论述可以看出，尽管物质、能量与信息密不可分，但信息不是物质，也不是能量，因此有其自身的运动规律，在任何系统中信息均具有其自身独特的作用。

关于信息定义最大的分歧是信息是否依赖于人存在。到目前为止，这一观点的争论依然非常大。一种观点认为信息是不依赖于人而存在的，即没有人类也会产生信息，因为根据维纳的观点，世界是由物质、能量和信息3种元素组成，物质和能量都是不依赖于人而产生的，那么信息也应如此，人类存在与否，都会有信息产生；另外一种观点认为信息是依赖于人而存在的，必须有人才会产生信息，根据香农的观点，信息是一种准确性，即信息能够消除随机不定性，使消息越来越准确，这种消息的准确是必须依靠人来实现的，如果没有人类就没有这种准确，所以他认为信息必须依赖于人而存在。目前为止两种观点的分歧一直没有解决。钟义信对这种分歧采用了折中方式，他认为信息实际上存在两种状态，一种是本体论信息，一种是认识论信息，本体论信息不依赖于人而存在，认识论信息则需要依赖于人而存在。

如果世界是由物质、能量和信息组成，那么传统的中医药学因其产生时条件的限制，没有能力深入研究物质和能量，它所研究的主要对象就是信息，并且是认识论信息。中医药信息是在中医药学领域里存在的信息，中医药学的知识是由人类发现、积累地，如果没有中医药学的知识就没有中医药学的信息，因而中医药信息也是依赖于人类的智慧而存在的，所以中医药信息是一种认识论信息。

中医药信息是中医药及其子系统存在及变化的状态，是在中医药实践过程中，主体在开放环境中对客体变化过程中内、外关系整合后生成的综合状态及其改变方式的体验，具有明显的主客相融的特征。整个中医药信息是在中医实践过程中产生的，比如说，所有的中药都是客观实在的物质，但如果没有中医的实践，这些物质所产生出的信息就不是中医药的信息，而仅是植物的信息、矿物的信息或者动物的信息。中医药信息是在中医实践过程中，医者作为主体对开放环境中所观察对象状态的一种体验，包括被观察人或物质的变化过程中内、外关系整合后生成的综合状态，以及各种状态改变的方式。这种体验所得到的信息具有明显的主客融合特征，所以中医药信息一定是认识论信息。此外中医药信息还具有相对重视系统时间上的延续变化状态、相对重视系统包含了大量稳定与不稳定关系的包括本质在内的现象变化状态、相对重视系统相互间影响后产生的整体变化状态等特征。

一、中医药信息特征之一：整体信息

中医药信息相对重视客体内部与外部相互间影响后产生的整体变化状态与方式，是一种人体自身信息、自然环境信息与社会环境信息交叉产生的整体信息而非部分信息。

中医药信息是完全开放环境下的信息，人体与自然、社会交流和联系产生的综合状态，中医药信息的开放性决定了中医药信息的系统性和整体性。在获取中医药信息的时候，不能只获取局部的信息、某个空间的信息，而是要全部把握一个时间流程或一个循环的时间信息，例如，五运六气这种循环过程，在获取信息时一定要完整获取一个五运六气循环过程的信息；以及开放环境下能够作为一个独立整体出现的信息，在个体上具有相对的整体性，又具有相对整体的独立性。所以在以往的科研中采用分析方法所获取的中医药信息并不是真正的中医药信息，因为产生于开放环境下的中医药信息一定是系统的和整体的。

(一) 整体性在证候中的体现

辨证论治是中医临床的一大特色，以"证候"来概括人体生命活动过程中某一阶段或某一类型的变化，一般由一组相对固定的、有内在联系的、能揭示人体生命活动某一阶段或某一类型状态的症状和体征构成。证候是人体生命活动过程中某一阶段或某一类型的外在反映，该阶段所有因素的关联关系是证候的内在本质。

由于证候的内涵中包括了发生改变的时间、原因、部位、性质、邪正盛衰的变化等人体生命发展变化的动态因素，能够揭示证候的内在关联关系和发展趋势；又能呈现出当前阶段下人体与自然环境、社会环境等因素有机联系的多因素反应状态，强调的是天人合一及时间的阶段性和延续性。因此作为阶段变化的外在反应——证候，也是一个综合了人体、自然、社会多因素，考虑了时空阶段性、延续性的整体概念，较少以具体的器质性机体组织变化的空间切割来认识人体变化信息。

(二) 整体性在中药中的体现

中药的功效不仅仅局限于单一的原材料的作用。在中医药学中，对中药的认识包括了药物的产地、种属、药用部位等资源信息，炮制、配伍等制备信息，再加上与人体发生作用后反映出来的性、味、归经等药物基本信息，以及功效、主治等动态变化信息，这些信息综合起来，形成了对中药的整体认识。因而中医药学较少探讨药物的化学成分、化学结构及作用的具体靶点等空间属性，其对中药的认识是包含了药物本身、人为对药物的加工，以及药物与人体的相互作用几个方面的综合整体信息。

二、中医药信息特征之二：认识论信息

在信息学界，对信息的根本属性始终存在着不同的观点，即信息是本体论的信息还是认识论的信息，本书采用了钟义信的观点，即两者同时存在，而中医药信息则仅仅是认识论信息。

认识，也称认知，是人感受、了解外界事物的过程，或者说是对作用于人感觉器官的外界事物进行信息加工的过程。它包括感觉、知觉、记忆、思维等心理现象，即个体对感觉信号接收、检测、转换、简约、合成、编码、储存、提取、重建、概念形成、判断和问题解决的信息加工处理过程。使认识到的事物在大脑记忆中留下深刻印象，可以随时回想起，就是体验。

中医药信息相对重视主体认识与客体信息融合后包括观察在内的体验。从信息的层次上看，中医药信息是认识论层次的信息，而不是本体论信息，其信息与主体相关，即是主客融合性质的信息。

观察活动，是人（主体）通过观察，包括使用各种仪器观察，力图把握外物或实体的本质与规律，它所认识到的，只能是"是什么"。观察不能体验人与环境的交融状态，即不能从世界之内体验"怎样是"、"怎样存在"。

实际上，观察总是割裂世界的某一片段或某一事物与世界整体的联系，以考察这个片段或这个事物的本质和规律，是分析科学用以把握世界真相的最常用手段，所求的是逻辑

的“真”。但逻辑“真”会遮蔽存在的“真”。

（一）体验在诊疗过程中的体现

中医在诊疗过程中，在观察患者的同时，用已有的知识与经验对观察到的变化及变化方式进行认识，因而所获得的是包含经验在内的体验信息，而较少单纯利用观察到的信息。

中医诊疗过程，就是对人体认识、体验的过程，常用手段为望、闻、问、切，即四诊合参。根据四诊得到的症状、体征，总结辨别出证候，从而确立治则治法、处方用药。在四诊过程中，医生所获得的信息是包含了观测信息（症状、体征）在内的体验信息（证候），可以说，没有中医药学的长期实践及其所建立的知识体系，就不会产生中医药的体验信息。

辨证并非通过观察来把握病灶部位的病变本质，而是通过体验来把握人与自然（生活）的活生生的整体，它不是片面的、抽象的，不是概念，不是逻辑，而是显现真实，显现存在的“真”。

（二）体验在认识中药药性过程中的体现

中医药学认识中药药性的过程也是一个认识、体验的过程，在观察中药表面特征的同时，用“尝百草”的方式体验中药的物理特性，用在医疗实践中体验到的中药疗效认识中药的性味归经及主治功效，最终形成中药的知识体系，同样较少单纯利用观察到的信息。

三、中医药信息特征之三：现象信息

中医药信息相对重视客体包含了大量稳定与不稳定关系的包括本质在内的现象变化状态与方式，即中医药信息是包含了本质在内的现象信息，而非单纯的本质信息。

中医药信息注重信息变化关联性的特点主要表现在：中医药信息是包含本质在内的现象信息，不稳定关系的获取是中医药信息获取的特征，因而在混杂的前提下，它能关注到微细的现象变化。

（一）现象在中医方剂中的体现

中医药治疗疾病所采用的方剂就包含了多个方面的信息：中药（尤其是动植物药）自身经过长期遗传（纵向不稳定）呈现出的信息；中药受自然界环境（气候、土壤）影响（横向不稳定）呈现出的信息；中药在中医药理论指导下，通过炮制和配伍（成分不稳定）后呈现出的信息；中药作用于人体后（个体不稳定），通过人体整体变化表现出来的信息；具有稳定与不稳定关系的中药相互作用后形成的方剂配伍效应的信息，这些信息的综合状态就是方剂所呈现出的信息。由于在时间、空间、成分、个体等多方面都具有不稳定的因素，因而方剂的整体信息缺乏精确的稳定性。

（二）现象在中医诊疗过程中的体现

中医诊疗过程包括了解人体整体变化状态及其方式。从纵向来说，与人体自身长期遗传相关，由人种、地区、家庭、自身等多方面因素决定；从横向来说，与社会、自然界环境相关，受外界环境因素影响而发生变化；从而引起的所有稳定与不稳定关联关系的整体综合变化状态，才是中医诊疗所需的人体信息，是包含了本质的人体现象变化状态。

四、中医药信息特征之四：时间信息

中医药信息相对重视体验对象在时间上延续变化的状态与方式，而对空间信息的把握略差一些。

从中医药信息获取的内容上看，获取的是在客体表现出来的综合变化状态，这种变化状态主要是随着时间的推移而产生，对于空间分割产生的信息获取能力相对较弱。

（一）时间在证候传变中的体现

证候是人体生命活动过程发展到某个阶段的变化状态，证候信息是该个体生命发展到这个阶段所发生的信息，是暂时的、个别的现象信息，具有不稳定性。不仅如此，随着时间的推移，证候在不断发生传变，如外感病中的六经传变、三焦传变、卫气营血传变，以及内伤病中的寒热虚实等证候变化，这种随着时间而产生的变化与空间变化没有密切的关系，主要是呈现为同一个个体（空间）随着时间变化而发生的整体变化。

（二）时间在药物煎煮中的体现

中药方剂中也包含了时间信息，主要体现在煎煮过程中。例如，附子随着煎煮时间加长毒性减轻；通过后下减少大黄煎煮时间而增加通下功能；解表药随着煎煮时间加长解表功能逐渐降低；而补益药的功能则随煎煮时间推移而增强。通过改变不同药物的煎煮时间，可以对方剂整体功能的某方面进行加强、减弱甚而偏移，呈现出方剂整体信息的改变。

第四节　大数据环境下中医药数据的特点

中医药信息有典型的 4 大特征：整体信息、认识论信息、现象信息和时间信息。“大数据”也呈现出 3 大特点：整体性、混杂性、相关性。两者之间有着相似性和共通性。

中医药信息有着的整体信息性，相对重视客体在开放环境下的整体变化状态，即人体整体的变化及其随所处环境变化而发生的变化，以及客体在时间上的延续变化状态（即传变），而较少在空间上进行切割。这与“大数据”注重整体而非抽样的特征极为相似。

中医药信息的“主客融合的体验”及“包含本质的现象”特征导致了辨证诊断和疗效的模糊，以及中药性味归经和方剂功效的模糊，这些特点与“大数据”的“混杂性”特点不谋而合。

中医药信息相对重视客体在开放环境下随时间推移而产生的整体变化状态与包含本质的现象信息，即所有细节在整体状态下的相关关系，与“大数据”注重“相关性”的特征具有相似性。

与其他行业数据相比，中医药数据在数量上还不具有海量的特点，目前还很难达到

PB、EB、ZB级，大多停留在GB、TB级水平，但在“大数据”处理环境下，中医药数据却具有其自身的特点。

一、全 数 据

所谓“全数据”，就是在观察某一对象时，尽可能全的收集与该事物相关的信息，包括本质，也包括现象，包括稳定的，也包括不稳定的，并将所有的信息都数字化。

这些数据可能达不到海量的概念，但对某一具体事物来说是全面的，能够从中发现事物相关关系的细节，我们就称为“全数据”。或者说，“全数据”是一种从各个维度来描述同一事物的高维数据（这个高维很可能并非是整数维）。

“全数据”是符合大数据特点的一种数据，可以用处理“大数据”的方法进行处理。而中医药数据也非常适用于全数据处理的模式。例如，要发现一名老中医的临证经验，就需要把这名老中医所有的诊疗的病历都数字化，包括成功的和不成功的病例，在其全部诊疗数据的处理过程中不仅发现事先设计的目标知识，甚至可以发现未进行设计的新知识。同样，处理一个专科、一个医院、一个流派（如伤寒派）的诊疗数据时也同样需要全数据。相似的，要发现一个患者的诊治及处方用药的规律，也需要收集这名患者的全部数据，在处理“全数据”的过程中发现所需要的知识。但是，由于中医药学的个体化诊疗特征，如果把所有中医药数据混杂在一起反而无法发现真实的诊疗规律，这是由于中医药学的个体化诊疗不仅是指患者的个体化，而且指医生的个体化。因此，全部中医药数据的混杂性破坏了这种个体化的特征，也就无法发现真实的中医药诊疗规律。这与中医药数据的第二个特点，知识密集型数据密切相关。

二、知识密集型数据

中医药“知识密集型数据”是指在中医药长期医疗实践活动和科学研究过程中所产生的原始性、基础性数据，这些数据最大的特点是与形成数据的基础信息密切相关，是一种认识论信息，不同于本体论信息。

认识论信息是叠加了人类的认识后形成的信息，特别是中医药信息，都是叠加了中医药经验性知识后形成的，在较少的数据中集中、压缩了大量的知识，因此中医药数据可称为“知识密集型数据”。这种数据其数量很难达到本体论数据的量级，但其每个数据中知识的含量却要远远高于本体论数据。

现阶段中医药文献还是中医药数据的主要来源之一，中医药文献数据是历代医家在临床诊治中的心得体会、科学研究者对实验结果的探索总结，是历代医家的智慧体现，具有知识密度高、蕴含隐性知识、知识发现潜力强的特点，是一种“知识密集型数据”。

但中医药“知识密集型数据”的描述和表达是粗糙的，数据语义与内在逻辑没有明确表达，或根本就没有逻辑性。在“小数据”处理环境下，这些特点为中医药数据的利用及知识的转化带来巨大障碍。

总的来说，中医药“知识密集型数据”具有整体性、混杂性、相关关系性的特点，而这些恰恰是“大数据”的特点，因而“大数据”处理方法与技术的研究进展也为处理中医药数据提供了新的思路和方法。

第五节　大数据环境下的中医药意象世界

一、中医药意象世界

意象世界不是物理世界，也不是精神世界，意象世界只能存在于中医药学对客体的体验活动之中。意象世界不是逻辑思维活动的结果，因而意象世界不是逻辑的“真”；它是超逻辑的直觉活动的结果，显现事物本来的体性，是存在的“真”。因此，中医药学在学习、实践过程中强调“悟性”，重视患者的自我感觉。意象世界的“象”则是自足的、完形的、无待的、超关系的，是一个完备的全体。

中医药信息学给予“意象”的最一般的规定是“稳态与和谐”，在意象世界中，实现了“客体”本身的“主体化”，即认识活动双方都具有主体性，这对认识中医药的知识，特别是理解中医的疗效具有重要意义。

意象世界是对“物”的实体性超越，也是对人个体生命有限存在的超越，同时它又是复归，通过体验信息，回复自然（真实）。正是在这个意象世界中，中医药学构建了一个稳态与和谐的状态，既包括人体本身的稳态，又包括人体与自然的和谐，即人的身心都达到了最佳的健康状态。

如果这一状态出现了失稳与不和谐，偏离了健康状态，中医药学通过体验信息来发现和把握失稳状态的本质——证候，通过药物或非药物治疗对失稳状态进行调节，最终使机体恢复稳态与和谐状态（产生疗效）。而这一系列过程，都是在意象世界中发生和变化的，仅仅是一种体验信息。

在意象世界中，中医药学通过“神农尝百草”（体验）发现中药的性味归经、功能主治，通过人体状态的改变，发现药物相互作用（配伍）形成的方剂所具有的增效减毒整体功效，这些发现都是体验信息在意象世界中呈现的真实。

可以说，在意象世界中唯一存在的就是体验信息。

那么意象世界和真实世界是不是分裂了呢？

不是。中医药信息学认为，由体验信息构建的意象世界是一个真实的世界。在意象世界中，客体如它本来存在的那个样子呈现出来。要把握中医药信息学的这个思想，关键在于把握中医药学对“真实”、对客体本来存在样子及认识活动双方主体化的理解。

在中医学看来，在任何状态下人体自身都是能够达到相对稳态的，与自然界不是分裂而是和谐的，因此，中医药学始终强调对自然的敬畏，对生态环境的保护，人与自然的和谐相处，这种稳态与和谐就是中医药学所追求的境界，是人的本然状态。在中国哲学和中医药学理论中，这就是“真”，就是“自然”。这里的“自然”，不是现在普遍认知的自然界，而是“存在”的本来面貌。这个“自然”，这个“存在”的本来面貌，在中医药学中就是人体的稳态及其与所处环境之间的和谐。

二、虚拟世界对意象世界的支持

20世界70年代，卡尔·波普尔提出了著名的“三个世界”理论，认为，第一世界是物理世界或物理状态的世界；第二世界是精神状态的世界；第三世界是概念的世界，即客观意义上的观念世界。“它是可能的思想客体的世界：自在的理论及其逻辑关系，自在的论据，自在的问题境况等世界”。这种“客观精神世界”“是通过说或写而传达出的信息”，因此“客观意义的知识是没有认识者的知识，也即没有认识主体的知识”，也就是所谓“自在的”知识。

“这三个世界形成这样的关系：前两个世界能相互作用，后两个世界能相互作用。因此，第二世界即主观经验或个人经验的世界跟其他两个世界中的任何一个发生相互作用。第一世界和第三世界不能相互作用，除非通过第二世界即主观经验或个人经验世界的干预。”

波普尔是个实在论者，他的三个世界都有强烈的本体论特征，特别是他的世界3，其客观实在性和自主性是他所一贯坚持的。然而波普尔对三个世界之间的关系的意见不适合于今天的信息时代。他虽然认为世界3是客观的，甚至是自主的（即有其客观规律的），但是世界3并不能够直接与世界1进行相互作用，人（世界2）是世界3与世界1之间必须的和最为关键性的中介。这样的理论可以用以解释计算机发明以前的情况，但用来解释虚拟现实问题显然是不合适的，因为它武断地割裂了物理世界与人类精神活动产品之间可能会发生的联系与互动。

仔细考察以计算机为核心的信息处理技术系统，就必须承认，这样的系统由两大部分组成，服从物理运动规律的机器硬件系统（世界1）和人类的精神活动产品软件（计算机程序软件，它应当而且只能被看做是世界3）。仅就其技术系统而言，虚拟现实应当是软件和硬件两者相互作用的结果，即世界1与世界3的相互作用。那么当人参加到这样的虚拟现实中去的时候，所发生的情况就是三个世界的相互作用。

虚拟现实所具有的哲学意义：它在人类文明历史上首次实现了三个世界的交互作用。这是一项带有根本性的突破，只有现代信息技术才能够实现这样的突破。

可见，虚拟世界是存在于物理与精神世界之外的世界，由数据“运动（计算）”而呈现的空间，在虚拟世界中唯一的存在是数据。

意象世界也是存在于物理与精神世界之外的第三世界，在意象世界中唯一存在的是体验信息。

这表明在精神与物理世界外构建的第三世界是存在的，并能够对物理与精神世界产生实际的影响，促进或阻碍真实世界的发展。因此，中医药意象世界对人体与周围环境所产生的影响是不容忽视的。

三、意象世界中的中医药疗效评价

中医药疗效目前有多种评价方法，中西医结合的评价是最常用的评价方法，特别是西医的金指标得到了空前的重视。

但同时也可以从这样一个角度去认识作为中医药学灵魂的疗效，即中医药治疗的最终目标是在人体生命运动的不同阶段、不同状态、不同环境下（因人、因时、因地制宜）达到人体自身的最佳稳态及其与所处环境间的最佳和谐。这种稳态与和谐从中医药信息学的角度来看，是主体与客体（即认识活动的双方）同时获得（都具有主体性）的体验信息的稳态与和谐（在具体条件下可能达到的最佳稳态与和谐状态）。

从中医药学的角度看，临床衡量疗效，在重视所有西医指标的同时，也应该重视中医药学在意象世界中形成的稳态与和谐的体验信息。

1. 中医药疗效的实现所在——意象世界

中医药信息学关于疗效的认知——人体自身的稳态及其与所处环境间的和谐，不是物质的也不是精神的，因此这种稳态与和谐既不是在物质世界中也不是在精神世界中实现的，也就是说，它不是客观的，也不是主观的，而是由体验信息的整合在物质与精神之外的意象世界中实现的。换言之，中医的疗效是在中医药学的意象世界中实现的。因而，人体的稳态及其与所处环境间的和谐既无法实际测量，也不是虚无。

2. 意象世界中疗效评价的积极意义

中医药疗效是一种“真实”（非物理、非精神）的人体生命运动在不同时段、不同状态、不同环境下达到的自身稳态及其与周围环境的和谐，这种稳态与和谐对个体生存延续、保持最佳生活质量、合理延长寿命都具有重要意义。

中医药的最佳疗效不一定是西医的最佳疗效，中医药学从来没有追求针对病灶的“彻底”治疗，而是致力于恢复这种人体本身、人体与社会、自然相对的稳态与和谐，包括患者本身的感觉也是这种疗效的组成部分，如果忽略了这种状态对生命的意义，不仅是对中医疗效的否定，更是对延长个体存在、获取最佳生活质量与合理延长寿命重要性的忽略。这种疗效并不是物质世界里的，也不仅仅是精神世界里的，而是在中医的意象世界里实现的。

因此，认识并认可在意象世界中对中医疗效的评价，特别是认识活动双方（即医患双方）都具有主体性，对疗效进行的评价具有同样重要性，是有着积极意义的，也是人类对生命及健康的需求。

四、“大数据”特点的认可使中医药疗效有了更大的被理解空间

在“大数据”理念下，因为“大数据”的整体性、混杂性、相关关系性 3 大特点，使得中医疗效有了更大的被理解空间。

（1）整体性：使得除局部病灶疗效之外的整体状态变化（可能不是结构改变而是功能状态变化）受到更多地关注，这对认识中医药学所重视的人体整体功能变化及其与周围环境和谐性变化具有积极意义。

（2）混杂性：使得中医的证候及其机体功能的改变，以及人体感觉变化的改变得到了更多地认可。这种并非精确的模糊变化情况在“小数据”处理理念下被判定为不可靠，因而不受重视；但在“大数据”理念下，人们认为这种由于数据量太大或数据复杂度太高而产生的模糊结果对改善人类的健康状态也具有一定的意义。即没有具体化验指标的变化，但感觉变坏，也是一种非健康状态；而中医治疗过程中经常出现的指标不变、感觉改善的

情况，也是健康恢复的一种标志。

(3) 相关关系：使得一定要发现精确的因果关系不再必需，中医药学所重视的相关关系得到认可，这种相关关系能够帮助中医药学发现机体及其相关环境改变导致的稳态与和谐的破坏（病因），以及这种状态的改善（疗效）。

认识活动双方都具有主体性，使得不仅是客观检测到的指标，而且是医患双方的主体感觉都有了重要意义，这种主体感觉帮助医患通过在意象世界中达到的稳态与和谐判断“真实”的疗效，对于带病生存具有重要意义。

第六节　中医药信息学原理

一、形成原理

中医药信息是在中医药学理论指导下，主体对中医药及其子系统运动过程中内部与外部全部关系自然整合后生成的综合现象的认识，具有明显的主客相融特征。它是中医药及其子系统在开放环境运动过程中，随时间延续，内部与外部环境不断发生改变，从而引发中医药及其子系统全部或部分相关关系发生改变，是中医药及其子系统内部与外部全部关系在自然状态下整合后生成的综合现象的状态及其该状态改变的方式。这种状态及其状态改变的方式可以通过多种载体表现出来，并被主体所感知，从而形成体验信息。中医药信息学的重要任务之一就是对不同载体表现出来的信息进行载体转化与处理，以提高中医药信息学分析和处理中医药信息的能力与效率。

在中医药信息形成过程中，主体对客体的体验是在意象世界中构建的。中医药信息学认为，中医药学对客体的体验活动是要在物质与精神世界之外建构一个意象世界，中医药学的体验信息在这个意象世界中整合，人体的稳态及其与自然、社会的和谐是在意象世界中得以实现的，而意象世界同时也拓展了自然本体。

二、获取原理

中医药信息的获取需要经过感知与识别两个过程。

(一) 中医药信息的感知

由于中医药信息属于中医药及其子系统本身运动及相互影响后，以复合方式表现出来的具有主客统一特征的体验信息，这种信息已不再单纯是客体本身的信息，而是叠加了主体经验的具有综合特点的体验信息，因而其感知的信息更多的是依赖于体验，而不是观察，并且是多个主客体体验的综合或融合，但就其实质来说，仍然是感知客体及其所处环境现象运动变化的状态，依然具有“感”而不“知”的特性。

例如，医者在诊断过程中获得了患者的症状、体征、舌象、脉象，这些信息中实际夹杂了医者的主观认识，夹杂了医者的经验，但这些信息在某种意义上依然是感而不知的。这些信息组合起来，形成什么证候，应该采用什么治法，开什么方剂，加减什么药物等，这些判断在现阶段尚是不知的。所以到这个阶段为止，中医药信息还是具有感而不知的特性，所观察到的依然是客体存在的状态和变化的状态。感知到的体验信息与医者的经验有很大关联性，但是获得的感知并不会丢失客体本身的基本信息，即感知了在自然状态下、开放环境中、客体及其所处环境变化过程中所产生的具有稳定和不稳定联系的、包含本质的、全部现象信息的基本信息。

也就是说，基本把握客体及其所处环境的状态及其状态变化的方式，获取基本信息，从理论上说是可行的。这是中医药学正确认识客体变化的基础。如果无法掌握客体的基本信息，那么也就无法认识客体的具体变化。因此，虽然中医药学信息本身特点决定了其复杂性，获取的信息受主体影响很大，但把握基本信息从理论上来说还是可行的。

中医药信息感知存在的最大的困难是噪声信息。

由于中医药信息具有主客融合的特性，甚至是多个主体与多个客体的融合，而体验的又是经长时间延续、多空间转移，包括稳定与不稳定联系的现象信息，因而感知的信息，有可能超过客体本身所具有信息的信息量，使得信息的不确定性加大，这是产生体验信息噪声的基础。

中医药信息学的重要任务之一就是通过建立本学科的方法与技术提高体验信息感知的能力，使感知的信息量尽可能增大、真实和有效，并尽可能地消除干扰噪声，同时使其转化为计算机可识别和分析的形式。

（二）中医药信息的识别

中医药信息的识别是在感知的基础上展开的。中医药学的体验信息在意象世界中整合，整合后的信息通常是采用取象比类的方法识别复杂的现象信息，即将主要通过体验而不是观察所感知的人体及其环境的变化状态，与中医药学概念、理论或经验“模板”进行比较，从而对感知的中医药信息进行识别。而这些模板是在体验信息经过多次验证后形成的。

这种取象比类并非是将全部获取的现象信息原封不动地与概念、理论或经验“模板”进行比较，而是从中提取一组最具相关性特征的现象信息与相应的“模板”——概念、理论或经验进行比较，根据比较的情况，判断该组信息应该归属的“类别”，从而完成中医药信息的识别。

例如，提取一组与证候特征最相关的症状信息，与相应的“证候模板”进行比较，判断该组症状应归属的证候类别，这个过程，就是中医临床诊断中的“辨证”。再如，将一组中药与“方剂模板”进行比较，判断应归属的方剂类别等。储备的“模板”越多，感知信息时比较的速度就越快，“模板”越准确，比较后所获得的知识就会越准确。

中医药信息学的重要任务之一就是使用中医药信息学的方法建立更多的、更准确的、更规范的“参考模板”信息模型，并通过数据分析，提高识别速度和准确度。

三、转化原理

中医药信息转化为经验性知识是一个极其复杂的过程。例如，某个具体中医药经验性知识，其内涵是与之相联系的中医药体验信息的“个性特征集合”，外延则是满足这个

“个性特征集合”条件的全部中医药体验信息。在中医药体验信息中发现它们特征的过程是其关键，即发现客体运动状态和状态变化方式的个性特征集合，是由个别体验信息到经验性知识聚类（整合）的关键环节。

中医药信息学的主要任务之一就是建立在聚集的体验信息中发现集合特征的方法与技术，加速经验性知识形成的实现过程。

中医药经验性知识的正确与否还需要通过评价。在信息运动过程中所产生的具有综合反馈信息特点的中医药经验性知识与主体目标状态之间的差异，以及这个差异的发展趋势是判断该经验性知识是否正确的条件。

这一判断的过程也是在意象世界中实现的。评判方法是通过模式判别等方法发现存在的差异，以及适用的数据分析方法判断差异的发展趋势，为确定相关知识的正确与否提供参考。

中医药信息学通过上述两个过程，发现中医药体验信息的运动规律，从而使中医药体验信息转化成为中医药经验性知识。而采用中医药信息学的方法，通过对相应数据的分析，提供规律发现的参考，促进转化的实现，是中医药信息学的重要任务之一。

四、反馈控制原理

从中医药信息学的角度观察客体变化的过程，可以看作是在开放环境下具有自动控制功能系统的运动过程。通过信息的输入控制系统的运动；通过系统输出的反馈信息，发现与主体目标间的差异；根据差异，调节输入信息；从而达到控制系统按预定目标进行运动的目的。

中医体验客体的运动过程均是黑箱运动过程，因而用黑箱模型处理是目前最可行的方法。由于不清楚客体在运动过程中所发生的具体变化，只能在掌握输入信息与输出信息的基础上来判断变化，因而通过输出信息调节输入信息是中医药信息学通过反馈控制系统运动的主要原理。

五、激活原理

所谓激活就是把原本以静态方式存在的中医药经验性知识变为直接能够调节客体变化的策略，这些经验性知识通常存在于文献或头脑中。

其具体过程是在主体目标引导下，选择相关的经验（知识）生成解决问题的策略，就是要在解决问题的经验与解决问题的策略间建立包含反馈机制在内的相关联系。

简而言之，中医药经验性知识的激活，就是在主体目标引导下，通过对经验（知识）的选择、调节和反馈机制的建立，生成相应的解决问题的策略。

中医药信息学的重要任务之一，就是要在体验信息转化的数据基础上，利用相应的计算机技术，建立目的导向的机器学习环境，通过关联分析等方法，建立与目的关联的知识选择模型，并同时建立模型自调节与反馈的算法，以促进中医药经验性知识激活的实现。

六、传播原理

中医药经验性知识的传播原理涉及知识在空间上的位移与时间上的延续，而知识在空间的位移与时间上的延续是交错进行的，即在空间位移的同时进行着时间延续，同样在时间延续的同时也在进行着空间的位移。

由于中医药经验性知识自身的整体性特征，导致其转化是异常复杂的。正是这种知识转化的复杂性使得中医药经验性知识的共享特别困难。中医药经验性知识的传播需要通过载体的运动实现，载体（以往通常是文献或口口相传）既要能够表示经验性知识，同时又要能够在空间转移，即从一点运动到另一点。

中医药经验性知识是由显性知识和隐性知识组成，其中很大一部分属于隐性知识，而中医药隐性知识是其知识体系中最具实用价值和创新活力的部分。中医药经验性知识转化一般有 4 种途径，一是显性知识转化为显性知识，称为知识的组合过程；二是隐性知识转化为显性知识，称为知识的外化过程；三是显性知识转化为隐性知识，称为知识的内化过程；四是隐性知识转化为隐性知识，称为知识的社会化过程。知识组合的过程与知识内化的过程，实现了显性中医药经验性知识在时间上的延续和空间上的转移，而知识的外化过程和社会化过程，使得隐性中医药经验性知识在转化的过程中实现了传播。

中医药经验性知识通过载体的运动，以及隐性知识与显性知识之间的不断转化，不仅实现了中医药经验性知识的空间位移与时间延续，实现了知识的积累（存储），同时也实现了知识的发展，使得经验性知识转化为领域的规范性知识，继而转化为领域的常识性知识。

中医药信息学的重要任务之一，首先是要为相关知识的移动提供新的载体及途径，以便该知识能够以前所未有的速度迅速地从一点移动到另一点；其次是要利用信息学的方法和技术，通过数字化进程及数据分析、人工智能方法的利用等，加速显性与隐性知识相互间 4 种转化方式的实现过程，以促进中医药知识传播的实现。

第四章　中医药信息学方法学

中医药信息学的方法学，主要包括中医药信息管理学方法与中医药知识工程学方法。前者主要是传统的文献计量学方法、知识管理学方法、信息检索方法和一般计算机处理方法；后者主要是适用于中医药数据处理的基于本体的语义网络方法，以及相关的其他方法。

第一节　中医药信息管理学方法

知识管理学的研究方法可分为以自然科学为工具的定量研究方法和以人文、社会科学为工具的定性分析方法，以及信息检索方法。目前常见的知识管理的方法主要有内容分析法、词频分析法、共词分析、因子分析、元分析、聚类分析、多维尺度分析、文献研究法、比较研究、实证研究、调查研究、实验研究、结构方程模型、模糊评价、综合评价、灰色评价、可拓评价法、平衡积分卡法等。属于定量研究方法的有词频分析法、共词分析法、因子分析法、聚类分析法等，定性分析方法有文献研究法、比较研究法、模糊评价法等。本节主要围绕中医药信息管理也就是知识管理的方法进行简要介绍。

一、定量研究方法

所谓定量研究就是以基础数学、数理统计、应用数学及其他数学处理手段为对事物量的方面的分析与研究。事物的量就是事物存在和发展的规模、程度、速度及构成事物的共同成分在空间上的排列等，可以用数量表示量的规定性。定量研究是对事物的这些量的规定性的分析与把握。它不仅局限于具体的数学统计和运算，还包括进一步的定量分析，以便从量的关系上认识事物发展变化的规律，做出更为精确地、科学地说明。

（一）文献计量学

20 世纪 80 年代，主要以文献为研究起点，形成了文献计量学，即以文献体系和文献计量特征，采用数学、统计学等的计量方法，研究文献情报的分布结构、数量关系、变化规律和定量管理，并进而探讨科学技术的某些结构、特征和规律。

文献计量学是图书情报领域的一门科学，属于计量学科，它包括许多定律，如洛特卡定律、布拉德福定律、齐普夫定律、文献分散定律、文献老化定律、文献引证定律、著者定律、词频定律、文献外部特征规律、文献的流通规律及用户规律等。

文献计量学侧重于分析文献形式特征的量，它从定量的角度分析文献的规律，对我们所从事的专业研究有一个更深刻、更全面地认识。随着文献计量学不断地深入发展，它对图书馆学、情报学的学科发展的影响和作用将越来越明显地体现出来。目前，图书馆学、情报学应用的定量研究方法主要有书目、引文分析、文献计量学方法和问卷调查法等。

文献计量学是以文献体系和文献计量特征为研究对象，采用数学、统计学等的计量方法，评价和预测科学技术的现状与发展趋势的图书情报学分支学科。

（二）信息计量学

20 世纪 70 年代末，信息计量学诞生，它主要以信息为研究起点，它是在文献计量学的基础上扩展和演变而成。

从信息计量学的概念和内容体系来看，信息计量学与文献计量学彼此渗透，有着许多共同的研究内容。但是信息计量学主要着眼于“信息”本身的计量问题，而信息除了以文献信息的形式存在外，还存在很多其他形式的信息，因此两者又有着很多不同的地方。信息计量学研究的范围比文献计量学的研究范围更为广泛，研究的方法也有很多创新，研究的热点领域也有所不同。

德国学者昂托·纳克提出应将信息计量学置于信息科学之内，认为信息计量学是信息科学中有关信息测度方面的科学，也包含运用应用数学的方法对信息现象的研究。与此同时国际文献联合会（Federation Internationale de Documentation，FID）对信息计量学给予了充分的认可。

（三）网络计量学

20 世纪 90 年代中期，伴随着计算机网络技术的迅猛发展和网络信息资源的激增，使得传统的文献计量学（bibliometrics）、信息计量学（informetrics）等已无法适应网络信息的测度和计量，这就促成了一种新型的网络信息计量工具的应运而生，即网络计量学的诞生。网络计量学以网络信息为主要研究对象，使用概率论与统计学等研究方法，实现了对某一方向的发展趋势的全面统计，具有广阔的前景。

链接分析目前在网络计量学中占有相当大的比重，分析网络超链接结构是网络计量学的主要出发点。网络链接分析在分析链接自身特点的基础上，更多地借鉴了引文分析的理论与方法。未来网络链接分析将着重研究链接分析数据的来源，链接分析的本质特征，链接分析的基本机制和链接的基本动机等。这些方面除了计量分析外，还需要采用传播学、社会学和心理学等多学科的定性研究；另外，链接分析过程中也还需要综合其他方法，如社会网络分析法和数据仓库及网络数据挖掘等。

网络计量学的产生和发展，给信息用户提供了多方面的决策点，这些将有助于提高查全率和查准率，对于改进网站质量、有针对性的提供信息资源具有重要作用。

二、定性分析法

定性分析法又称为“非数量分析法”，也属于情报研究的基本方法。其主要依靠预测人员的丰富实践经验及主观的判断和分析能力，推断出事物的性质和发展趋势的分析方法，属于预测分析的一种基本方法。这类方法主要适用于一些没有或不具备完整的历史资料和数据的事项。由于定性方法以情报研究人员的逻辑思维和推理为基本形式，所以又称为逻辑思维方法。

定性方法具有定性分析、推论严密、直观性强的特点。对于不需、不易或不能用定量数据进行分析的研究对象，定性方法具有很大的优越性。但其缺点则是，推论虽然严密但不够精确，分析问题虽然深刻但不够具体，所得的结论缺乏强劲的说服力，在情报研究中常在缺乏定量分析条件或不需要进行定量分析的情况下独立使用，或仅仅是为后面的定量分析做准备。

（一）比较研究法

比较研究法是对物与物之间和人与人之间的相似性或相异程度的研究与判断的方法，是人们认识客观事物的重要方法。比较研究可以帮助人们更好地认识事物的本质，把握普遍规律。比较研究的最初运用可追溯到古希腊亚里士多德所著的《雅典政制》。

根据不同的标准，我们可以把比较研究法分成如下几类。

（1）按属性的数量，可分为单向比较和综合比较。

（2）按时空的区别，可分为横向比较与纵向比较。

（3）按目标的指向，可分成求同比较和求异比较。

比较研究的步骤一般可分为 5 步：确定比较的问题；确定比较的标准；收集和整理资料；比较分析；结论。运用比较研究法必须满足 3 个条件：同一性，双（多）边性、可比性。

（二）模糊评价法

模糊综合评价法是一种基于模糊数学的综合评价方法。该综合评价法根据模糊数学的隶属度理论把定性评价转化为定量评价，即用模糊数学对受到多种因素制约的事物或对象做出一个总体的评价。它具有结果清晰，系统性强的特点，能较好地解决模糊的、难以量化的问题，适合各种非确定性问题的解决。模糊集合理论的概念于 1965 年由美国自动控制专家查德（L. A. Zadeh）教授提出，用以表达事物的不确定性。

模糊评价法采用语言变量代替数值变量来定量分析和评价界限不明确时的不确定性，模拟了人类的推理评价模式，因而在应用于满意度等带有较强主观色彩的评价时更能体现其优势。综合模糊评价法可以分为构建评价因子集，单因子的满意度打分，因子重要性排序及计算模糊评价向量等步骤。

三、定性与定量相结合的分析方法

定性与定量相结合的方法，其主要做法是在定性方法中引入数学手段，将定性问题按认定标准打分并做出定量化处理，具有数理统计的特征，又称为半定量方法。常见的半定量方法有共词分析法、德尔菲法、交叉影响分析法、层次分析法等。与单纯的定性方法相比，这种方法更具有可操作性，但又不像定量方法那样繁琐，仿真性差。但值得关注的是，半定量方法在综合了定性、定量两类方法的优越性的同时，也产生了新的问题，例如，相较于定性分析，其推论不够严密，相较于定量分析，又不能利用数学曲线、模型或公式精确求解。因此，使用此类分析方法有一定的条件限制。

（一）共词分析

共词分析法是复杂性科学管理倡导的重要方法之一。利用文献集中词汇针对名词或短语共同出现的情况，来确定该文献集所代表的学科中各个主题之间的关系。一般认为一对词汇在同篇文献中出现的次数越多，则代表这两个主题的关系越紧密。由此，统计一组文献的主题词两两之间在同一篇文献出现的频率，便可形成一个由这些词对关联所组成的共词网络，网络内节点之间的远近便可以反映主题内容的亲疏关系。共词分析就是以此为原理，将文献主题词作为分析对象，利用包容系数、聚类分析等多种统计分析方法，把众多分析对象之间错综复杂的共词网状关系简化为以数值、图形直观地表示出来的过程。

（二）引文分析

引文分析是利用各种数学、统计学及逻辑方法，对科技期刊、论文、著作等各种分析对象的引用或被引用现象进行分析研究，以便揭示其数量特征和内在规律，达到评价，预测科学发展趋势的目的。近几年来主要的关注研究对象或热点集中在“引文网络”、“自引与自引率”、“影响因子”等方面。

在引文分析中，引文网络得到了学者们的高度重视。当A引用B的文章时，A认为B的观点是支持性的，引文网络系统可以被看成是信赖系统，引文索引则可以被看成是一个推荐系统——推荐被引次数多的文章。在引文网络中存在大量的同引和耦合。同引是指两篇或两篇以上文献共同被之后的一篇或多篇文献引用。耦合则是指两篇文献共同引用了一篇或多篇文献，耦合的文献之间总存在着这样或那样的联系，其联系的程度称为耦合强度。

王建春等通过检索中医药治疗糖尿病相关文献，采用引文分析方法，统计分析文献发表情况及被引频数、关键词频数，分析了中医药治疗糖尿病的研究热点。

（三）德尔菲法

德尔菲法（Delphi），是依据系统的程序，采用匿名发表意见的方式，即团队成员之间不得互相讨论，不发生横向联系，只能与调查人员发生关系，以反复的填写问卷，以集结问卷填写人的共识及搜集各方意见，可用来构造团队沟通流程，应对复杂任务难题的管理技术，又称为专家意见法或专家函询调查法。德尔菲法是在专家个人判断和专家会议调查的基础上发展起来的。专家个人判断法仅仅依靠专家个人的分析和判断进行预测，容易受到专家个人的知识面和所占有的资料等限制，因此存在片面性和误差。专家会议调查，则在某种程度上弥补了专家个人判断的不足，但仍然存在如下缺陷，招集的专家缺乏代表性，专家发表个人意见时受心理因素的影响，尤其是自尊心的影响而不愿公开修正已发表的意见，德尔菲法的特点如下。

1. 匿名性

匿名是德尔菲法的极其重要的特点，从事预测的专家彼此互不知道其他有哪些人参加预测，他们是在完全匿名的情况下交流思想的。

2. 反馈性

该方法需要经过3~4轮的信息反馈，在每次反馈中使调查组和专家组都可以进行深入研究，使得最终结果基本能够反映专家的基本想法和对信息的认识，所以结果较为客观、可信。

3. 统计性

德尔菲法采用统计方法对专家意见进行处理，其结果往往以概率的形式出现，这些结果即可反映专家意见的集中程度和离散程度。

经典的德尔菲法存在一些缺陷，如缺乏严格的论证，存在习惯性思维，受专家的学识、评价尺度及兴趣程度等主观因素的制约等。

李景等通过设计糖尿病肾病疗效评价指标调查问卷，采用德尔菲法对各指标是否具有疗效评价意义进行评价，初步筛选出中医药治疗糖尿病肾病疗效评价指标；并应用层次分析法结合德尔菲法建立判断矩阵，确定各指标的组合权重，形成糖尿病肾病疗效评价指标体系模型。

（四）交叉影响分析法

交叉影响分析法就是根据若干个事件之间的相互影响关系，分析某一事件发生时，其他事件因受到影响而发生何种形式变化的一种方法。发展该方法的最初目的是为了弥补德尔菲法的不足。在实践中，会出现这样的情形，即在若干个相互联系的事件中，当其中的某一事件发生后，其他事件往往会受到程度不同的影响，如大气污染的扩大促进了无污染燃料的研制。廉价的电力供应使海水淡化易于实现等。当探求某事件发生的概率时，不仅要考虑事件本身，还要将其他一些已经发生或者尚未发生的事件可能造成的影响考虑进去。

交叉影响分析方法的发展过程中主要形成了3种基本的分析模式，即用于预见事件发生概率的模式，用于预见事件发展趋势的模式和用于选取关键事件的模式。随着技术预见要求的日益发展，相关学者在这3种基本分析模式的基础上对较差影响分析方法进行了不断地改进，例如，将较差影响分析方法融入其他技术预见方法中，或者在应用较差影响分析方法时考虑时间等其他因素等。

（五）层次分析法

层次分析法（analytic hierarchy process，简称AHP）是美国运筹学家匹茨堡大学教授萨蒂于20世纪70年代初创立的一种层次权重决策分析方法。层次分析法是将与决策总是有关的元素分解成目标、准则、方案等层次，对人的主观感觉进行客观描述，把人的主观感觉数量化的一种定性和定量分析相结合的决策方法。

层次分析法是将决策问题按总目标、各层子目标、评价准则直至具体的备择方案的顺序分解为不同的层次结构，然后使用求解判断矩阵特征向量的办法，求得每一层次的各元素对上一层次某元素的优先权重，最后再加权和的方法递阶归并各备择方案对总目标的最终权重，此最终权重最大者即为最优方案。

有学者将层次分析法用于慢性胃炎中医临床指南的质量评价，可以将指南评价复杂问题的决策思维过程层次化、系统化、模型化、数学化，揭示影响质量评价的科学内涵。

（六）内容分析法

20世纪初，人们提出在常规阅读文献以获得理解之外，还可以采用量化的统计方法对文献的内容进行系统、客观的分析和揭示，这就导致了内容分析法的诞生。简而言之，内容分析法是一种对于传播内容进行客观、系统和定量地描述的研究方法。其研究对象是各种文献，其实质是对传播内容所含信息量及其变化的分析，即由表征的有意义的词句推断出准确意义的过程。

一般而言，内容分析法具有如下特征。

1. 定量性和统计性

在内容分析法中，需要运用各种统计学方法和工具对所涉及和定义的分析单元出现的频次进行统计分析，通过规范性的频次统计，反映统计意义上的相关性。总之，内容分析法具有明显的计算机辅助分析的发展趋向。

2. 系统性

内容分析法要求按照科学的抽样规则对所分析的对象进行抽样，制定合理的分析框架，尽量做到全面性、体系性、连续性和代表性相结合。一般情况下，少量的、零散的资料不能作为分析的依据。

3. 客观性

内容分析法，需要尽量避免人为因素的干扰，做到客观、公正。

杨洪艳等应用内容分析法，根据证候的命名和证候的分类原则，将证型本质相同而表述名称不同的证型合并后得到 36 个证型，并对这 36 个证型出现的频数进行统计分析，归纳出 6 个更年期综合征常见证型：肾阳虚、肾阴虚、肾阴阳两虚、心肾不交、肝肾阴虚、脾肾阳虚。

四、信息检索方法

所谓信息检索是指将各种情报或信息按一定的方式组织和存储起来，并根据用户的要求找出有关信息的过程。广义的信息检索包括文献检索、事实检索，数据检索中的存储和查检两个步骤。狭义的信息检索仅仅包括查检的过程。

（一）信息检索的历史

1. 古典目录学的新生

如果说，信息检索的历史可以追溯到古老的目录学，大概没有人会反对。在传统的目录学中，书目的作用更多地倾向于学术研究和指导治学门径，编制目录多是回溯性书目，在揭示文献时注重源流之考辨、图书价值的评价和版本沿革的介绍。

随着时代的发展，科学技术突飞猛进，当今文献在内容、形式、类型等方面都有了不同于昔日的特点，而且文献数量迅猛增长，学科内容交叉、综合，文献内容分布规律等均与以往有了很大区别。故编制书目其作用不仅仅是治学之门径，它还应该是传递情报信息、查寻文献线索的工具。

古典目录学优良传统的书目提要主要有两种，一种是叙述性的提要，即简单揭示图书中心思想和主要特点；一种是推荐性提要，揭示图书内容要点，向特定的读者群推荐、评介图书，也有在此基础上发展起来的，对图书进行分析、评价和介绍的书评。由于知识量剧增，知识更新频率加快，回溯性的书目已不足以反映学科动态水平，取而代之的是报道速度快、记录和指引文献事项或单元知识的索引，和以简明扼要文字摘述文献主要内容、原始数据传递文献情报信息的文摘，成为了查寻文献线索、了解学术最新动向的重要工具。

我国古典书目的编排依类别为序，同类之中多以时代为次；现代分类方法依据事物客观发展原则的科学分类，用简单的标识把文献编排组织使之有序化，并且运用逻辑概念组配的方法，揭示文献的复杂主题概念和表达；另外，还有一种“以名立类”或“因名立类”代表一组相同主题文献的类聚方法，称为“主题法”，着眼于对文献的情报内容进行描述，并使用规范化的语词标引，接近于文献的文摘，即把文献内容要点概括以语词标识揭示，并按字顺方法序列化，能够从多途径检索，且具有专指性和直接性等优点。

可见，古典目录学发展到今天，其揭示文献的方式已经不是单一的书目，而是正朝着一个文献检索系统发展，它充分运用了著录、类序、提要、文摘、书评、注释等方法，特别是把内容提要的编写和运用互著、别裁的方法，提升到了更为广阔和深化的境地。

古典目录学是现代文献检索的源流与基础，而古老的目录学也在信息化的今天获得了新的生机。

2. 计算机信息检索系统的发展

计算机信息检索系统的发展，可以将其发展过程划分为 3 个阶段。

第一阶段：1971 年以前建立的许多信息检索系统，其工作方式是传统的批处理检索方式。这一阶段的数据存取与数据通信能力都比较差。

第二阶段：1971 年以后，产生并发展了联机情报检索系统，如 OCLC、Dialog 在线数据库联机检索系统。这一阶段的特点是联机数据库集中管理，具有完备的数据库联机检索功能，但其数据通信能力较差。

第三阶段：以 Internet 的出现为标志，系统大多采用分布式的网络化管理，其信息资源的主要特点是数字形式表达、多媒体和多载体、内容覆盖全社会领域、分布无序、难于规范化和结构化、内容特征抽取复杂、用户界面要求高等，进而导致了信息处理从传统模式向新型模式的转变，如体系结构从终端主机方式到客户/服务器结构方式，网络环境从局域网到 Internet 等开放网，应用接口从封闭界面到 WWW 等，信息结构从结构化到非结构化，系统功能从单纯信息检索到综合信息管理和服务等。这些变化必将促使信息检索技术的研究和不断发展，以满足人们对提高信息利用能力的需要。

（二）信息检索的分类

1. 按检索对象的不同划分

（1）文献检索：是以文献为最终检索对象，依据一定的方法，从已经组织好的大量有关文献的集合中查找用户所需信息内容的文献，即所检索到的是关于文献的信息或文献全文，文献检索主要用来回答，关于“糖尿病中医药治疗的文献有哪些”这样的问题。

（2）事实检索：是以特定的事实或事项作为检索对象，查找用户所需要的描述性事实。事实检索主要用来回答，关于“治疗气虚感冒的首选方剂是什么”之类的问题。

（3）数据检索：是以数值型数据为检索对象，用于查找用户所需要的数值型数据，具有数量性质并以数值形式表示的量化信息。所回答的是诸如“细辛的常用量不能超过多少克”这样的问题。

2. 按检索方式划分

（1）手工信息检索：是以手工操作的方式，利用检索工具书进行信息检索，手工信息检索是信息检索的传统方式，已经经历了一个多世纪的发展历程，其优点是可以控制检索的准确性。但速度慢，工作强度大。

（2）机器信息检索：是以机械、机电或电子化的方式，利用检索系统进行的信息检索，特别是计算机产生之后，其强大的存储能力，以及读写速度快，使其很快成为机器信息检索的主流。相对手工信息检索而言，机器检索的速度有了巨幅地提升。

3. 按检索要求分

（1）强相关检索：即强调检索的准确性，向用户提供高度对口信息的检索，也称为特性检索。这种检索主要关注的是查准率。

（2）弱相关检索：即强调全面性的检索方式，主要向用户提供系统完整信息的检索，也称为族性检索，这种检索更注重查全率，要求检索出一段时间内有关特定主题或关键词的所有信息。

4. 按检索性质分

（1）定题检索：是查找有关特定主题最新信息的检索，又称为 SDI 检索。其特点是只检索最新的消息，时间跨度小。

（2）回溯检索：是查找一段时期内有关特定主题信息的检索，其特点是既可以查找过去某一段时间的特定主题信息，也可以查找最近的特定主题信息。在检索实践中，用户利用的最多的是回溯检索，大多数的检索课题都属于回溯检索。

（三）信息检索的进展

1. 全文检索

全文检索（full-text retrieval）是信息检索发展的最前沿和目前的最高阶段，是指以全文本信息为主要检索对象，允许用户以自然语言根据资料内容而不是外在特征来实现检索的先进查询手段。“文海捞针”是对全文检索的形象描述，全面、准确和快速是衡量全文检索系统的关键指标。全文检索技术的出现，导致了信息检索领域的一场革命；与传统的标引检索相比，全文检索技术提供了全新地、强大地发现信息、分析和过滤信息、信息代理、信息安全控制等功能。以全文检索为核心技术的搜索引擎已经成为网络时代的主流技术之一。在全文检索研究领域中，基于概念、超文本信息检索最为活跃，并已取得了突破性进展。

通过对分词方法的优化，将单汉字分词与词典分词两种方法结合起来使用，使检索结果兼具有相关度好和查全率高的优点。通过对 Lucene 排序算法的改进，增加了对网页链接的评分和对网站重要信息的加分，提高了网站内搜索系统的准确度。

2. 知识检索

所谓知识检索，就是应用先进的智能理论及其技术，对信息资源和用户提问进行一系列的语义解析，通过挖掘其深层含义，从而充分、精确地表达知识资源和用户需求，进而在各类异构的数据库、数据仓库、知识库中进行检索，并对检索到的信息进行智能化处理之后，返回最相关的结果的检索机制。知识检索充分考虑用户需求，力图高效存取所有媒体类型的知识源（文本、图像、视频、声音等），并能准确精选用户需要的结果。

有学者对2014年以前发表的相关文献进行分析，表明国外的重要文献偏重于方法的介绍，如潜在语义分析法、用于检索的平滑方法和加权方法等，而国内的重要文献则偏重于基于知识检索相关理论的知识检索系统设计。而国内外的研究前沿都在语义检索、本体、领域本体、网络信息检索等方面有所涉及，体现出部分一致性，而这些研究热点，表明其在知识检索中的重要性。

3. Web信息检索

Web上大量、分布、动态的信息造成了一定程度的“信息过载”，如何在传统信息检索技术的基础上开展针对Web的检索工作已经成为一项重要的研究课题。但是，繁多的Web信息检索系统和各种模糊的概念给用户的选择和研究人员的讨论带来了不便。

在1999年2月，Web上大约有2 800 000台服务器，存储了800 000 000个页面，信息量高达15TB。面对信息的海洋，用户试图通过浏览Web来发现信息已经变得非常困难，往往花费了很多时间却所获甚少。

Web信息检索系统作为用户层和Web信息层之间的中间层，可以进一步地划分为3个层次，包括搜索引擎与目录、元搜索引擎、信息检索agent。搜索引擎是一种最为常见的Web信息检索系统，其大多以超文本信息检索技术为基础。

（1）超文本信息检索技术：是以超文本网络为基础的文献检索技术。超文本信息组织的特点是正文信息以节点而不是以字符串作为信息的基本单元，节点间通过链进行连接。在检索文献时，其检索技术应能满足节点间的多种链接关系可以动态地选择性激发，根据思维联想或新信息的需要，通过链从一个节点到另一个节点。Internet上的搜索引擎代表了超文本信息检索技术的发展水平，网上建立和运行的多个基于超文本信息的全文检索系统如Yahoo、Lycos、Infoseek等著名引擎，不仅检索速度快，还普遍实现了自动分类、自动摘要、自动索引等功能，使Web信息得到有效的组织，极大地方便了用户对Internet信息的查找和利用。

（2）信息检索agent：搜索引擎、元搜索引擎等Web信息检索系统通常作为一种大型的服务器程序运行，同时响应多个用户的请求。这些系统不能够根据用户的兴趣需求来定制检索结果。例如，研究“信息检索”和研究“机器人”的用户在查询“ robot ”时，所得到的检索结果及相关性排序完全相同。事实上，不同领域背景、知识结构的用户对文档相关性的判断及检索结果的要求是不一样的。即使同一个用户，在不同的时期也有所侧重。信息检索agent提供了一种完全不同的Web信息检索模式，近年来引起了人们的巨大兴趣。

虽然agent的定义仍然是一个悬而未决的问题，而且agent技术在很多方面存在争议，但是，在信息检索领域中，对agent的研究却取得了十分丰富的成果。例如，Carnegie Mellon大学开发的WebWatcher，Washington大学开发的ShopBot，Stanford大学开发的Fab等。这些信息检索agent是一些智能化的程序，它们能够学习用户的需求，并利用搜索引擎等系统提供的现有服务来检索用户所需信息。信息检索agent与搜索引擎等系统的区别在于它具有以下特征。

1）可适应性：信息检索agent能够从用户日常的检索、浏览等行为中学习用户的兴趣，推理用户的需求，为每个用户建立个性化的profile。

2）主动性：信息检索agent能够主动地根据用户的兴趣需求从Web上检索相应信息，

甚至能够监控信息源的变化，及时地报告给用户。这些工作的开展不需要用户的参与，而由 agent 利用自身的控制机制、知识等进行任务规划、问题求解。

3）协作性：agent 之间可以共享和交流信息，实现协作式信息检索。

4）移动性：信息检索 agent 能够移动到远程服务器上，并在服务器上进行信息检索，以避免将信息下载到客户端。

4. 基于内容的多媒体检索技术的发展

多媒体信息检索是指对图形、图像、文本、声音、动画等多媒体信息进行检索的过程。从目前图像检索技术研究的趋势来看，尤其结合网络环境下图像的特征，图像检索技术出现了 3 个不同的研究领域。

（1）基于文本的图像检索：从事这个方向的研究者们试图将传统的文本检索技术移植于对多媒体信息的检索上，因为基于文本的检索技术发展已经成熟。如 Page- Rank 方法、概率方法、位置方法、摘要方法、分类或聚类方法、词性标注法等，不仅技术发展较为成熟，同时分析和实现的难度小。因此，将基于文本的检索技术，融入到图像检索中，将为图像检索技术带来新的发展前景。

（2）基于内容的图像检索：仍然是现在图像检索技术的热点，因为在这一方面，还存在很多方向可做进一步地扩展研究。如建立图像数据模型，改进图像索引技术，多特征组合检索，弥补语义鸿沟等。

与传统的检索方式相比较，CBIR 具有以下特点。

1）利用反映图像/视频内容的特征来进行检索。

2）是相似度检索，即根据库中各个被检索单元（图像或镜头）与检索要求的相似性程度而返回检索结果。

3）除了利用反应图像/视频内容的特征来进行特征检索外，还提供了多种其他检索手段，如可通过提供样本图像进行相似性检索，也可通过人机交互进行浏览检索等。

4）融合图像理解、模式识别等技术，能直接从图像内容中提取信息进行检索。

（3）基于文本和内容的融合性检索：网络环境下，除了图像本身的特征，图像所在的 Web 文档存在某些特性，这种情况为基于文本和内容进行融合性检索成为可能。可以结合图像所在 Web 文档的特征分析，推断图像的特征，同时结合对图像的内容分析，从而共同标引达到对图像的分析和检索。可以说，上述 3 个领域都有广阔的发展前景，而且三者是相互影响和促进的，任何一个方向的进展都会促进图像检索技术向前更进一步，不断提高图像信息资源的索引与检索水平。

5. 基于本体的语义检索

在传统的信息检索中，通过关键词进行检索为最常用方法，它的基本原理是用户提出提问式——通常由若干个反映文本主题的词汇组成，然后系统在数据库中将提问式与预存的文本关键词进行自动匹配，两者相符的文本被检出。但是大量的事实证明，这种通过词汇简单匹配检索出的结果并不是最优的。这是因为信息检索本质上是语义检索，而传统信息检索系统都是基于独立词索引，词汇间的同义性和单个词汇的歧义性，是造成检索结果不理想的客观原因。词汇间同义性引起的弊端体现在不同的检索者，其检索目的、知识背景、语言习惯之间的差异，会导致他们对同一概念用不同词汇来表达。有国外学者研究发现，词汇运用的不确定性远远超乎想象，以西文表达为例，两人用相同词汇表达一个人们熟悉的概念的概率小于20%。这一因素大大降低了检索系统的检全率。单个词汇的歧义性表现为一个词汇在不同的语言环境下，或被不同的人使用，则可能代表不同的含义。因此，仅仅判断文本中是否包含与提问词“形态”一致的词汇，检出的文本很可能是不准确的。词汇的歧义现象是影响检准率的潜在因素。

在此背景下，国内外的一些计算机科学、数学、情报学研究人员开始探索一种智能型的信息检索模型——基于本体论的检索模型。

本体论可以用来规范定义相关的领域知识，形成对该领域知识的共同理解，确定该领域内共同认可的词汇，并从不同层次的形式化模式上给出这些词汇和词汇之间相互关系的明确定义。从知识共享的角度来说，它是通用意义上的概念定义集，是关于概念和关系的词汇表。这种词汇表是在各种事务代理人之间交换意见时所用到的共同语言。因而可以借助于本体，通过定义和共享共同的领域知识来建立人机交流的平台，以促进用户和信息服务器对领域知识的共同理解，进而提高到知识检索的层次。

基于本体的信息检索是基于知识的，语义上的匹配，在查准率和查全率上有更好地保证，可以说是信息检索的一个重要的发展方向，也是未来一段时间的研究重点。

基于本体的查询技术首先涉及查询语言，由 W3C 推出的 RDF、SPARQL 等系列查询语言已经可以实现对语义数据的查询并且应用广泛。

有学者基于语义网络开发工具 Jena 构建“基于国共合作本体库的语义检索系统”的本体检索模型。

邹文科等构建了基于本体的手机商品语义检索系统，以手机商品领域为智能检索对象，通过本体的语义推理处理，可以充分发掘检索信息之间隐含的关联信息，为用户提供了良好的语义检索服务，从而在根本上解决传统信息检索中资源对象语义信息缺乏的问题，更加准确和全面地查询到用户需要的手机商品信息，实现了语义智能信息检索。模型中还结合基于距离的语义相似度和基于属性的语义相似度，如语义重合度、语义层次深度、语义距离、语义密度及相应的调节因子等，来计算领域本体内部概念之间的语义相似度，进一步提高了检索的准确率。

邱均平等设计了一种基于共词分析的语义信息检索模型，基于共词分析的语义信息检索具有引导性的特点。随着共词分析的引入，本体中概念与概念间的关系能够被更准确的定量化表示出来，定量的数据和信息更有利于发现用户需求，从而更贴心地为用户服务。

随着网络信息的日益丰富和用户需求的提高，跨语言检索（CLIR）也逐渐受到人们的关注，利用本体来刻画不同语言中对应的领域知识，从而解决从查询语言到检索语言之间转换过程中出现的语义损失和曲解等问题，保证更有效遵从用户意图，获得预期检索信息。

6. XML 信息检索的发展

传统信息检索技术在处理非结构化数据的检索上，取得了大量卓有成效的研究成果。XML 数据具有半结构化特性，既有结构又有内容，给信息检索领域的研究带来了新的挑战。温延龙等以 XML 检索方式为主线，结合数据库技术与信息检索技术，对 XML 检索的若干关键技术进行了深入研究，包括 XML 关键字检索、模糊结构上下文的 XML 内容与结构检索、基于关系数据库的 XML 全文检索等内容，提出了一种基于候选片段语义的 XML 关键字检索方法和一种模糊结构上下文的 XML 检索方法。

信息检索自从20世纪中期被提出，距今已有半个多世纪的历程，其间检索理论不断得到扩展、延伸和丰富，已不再是仅仅以布尔模型、概率模型等为基础，而是逐渐引入遗传算法、并行算法、粗糙集理论等构建智能检索的模型检索手段，已经全面更新换代，手工式的检索方法已基本淘汰，取而代之的是计算机和网络检索技术，并获得飞速发展，现在已不再是布尔检索一统天下，而是进入了一个布尔检索、全文检索、超文本检索、智能检索等多种技术百花齐放的时代。单语言检索已发展到多语言检索，单机检索也拓展到分布式检索，检索对象已从文本扩大到多媒体信息。

五、数据挖掘的方法

所谓数据挖掘，就是从大量、无序、不完全、有噪声、模糊、随机的数据中发现隐含的、有效的、有价值的、可理解的模式，进而发现有用的知识，并得出事件的趋向和关联，为用户提供问题求解层次的决策支持能力。数据挖掘就是从大型数据集的数据中抽取、转换、分析一些潜在规律和价值，从中获取辅助决策的关键信息和有用知识。这些知识表示为概念、规则、规律、模式等形式。

（一）聚类分析

聚类分析是数据挖掘的一项重要的方法，属于无监督学习方法。所谓聚类，是将一组数据分成若干个组，每个组里面的对象具有很大的相似性，不同组之间存在尽量大的差异。然后在这些组之间寻找数据之间内在的联系。

聚类分析的内容十分丰富，一般情况下按方法可以分为以下几种：划分聚类法、层次聚类法、密度聚类法、基于网格的方法和基于模型的方法等。

1. 文本聚类

文本聚类是将文本集中相似的文本分为一组的全自动处理过程，根据对象的某种联系或相关性，对文档进行有效地摘要、组织，以便从文本集中发现内在相关的信息。同类的文本相似程度较大。文本聚类方法通常先通过向量空间模型把文档转换成高维空间中的向量，然后对这些向量进行聚类。

2. 层次聚类算法

层次聚类算法是用二叉树图来描述个体间的相关性，分为聚合式层次聚类和分裂式层次聚类，分别通过一系列的合并或分裂来得到聚类结果。聚合式层次聚类最开始时每个个体单独对应一个类，然后将最近的两个类合并，直到所有的个体都聚到一个类中；分裂式层次聚类完全相反，最开始时所有的个体都在一个类中，然后将这个类分裂为两个子类，使得这两个子类的距离尽可能的远，依次分裂下去，直到每个对象单独对应一个类。

3. 均值聚类算法

均值聚类算法是在最小化误差函数的基础上将数据划分为预定的类数，并指定初始质心，根据一定的相似性度量准则，将每一条基因分配到最近或“相似”的质心，然后以每一类的平均矢量作为这一类的质心，重新分配，反复迭代直到类收敛或达到最大的迭代次数，均值算法的不足是在运行前必须指定类的数目。

4. 模糊聚类算法

模糊聚类算法的基本原理是将模糊数学中的有关概念与方法引进聚类分析，通过隶属度函数来反映某一对象属于某一类的不确定程度，从而建立起样本对类别的不确定性描述，准确反映样本之间的关系。

聚类分析是一个极富挑战性的研究领域，是近年来迅速发展起来的一种新兴的数据处理技术，它在气象分析、图像处理、模糊控制、计算机视觉、天气预报、模式识别、生物医学、化学、食品检验、生物种群划分、市场细分、业绩评估等诸多领域有着广泛地应用，并在这些领域中取得了长足的发展。

蒋永光等对从《中医大辞典·方剂分册》中筛选出 1 355 首脾胃方所含的 414 种药物，按照数据挖掘技术中的聚类分析、对应分析和频繁集方法，分别采用系统聚类和模糊聚类，从功效、归经、药性和药味等方面进行了分类特征分析，并就脾胃方的核心药物、方剂结构、药对、药组和“方药证”的对应关联方面形成了有关技术规则和处理程序。

（二）文本挖掘

数据库知识发现（knowledge discovery in databases，KDD）是从“大数据”集中发现有效、创新、潜在有用和最终可理解的模式的非平凡过程。

文本挖掘是 KDD 研究面向非结构化文本数据的自然延伸。由于大量非结构化文本信息的存在和文本信息的重要性，使得文本挖掘已经成为数据挖掘研究的一个热点。

文本挖掘技术是从文本集中发现和挖掘归纳性的有效、创新、有用和最终可理解的知识如模式、模型、趋势、规则等过程。除了传统 KDD 相关的概念和算法之外，由于文本数据相比数值性的结构化数据更加复杂而内涵丰富，因此，需要额外的预处理方法如特征选择、特征抽取和浅层自然语言处理等来完成文本挖掘模型化的过程。机器学习方法是文本挖掘实现的关键技术，信息抽取和文本分类的研究是文本挖掘研究的基础。文本自动分类（归档）是以文本为对象的基于机器学习的模式分类方法，可以发现文档的主题信息，如中医药文献主题自动标引过程也可以看成自动分类的过程。

周雪忠则通过构建 MeDisco/3T 和 MeDisco/3S 2 个中医药知识发现原型子系统实现了中医药文献中的临床复方及其内容的自动抽取，并采用高频集算法进行了复方药物组成和科属配伍的高频集分析，此外还通过文本挖掘技术实现了中医证候和基因相关关系的知识发现。

（三）人工神经网络

人工神经网络（artificial neural network，ANN）研究的是如何用计算机实现类似人脑的人工智能。它试图从微观上解决人类认知功能，以探索认知过程的微结构，并在网络层次上模拟人类的思维方式和组织形式。通过合理的样本训练、学习专家的经验、模拟专家的行为，并通过引入非线性转换函数来求解各种复杂的非线性问题，从而使 ANN 具有很强的模式识别能力，可克服传统模式识别方法或一般算法在求解问题、处理数据时存在决策界面统计不出或不准确的现象。早在 1943 年，心理学家 Mc Culloch 和数学家 Pitts 就一起提出了形式神经元数学模型，它成为了 ANN 研究的开端。

Rumelhart 和 LeCun 等在 1986 年提出了多层感知器的反向传播算法，大大促进了神经网络研究的进展。常见的人工神经网络有误差逆传播神经网络、Hopf1eld 神经网络、随机型神经网络、竞争型神经网络、自组织特征映射神经网络等。神经网络具有如下特点。

（1）神经网络能够处理连续的模拟信号。如连续灰度变化的图像信号。

（2）神经网络能够处理混沌的、不完全的、模糊的信息。

（3）传统的计算机能给出精确的解答，神经网络给出的是次最优的逼近解答。

（4）神经网络并行分布工作，各组成部分同时参与运算，单个神经元的动作速度不高，但总体的处理速度极快。

（5）传统计算机要求有准确的输入条件，才能给出精确解答。神经网络只要求部分条件，甚至对于包含有部分错误的输入，也能得出较好的解答，具有容错性。

由于 ANN 具有学习、联想、自组织、记忆和容错等功能，这不仅可避开建立复杂的数学模型和进行繁琐的数学推理，而且对信息不完全的数据（资料）进行 ANN 模型训练和处理，较之采用常规方法往往能获得良好的结果。ANN 作为模拟人的智能和形象思维能力的一条重要途径和方法，在模式识别、优化计算、信号处理、自动控制、计算机视觉和生物医学工程等领域获得应用取得显著成效，并在非线性建模和非线性问题求解方面有着广阔的应用前景。

有学者通过引入人工神经网络，构建一种临床疗效评价模型，能够在因素复杂繁多的前提下，很好地分析针灸治疗颈椎病的疗效。

（四）贝叶斯方法

贝叶斯方法正在以其独特的不确定性知识表达形式、丰富的概率表达能力、综合先验知识的增量学习特性等成为当前数据挖掘众多方法中最为引人注目的焦点之一。

贝叶斯方法的特点是使用概率去表示所有形式的不确定性，学习或其他形式的推理都用概率规则来实现。贝叶斯理论在数据挖掘中的应用主要包括贝叶斯方法用于分类及回归分析、因果推理和不确定知识表达及聚类模式发现等。

贝叶斯统计是贝叶斯理论和方法的应用之一，其基本思想是假定对所研究的对象在抽样前已有一定的认识，常用先验分布来描述这种认识，然后基于抽取的样本再对先验认识做修正，得到后验分布，而各种统计推断都基于后验分布进行。

有学者研究了贝叶斯网络在慢性胃炎中医证型的自动识别中的应用，提出一种先聚类然后分组做主成分分析的降维方法来有效提高贝叶斯网络的学习能力。

（五）决策树

决策树一般都是自上而下生成的。选择分割的方法有好几种，但是目的都是一致的：对目标类尝试进行最佳的分割。从根到叶子节点都有一条路径，这条路径就是一条“规则”。有些规则的效果可以比其他的一些规则要好，具有如下特点。

（1）决策树可以生成可以理解的规则。

（2）计算量相对来说不是很大。

（3）决策树可以处理连续和种类字段。

（4）决策树可以清晰地显示哪些字段比较重要。

陶翠霞则分析了决策树算法的工作原理，并建立起内伤头痛的中医证候分类的模型，并从中可以提取出有意义的分类规则。

(六) 关联分析方法

关联规则分析的优点是，可以产生清晰有用的结果，而且从它的处理过程可以看到，处理起来相对也比较简单，因此它有一个其他方法不具有的长处，到目前为止，用于发现关联规则的算法和应用都比较成熟。但也存在如下问题。

(1) 支持度仅以出现次数为评价对象，可能忽略销售额大而次数很少的项目。

(2) 分析出来的关系可能是随机的。

(3) 置信度低的数据可能反映很重要的市场信息。可能是替代品或竞争产品。

李园白等通过详细解读关联分析方法的计算方式，指出在方剂领域的关联分析应用中，最值得使用者关注的关联分析挖掘结果是支持度低而置信度高的药对。

(七) 遗传算法

借鉴生物界的进化规律（适者生存，优胜劣汰遗传机制）演化而来的随机化搜索方法。采用概率化的寻优方法，自动获取和指导优化的搜索空间，不需要确定的规则，自适应地调整搜索方向。已被人们广泛应用于组合优化、机器学习、信号处理、自适应控制和人工生命等领域，是现代有关智能计算中的关键技术。应用实例包括制造业改善作业调度，以及优化投资回报率等。

第二节　中医药知识工程学方法

知识工程（knowledge engineering），又称为“知识处理学”，是信息科学的一个重要分支，1977 年由 E・费根鲍姆首次提出。根据 Feigenbaum 和 McCorduck 于 1983 年给出的定义，知识工程是一门将知识引入计算机系统以解决复杂问题（这些问题通常需要专家解决）的工程学。知识工程源于人工智能领域，最初的目标是构建基于知识的系统（或专家系统），主要手段是将知识（包括概念体系、事实和规则）表示为符合某种形式逻辑的公式，从而支持机器的自动推理。近年来，随着知识工程在知识管理中的应用的不断深入，知识工程的范畴从知识库和专家系统，扩展到自由文本、半结构性数据和多媒体内容的处理，知识表示的范畴扩展到模糊性知识、常识性知识、不确定性知识的表示。当前，知识工程已发展为涉及知识表示与推理、语义网络和数据挖掘等多个技术领域的交叉学科，在电子科学和电子政务等领域取得了广泛的应用。

中医药知识工程是中医药信息学学科体系的一个重要的组成部分，其核心就是中医药经验性知识的获得、存储与处理。中医药工作者近年来积累了大量的数据，但与物理、天文、地理、生物等学科相比，中医药领域产生的数据量其实仍够不上“大数据”的水准。崔蒙指出，中医药数据资源的数据量不是很大，但数据本身所包含的知识量很大，中医药信息是一种“主客融合的体验”及“包含本质的现象”，因而数字化的中医药信息即中医药数据，其主要特点就在于将大量知识浓缩于内，可称为是一种“知识密集型数据”。这种由观测与体验相互融合产生的数据，与其他科学领域中单纯由观测产生的“大数据”相比具有本质上的不同，中医药数据的生成模式与获取手段，决定其无法成为传统意义上的“大数据”，而是数量小知识量大的“知识密集型数据”。“大数据”处理环境下的中医药数据处理方法和技术体系，也应侧重于解决中医药知识表示、融合、推理等一系列与“知识”相关的问题。知识工程为中医药知识密集型数据的处理和利用提供了必要的理论、方法和工具，在中医药领域具有广阔的应用前景。知识工程与中医药学的碰撞与交融，形成了中医药知识工程。

知识工程在中医药领域的应用起源于20世纪70年代，北京中医医院与有关单位合作于1979年研制了世界上第一个实用的中医专家系统——中医关幼波诊疗肝病的计算机系统，对中医诊疗计算机系统的发展起到了举足轻重的作用。20世纪80年代，中医药学工作者开始利用数据库等技术手段来保存中医药知识，并通过基于数据的知识服务手段来实现中医药知识的共享与利用。时至今日，中医药科学数据库的建设，已成为中医药信息化事业中一项关键性基础工作，但多年来该领域一直沿用传统的关系型数据库技术，数据处理水平并没有明显提高，利用数据库进行知识挖掘和知识发现、知识传播的初衷并未能达到。“大数据”处理理念、方法和技术的出现，为中医药数据建设和信息处理方法变革带来了启发，“大数据”的理念在于将各种相关的数据集关联起来，构成大型、全面的数据集合，从中发现新颖的知识，这从根本上解决了中医药学数据利用率低的问题，推动中医药事业的整体发展。至此，中医药学知识工程找到了新的发展方向。

近年来，中医药团体使用知识工程的方法与技术开展了大量的工作，构建了大量富含中医药科学知识的数据库和本体，实现了大量中医药知识的数字化及一系列实用系统，初步实现了中医药经验性知识的结构化，为中医药知识创新提供了有力的支持。其中本体方法、语义网络方法及语义维基方法能够实现概念间关系的清晰表达，对解析高维度（甚或非整数维度）中医药学数据起到了重要的作用。

一、本体方法

本体是哲学、计算机科学和信息科学之间的交叉学科。在哲学领域，本体是一门关于世界本原的学问，它试图罗列世间万物，并对它们进行准确地定义和完善地分类。在计算机和信息科学领域，本体则是一种用于表示领域知识的计算机模型，它定义了一组表示知识的“原语（primitive）”，如“类（class）”、“属性（property）”和“关系（relationship）”等，原语定义包括了原语意义和使用限制。

从20世纪70年代开始，人工智能领域的学者们开始认识到构建强大AI系统的关键在于知识的表达，并认为可以创建一种计算机化的知识模型来实现自动推理。McCarthy在1980年指出：基于逻辑的智能系统的构建者，必须“首先列出一切存在的事物，并构建关于世界的本体”。至此，学者们开始将哲学本体论引入人工智能领域，并将计算机本体视为应用哲学的一个分支。20世纪90年代初，Tom Gruber为“本体”做出了一个精确的定义：“某一概念化的显性规范”，其中“概念化”是指将我们所要表达的世界抽象、简化成一个视图，这个视图是所有知识库和知识系统的基础。根据这一定义，本体的构建本质是一个概念清晰化的过程，而构建本体的目的则是基于某种共享的概念化，实现程序之间的知识共享和互操作，本体不仅要描述概念，而且要描述概念之间的关系，这与本体在哲学中意思不尽相同。

本体通常包括如下的组件。①个体（individuals）：基本或底层的对象或实例；②类（classes）：概念或一类事物的集合；③属性（properties）：个体和类所具有的特征、属性或参数等；④关系（relations）：类和个体之间相互关联的方式；⑤规则（rules）：形如"前提—结论"的陈述，描述某一特定形式的陈述可以推导出的逻辑结论；⑥公理（axioms）：以某种逻辑形式表达的陈述（包括规则）。本体在设计中应遵照明晰性、一致性、可扩展性、最少编码偏好及最少约束这 5 大原则。

本体在代理计算、分布式信息系统和专家系统等领域发挥了重要的作用，也是语义网络的"基石"，随着语义网技术的推广，在各个领域中都出现了共享的本体。以语义 Web 的相关理论和规范为基础，利用本体的形式化语义进行信息集成与共享，已经在生物学、医学等领域取得了广泛地应用。生物医学领域的数据具有许多独特属性，适合于进行抽象数据建模，结合医学领域本体，能够准确反映医疗保健服务的多样性、多元性和动态性，从而促进各学术团体之间交流与合作，宣传与推广最佳实践，推动医学的进步。当前，在生物学和医学领域已出现了数百个本体，为生物学、医学信息的获取、管理、发现和展示提供了强大的表达和推理能力，被用于解决数据资源的异构性问题。本体已成为生物医学领域的主流技术，并具有广阔的推广应用前景。

中医药学信息是通过体验获取的认识论信息。独特的个体化诊疗方法，对某一个体进行全面观察从而获得该个体的全部信息，从各个维度来描述同一个体，在形成和传递过程中叠加了大量主观信息，形成了一种维度高而内涵广的小样本数据。这种由个体化诊疗方法所形成的数据导致由其中提取的概念大多界限模糊，难以规范，而且中医药学是建立在整体观基础上的一门医学，该学科中所有概念间有着直接或间接的联系，不能割裂开来单独阐释；这些特点都给中医药学的传承与创新造成了困难。而本体方法擅长的正是将概念清晰化，其所包含的 6 大要素——个体、类、属性、关系、规则、公理，"属性"能够解析中医药概念中所包含的多重内涵，能够降低概念维度；"类"和"关系"能够将中医药学概念固定在体系之内，达到准确描述的效果；"规则"可以约束中医药学概念，使之不至于过泛。但是中医药学独特的高维（很可能是分数维）小样本，却使得建立基于公理的推理难以实现，因而 6 大要素中的"公理"在中医药学中的应用范围略窄。

本体方法在界定中医药概念中优势显著，本体工程在中医药学领域也成了近期的研究热点，出现了中医药学语言系统、中医临床术语集、五行理论本体、温病学本体等一系列中医药领域本体。

领域本体（domain ontology）是针对某个领域的概念体系的精确规范，用以指明概念的定义及概念之间语义关系，核心任务是捕捉领域中存在的概念体系并准确地表达出来。基于领域本体，可以进一步构建本体知识库，来实现有效的知识管理及基于知识的系统。本体工程（ontology engineering）旨在以协作的方式，构建符合领域需求的本体，实现领域术语的标准化和领域知识的结构化，以支持知识的获取、管理与发现等应用。近年来，领域本体还成为各个领域（包括中医药领域）普遍采用的知识建模手段。知识建模（knowledge modeling）是将领域知识表达为计算机可处理的模型（即知识模型）的过程或方法，领域知识建模（domain knowledge modeling）则是使用某种知识建模方法，将特定领域中的知识结构化的过程。这一应用同样在中医药学领域中获得了重视。

本体工程是近年来中医药领域广泛关注的研究热点和重要发展方向，学者们尝试基于领域本体，研制符合中医药领域特点的知识表达框架，以求解决中医药学知识的获取、分析和推理等问题。在领域知识建模方面，本体技术被应用于阴阳理论、五行理论、中医诊断、证候学、中药学、方剂学、治则治法、针灸学、中医古籍等领域的知识建模和知识获取，为中医药知识体系的形式化表达和系统管理提供了一种有效手段。

曹存根等在构建国家知识基础设施（national knowledge infrastructure，NKI）的过程中，构建了中医领域本体，它包括中医诊断方法、中医术语、中医证候、中医脉象、中医病机等 30 多个中医本体类，用于实现中医学知识的获取、分析和推理。

针对中医药学的基础理论，高博等对气的失常与阴阳失调病机的逻辑联系进行了本体建模，较为直观地展现了人体阴阳的消长平衡所引发的生理、病理现象；Wu 等对五行理论及其在中医临床中的应用方法进行了本体建模；于琦梳理了中医基础理论体系，据此构建了本体模型。

在诊断学方面，李明根据证候的语义特点，将证候的组成要素拆分成基本语义单元，探讨了语义单元组成证候名称的规律，并在此基础上构建了证候本体。曹宇峰等在 NKI 本体的基础上构建了中医舌诊本体，该本体分为“舌质”和“舌苔”2 个子类，前者包括“舌神”、“舌色”、“舌形”、“舌态”4 个子类，后者包括“苔质”和“苔色”2 个子类。该本体已被用于中医舌诊知识的获取。

在中药方剂学领域，周扬构建了面向中药学的领域本体以全面描述中药本质，揭示中药本身及中药间复杂的功效与物质关系，澄清中药的知识结构，为中药的知识表达提供数据基础；林丹红尝试建立了方剂学本体，其内容包括方剂分类、主治、功效、禁忌、配伍等。

在针灸领域，纪军等探讨了基于本体理论的针灸学知识组织方法，初步建立了一个针灸学领域本体框架，并验证了该本体应用于古籍检索的可行性；朱玲基于语义网络技术研发了面向传统针灸知识体系的顶层本体，并补充了中医针灸古籍中特有的属性和关联关系。

临床方面，李毅等参照中医脑病学的理论体系，复用已有中医学本体和国外生物医学领域本体，构建了包括概念及其概念间相互关系在内的中医脑病学本体。

国外专家也在中医药学领域本体方面取得了一些成果，如韩国 Jang 等构建了面向“传统韩国医学”的本体，包含了 6 万多条陈述，描述了药材的名称、用药部位、功效等知识，并刻画了药材、症状、疾病和疗法之间的关系。

中医药学领域知识获取是计算机自动实现知识管理、知识重组的前提，也是知识工程领域的一个难点问题。中医药学的知识传承绝大部分依赖于文献，如何从文献知识资源中获取中医药结构性知识，是中医药学知识获取的关键环节。近年来，本体技术也在该领域发挥了较大作用。郑健等采用本体技术及数据挖掘分析技术，通过对中医医案与中医经典著作文献进行关联研究分析，实现了名老中医的知识获取和传承；蒋宏潮等提出一种基于领域本体的知识获取方法，对医案中蕴含的知识进行形式化表示，构造中医领域的语义网络，对其进行定量分析，抽取中医领域的概念语义场；刘和洋提出了一种中医专家临床病案的知识获取方法，基于中医学本体，通过电子病案获取专家丰富的临床经验和诊疗知识，并将病案蕴涵的知识转化为形式化的知识，存入 NKI 知识库和 NKI 病案库。尹爱宁等利用本体工程方法与技术开发了中医药学语言系统，该系统的规模庞大，共有1万多个概念定义、10万多个本体实例定义、近百万条陈述描述，是亚太地区迄今为止最大的传统医学术语系统，在语义标注和数据库集成等领域取得了广泛地应用。

在古代文献数字化领域，本体技术也做出了很大贡献。朱玲等构建了面向中医古籍的语言系统（包括语义类型和语义关系）。林尔正从收集的中医骨伤资源（主要是中医骨伤古籍）中提取骨伤相关的术语，然后设计本体的框架并构建了中医骨伤古籍小本体。谷建军基于中医古籍文献叙词表，构建了面向中医古籍文献的领域本体。这些本体已被用于从中医古籍中获取结构性知识，从而支持古籍的语义检索和深入分析。

此外，在中医药学领域本体研制、共享等方面，也进行了一些尝试。例如，毛郁欣提出了基于子本体模型的缓存、演化和推理方法，较好地解决了中医药本体管理与重用问题；宓金华等构建了中医药本体共建系统 DartOnto，支持 Web 本体的协作式在线加工；于彤等针对中医药领域知识的特点，将语义网络技术成功引入中医药本体工程中，对国际最新的 OWL 表达框架做出了一系列的改进和扩展，研发出了与中医药领域需求相适应的知识建模方法，对中医药理论知识进行辨认、梳理、澄清和永久保真处理。本体建模的对象包括阴阳、五行、脏腑、证候、草药、方剂等基本概念，并构建了面向五行、脏象、温病、辨证论治、方剂配伍等理论学说的示范性本体，在此基础上，构建了中医药本体服务系统，以支持中医药本体的有效管理、共享和利用。该系统能够实现中医药术语标准和语义网络的表示和存储，并支持分布式加工，可以表达展示中医药学语言中的同义词、相关词、术语定义与关联关系，支持概念查询、语义关联查询、概念实例查询、概念层次查询等功能，并可直接显示概念层次与语义关联图，具有便捷性、协同性、安全性、高效性的优点。中医药本体服务系统已投入使用，支持中国中医科学院中医药信息研究所及其下属的20多个分中心合作建设中医药学数据库体系，目前正在支持近200人的协同知识建模。

本体是一种新型的知识组织技术，主要源自人工智能（尤其是知识表达与推理）领域，也涉及哲学、语言学、术语学和认知科学等。中医药学是一个复杂而全面的知识体系，具有复杂的概念层次结构和网状的知识结构，并且与其他的自然、人文学科之间存在着交叉融合的关系。传统的知识组织系统结构简单、表达能力有限，无法完全解决中医药知识表达中的复杂问题，本体为解决这些问题提供了强大的知识表达和推理能力，因此在中医药领域具有广阔的应用前景。

二、语义网络方法

语义网络是自然语言理解及认知科学领域研究中的一个概念，是一种采用网络形式表达复杂的概念及其之间相互关系的方法。

语义网络最早出现于1968年奎廉（QuiLian）的博士论文《人类联想记忆的一个显示心理学模型》中，奎廉是将其作为人类联想记忆的一个显式心理学模型提出的，认为记忆是由概念间的联系来实现的，主张在处理问句时将语义放在首位。当时语义网络主要应用于自然语言理解系统中，表示事物之间的关系。由于其强大和直观的表示能力，不久就广泛应用于人工智能研究和应用开发的许多领域。1970年，西蒙（Sinmon）在研究自然语言理解的过程中，发展与完善了“语义网络”的概念和方法，把它作为知识表示（knowledge representation）的一种通用手段，并讨论了它和一阶谓词逻辑的关系。

语义网络是一种带有标记的有向图，是知识的一种图解表示，它由节点和弧线或链组成，可以用来表达复杂的概念及其之间的相互关系。其中节点用于表示实体、概念和情况等，弧线或链用于表示这些实体、概念间的语义关系。语义网络作为一种出现比较早的知识表达形式，在人工智能中得到了比较广泛地应用，它能够使联想式推理在其上得到很好地发挥，为进行复杂推理打下坚实的基础。

语义网络的特点：①能够明确表示出重要的相关性；②可以从直接相连的节点推导出相关事实，而不必遍历整个知识库；③能够利用“IS-A”和“Subset”链在语义网络中建立属性继承的层次关系；④能够对继承的属性进行演绎推理；⑤能够利用少量基本概念的记号建立状态和动作的描述。

在语义网络知识表示中，节点一般划分为实例节点和类节点两种类型。节点之间带有标识的有向弧标识节点之间的语义联系，是语义网络组织知识的关键。其中用于表示类节点与所属实例节点之间联系的标识又被称为实体联系，通常标识为IS-A，也就是具体和抽象之间的关联；而PART-OF用来表示整体和构件之间的关系；IS表示一个节点是另一个节点的属性；HAVE标识占有、具有的关系；BEFORE/AFTER/AT表示事物间的次序关系；LOCATED-ON表示事物间的位置关系。这些都是语义网络中常用的谓词表示。

语义网络是一种强有力的知识表示工具。利用语义网络的分块技术可以有效地表示逻辑关系和量词，适应逻辑演绎的需要，并且比较有效地防止组合搜索的爆炸问题，从而决定了知识体的组织方式。在人工智能的研究领域中，知识表示是重要的研究内容之一，而语义网络作为知识表示的主要方法在自然语言理解的研究过程中起到了重要的作用。

语义网络技术也为生物医学知识发现提供了更为有效的数据挖掘方法，利用语义网络强大的表达能力，基于领域本体的推理功能，将领域本体作为数据挖掘的背景知识，在致病基因、药物疗效和药物相互作用等方面取得了成功应用。领域本体（domain ontology）是针对某个领域概念体系的精确规范，用以明确该领域概念的定义及概念间的语义关系，能够为语义网络提供标准术语，规范数据表达方式，便于数据资源的共享。近年来，各领域都出现了共享的本体，如生物医学领域的基因本体、OBO（the open biological and biomedical ontologies，开放生物医学本体）、Foundry等，社会计算领域的“开放标识”（OpenID）、“朋友的朋友”（FOAF）、“在线社区的语义互联”（SIOC）等，知识管理和数字图书馆领域的Dublin Core、“社会化语义标签云”（SCOT）和“标签含义”（MOAT）等。

其中一体化医学语言系统（unified medical language system，UMLS）是对语义网络技术的一次成功利用案例。UMLS是美国国立医学图书馆（NLM）1986年开始研制至今的计算机化的情报检索语言集成系统，能够实现跨数据库检索的词汇转换，帮助用户在联接情报源，包括计算机化的病案记录、书目数据库、事实数据库及专家系统的过程中对其中的电子式生物医学情报作一体化检索，由超级叙词表、语义网络、情报源图谱和专家词典4大部分组成，其中语义网络就是为了建立概念术语间错综复杂的关系而设计的，是为超级叙词表中的所有概念提供语义类型及相互关系结构的工具。UMLS的语义网络不仅运用了常规的语义控制手段，而且在语义规范和语义关系分析、延伸等多个方面有许多创新。UMLS通过135种语义类型和51种语义关系，为超级叙词表建立了一种语义类型及其相互关系的权威规则，用以标引每一个超级叙词概念，或表达概念之间可能存在的相互关系，既在文字上，也从等级关系或非等级关系上界定语义类型及其相互间可能存在的关系与内在涵义。在 UMLS 语义网络中，语义类型可以看成是有层次结构的“节点”，而把这些节点连成网的连接，就是表达语义类型之间关系的“链”。通过具有等级结构的语义类型，通过两种关系“链”——“等级关系链”和“相关关系链”，能够使概念之间语义关系的准确细致表达成为可能。

受 UMLS 的启发，2002 年中国中医科学院中医药信息研究所开始研制中医药学语言系统。借鉴 UMLS 的原理与构架，将中医药学概念中隐含的各种语义关系全部提取出来，形成关系表，并以此为中心，建立学科术语概念与概念、概念与名词、概念与含义、名词与名词之间的内在联系，形成一个网状的信息表示结构。中医药学语言系统作为中医药领域的一个权威术语系统，不但是对各种概念术语的规范定义，更借此提高计算机程序解读和理解用户提问的中医药学等相关词汇和语义的能力，并利用这种理解帮助用户检索和获取相关的机读情报。其主要可应用于数据处理、知识检索、自然语言处理、专业词表编制、本体建设等。

而在中医药学领域其他方面，语义网络技术也具有独特优势。

中医药数据的核心是“知识密集型数据”，语义网络技术恰好适合中医药“知识密集型数据”的处理要求。语义网络技术的核心优势，在于解决知识表示、知识融合、推理等一系列与“知识”相关的问题，能够表达和挖掘中医药学领域中的相关关系，支持关联性思考。中医药学采用的不是严格的推理思考，而是关联式思考，针对某一个体的全部信息，把各种看起来不相关的事物联系起来进行综合分析，以期达到对人、自然、社会相结合的开放巨系统的整体性把握。这种思考的成果，在中医药领域数据中可表达为概念与概念之间的语义关系。中医药数据中蕴含着丰富的语义关系，若将这些语义关系抽取并融合起来，则会构成一个结构极其复杂的语义网络。只有通过基于语义网络的方法来处理中医药数据，实现知识密集型数据资源的合理组织，深度挖掘其中蕴含的语义关系，中医药数据的利用才有可能取得突破。中医药团体开展了一系列语义网络技术的推广工作，也初步证实了在中医药领域中使用语义网络技术的必要性和可行性。

语义网络技术在中医药学领域的应用现状。语义网络向中医药领域提供了开放的技术标准和丰富、可靠的实现工具，支持中医药数据资源的动态集成、深度共享、实时监控和综合管理，以及中医药领域知识的表示、融合与综合利用，为中医药信息化建设提供了稳定的基础设施。中医药学工作者已经认识到了语义网络技术在中医药学发展中的重要价值，开展了语义网络的推广工作，为继承和创新中医药知识，促进中西医结合，推动中医药现代化做出重要贡献，展示了语义网络在跨组织、跨领域、跨文化应用中的技术优势。

中医药学因其根基于整体观念、独特的个体化诊疗手段，所获得的中医药信息是一种包含了现象在内的主客融合的体验信息，经过数千年传承，这些信息中叠加了大量知识，电子化的中医药信息即中医药数据也就成为了独特的“知识密集型数据”。这与其他科学领域中单纯由观测产生的数据有很大不同，在信息获取、处理、传播等方面都具有一定难点，主要存在以下问题。

（1）中医药领域的知识体系具有模糊性、复杂性、多样性等特点，不利于逻辑推理与数据分析工具的直接应用。①数据多为定性表达，缺少量化标准，难以使用传统的统计分析方法；②内容多是形象思维与抽象思维相结合、人文科学与自然科学相结合的产物，无法采用严密的逻辑推理方法；③尚未形成标准化的知识模型，缺乏必需的领域背景知识。

（2）中医药数据的领域特点和质量问题，增加了开展知识发现研究的难度。①现有的中医药数据获得仍以人工编辑为主，存在数据不完整、数据错误、用语不规范等一系列关键质量问题；②多为文本型数据，不易被数据挖掘算法直接处理。

（3）中医药学研究对象——人体，是一个开放性的复杂巨系统，多因素相互作用导致中医药学数据具有高度的个体性、动态性、多样性。中医药学领域知识涉及大量实体之间的复杂关系，如证候和症状之间的对应关系、方剂与中药之间的组成关系、中药之间的相互作用关系等，这些关系适合被表示为具有复杂拓扑结构的网络。因此需要针对中医药学领域的特定需求，结合知识表示和推理等技术，改进传统的数据挖掘方法。

（4）尚未建立一套中医药知识发现结果的传播、诠释与评价机制，导致所得知识未获充分利用。

语义网络技术可以用于解决这些中医药信息学发展中的重要难题。

（1）针对中医药领域知识体系的复杂性和模糊性等特点，采用 Web 本体技术，构建中医药领域本体，基于领域本体对中医药知识进行建模，构建本体知识库，对中医药领域的知识进行有效地获取和保存。

（2）采用语义映射和查询重写等技术，实现大量中医药数据库的有效整合，解决中医药“数据孤岛”问题，为中医药知识发现提供丰富的数据资源。语义网络的数据具有模式灵活、易于融合等特点，且配有语义搜索和语义查询等高级查询方法，有望解决数据孤岛问题和数据质量缺陷，为知识发现提供更加全面、可靠的数据资源。

（3）采用语义查询、语义搜索、语义维基等技术，研制中医药知识发现与服务系统，支持面向海量数据的知识发现，面向临床决策、新药研发和电子教学提供知识服务，解决中医药知识传播问题。例如，吴朝晖等研制了面向中医药知识发现与服务的 DartGrid 平台，并利用该系统在数据规范化预处理、高频集算法、关联规则分析等方面做了大量的试探性研究工作，在利用分子生物学研究中药药物成分和功能方面取得了具有启发性的结果。在此基础上，可进一步建立中医药知识发现结果的诠释与评价体系，推动所发现的知识的传播和利用。

作为这方面的一项代表性工作，TCM-SESE（TCM semantic e-science environment，面向中医药领域的语义电子科学环境）是一个基于语义网络技术构建的电子科学平台，它实现了中医药知识资源的有效集成和综合管理，面向全国 40 多家机构提供中医药知识服务。TCM-SESE 现已投入使用并稳定运行，实现中医药知识资源的深度整合和充分共享，促进中西医领域专家之间的交流与合作，在临床决策、新药研发和电子教学等案例中发挥了重要作用。该项目在海量中医药数据处理方面积累了丰富的经验，在中西医之间建立了一道交流的桥梁，验证了 LOD 技术方案的可行性及 SPARQL 查询语言和协议的灵活性，为后续工作起到了良好的示范作用。

Linking Open Drug Data（LODD）是一项大型国际合作项目，旨在将生物学、药物学和临床试验等领域的数据互联起来，以辅助新药研发。传统中草药的研究，可能对现代新药研发提供重要线索，但这些宝贵研究结果往往缺乏整合和应用。为此，LODD 的一项重要任务是将中医药知识发布在 LOD 上，并建立中西医之间的知识关联，支持中药新药研发等应用。LODD 中记录了草药的知识（如化学成分、疗效等），以及疾病、基因、草药之间的关联关系，能辅助研究人员找出能够治疗某种疾病的草药，理解草药的性质和疗效，支持中药新药研发等应用。LODD 被成功用于“研究具有抗抑郁功效的中草药”这一实际案例，通过 SPARQL 查询从 LOD 中查找出可能治疗抑郁的中草药，检索它们的活性成分，作为新药研发过程的先导化合物。

这些工作表明语义网络能够为中医药领域问题提供适宜的解决方案，但尚未充分发挥语义网络的全部潜能。业界人士普遍关心的问题是如何建立一套可行的方法学，消除语义网络技术和中医药领域实际应用之间的隔阂，实现语义网络的深度、充分应用。为了解决这一问题，有必要基于语义网络技术，建立一套以中医药“知识密集型”数据为核心的信息处理方法学。这套方法学的核心是中医药知识。中医药科学数据是中医药知识的密集型载体，针对中医药数据的处理在本质上是对中医药知识的创造、维护、共享、融合和利用的持续过程，其中的核心问题包括知识建模、知识融合、知识发现和知识服务。通过这套方法学，将能够汇集中医药及多学科相关数据资源，挖掘多学科数据间的潜在规律及知识点，发挥多学科研究成果对中医药发展的支撑作用。

三、语义维基方法

传统的知识工程以小型团队为基础，采取封闭式的知识管理策略，在知识积累的效率和规模上都有很大的局限性。在网络时代，知识资源的总量迅速增长，且具有分布性和异构性等特征，这对于知识工程技术提出了更高的要求。传统的知识管理技术，在动态性和可扩展性等方面与实际情况相去甚远，无法满足网络环境下对知识共享的需求。

互联网赋予人们在世界范围内协同编辑百科全书的可能性。维基（Wiki）是一种允许任意用户创建和编辑任意页面的网站，具有良好的可扩展性，突破了传统知识工程的知识获取瓶颈，在领域知识共享中取得了巨大成功。其作用在生物医学领域尤为显著，被应用于临床实践、医学教育和科学研究等领域，成为虚拟协作的有效方式。

随着维基技术的推广，当前 Web 上出现了大量的维基系统。这些系统之间缺乏标准化的交互方式，导致知识无法在系统之间流动；另外，维基系统的内容以文本为主，为实现自动处理和机器推理等任务增加了难度。语义 Web 作为 Web 上新兴的知识工程技术，有潜力解决上述两个问题，推动维基技术的进一步发展。语义维基（semantic Wiki）是语义 Web 技术与维基系统相结合的产物，其代表系统包括 IkeWiki、SweetWiki、Dbpedia、Semantic Mediawiki、KnowWE、959 Nematode Genomes 等。这些系统既保持了维基系统在社会化知识工程方面的优势，又强化了对结构性数据的支持，且能提供语义推理、语义搜索、语义查询等高级功能，因此比单纯的维基系统更能满足生物医学等领域在知识管理与知识工程方面的业务需求。语义维基的这些优点，也为中医药资源共享和知识服务提供了理想的技术手段，有利于中医药学领域专家开展知识共享和学术研究等活动，对于中医药学知识发现和知识服务具有很大的推动作用。

近年来，中医药信息资源建设取得长足发展，建设了大量的知识库和数据库，并研制了中医药学主题词表、中医药学语言系统、中医临床术语系统等几个大型术语系统。与资源建设的成就相比，资源访问和服务体系的建设则相对滞后，影响了资源的利用效果。服务模式和应用方法的缺乏，成为当前中医药信息化事业面临的关键瓶颈问题。

采用语义维基方法，基于中医药学领域本体实现术语系统和知识库的整合，汇集、维护中医药学领域知识，建立一个开放性平台，能够基于语义链接，在知识资源空间中提供智能化知识检索和浏览服务，具备初步的知识推理和问答能力，并基于网络提供知识服务，使已有的中医药学资源能够为全世界的中医药工作者访问和利用，是解决中医药学信息传播缓慢问题的一条新途径。

语义维基技术在中医药学领域的应用现状。DartWiki 是浙江大学 CCNT 实验室（advanced computing and system laboratory）开发的语义 Wiki 解决方案，部署于 Web 服务器中，在数据 Web 的基础上提供知识管理和共享服务。DartWiki 可以被视为人类与数据 Web 之间的中介，实现了数据在机器友好接口（machine-friendly interface）和人类友好接口（human-friendly interface）之间的转换，通过语义查询访问、实体访问、转储文件的方式来访问数据 Web。

中医百科是通过 DartWiki 技术构建的中医药知识共享网站，它实现了中医药学语言系统、中医古籍语言系统、中医临床术语系统等中医药领域主要术语系统的集成和一站式访问，并进一步集成了其他的中医药知识库，面向中医药工作者提供百科全书式的知识服务。中医百科旨在支持网络用户在概念层次上交互式访问和编辑中医药知识资源，用户可以通过指定概念进入展示概念信息的综合性页面，也可以使用语义链接在知识资源空间中浏览，展示页面内容包括正名、异名、定义、注释、父子类、相关概念和文献，并能提供全面、互联的数据视图。每部分知识都标明了知识源名称，允许用户追踪知识的源流。

语义维基技术为中医药资源共享和知识服务提供了理想的技术手段。中医百科系统为汇集和维护中医药领域的知识和作品提供一个开放性的平台，它基于中医药领域本体实现术语系统和知识库的整合，并基于网络提供知识服务，使全世界的中医药工作者都可以访问和利用这些中医药知识资源。该系统能够鼓励领域专家参与到知识共享活动之中，通过中医专家和爱好者的在线互动，不断激活和外化专家的隐性知识，丰富中医药知识体系。现在，研究者们正在致力于使系统具备一定的知识推理和问答能力，利用语义维基系统中的结构化知识资源，实现初级的“智能体（intelligent agent）”。它们能在语义维基平台上进行简单的人机对话，面向临床诊疗和科学研究提供知识服务。“智能体”通过推理机从结构化知识资源中发现新的知识，根据形式化的领域规则自动发现内容之中的错误。未来，它还可能扮演中医医生的角色，与网络用户进行虚拟对话，根据其输入的病情开具虚拟处方，为临床决策提供支持。

第五章　中医药信息学学科发展状况

21 世纪是以生命科学、生态科学、信息科学、复杂科学和系统科学为前沿的科学技术迅猛发展的时代，自然科学与人文科学间的交叉、渗透、融合，已成为科学技术整体化、综合化发展的重要趋势。这种交叉和融合既是实现科学知识系统整合的重要平台，也是培育新兴学科的沃土。

信息科学是一门新兴的、综合性的前沿学科，它是以信息作为主要研究对象，以信息的运动规律作为主要研究内容，以信息科学方法论作为主要研究方法，以扩大人类的信息功能作为主要研究目标的一门科学。中医药学则是一门具有数千年历史的持续发展的传统医学，具有独特的理论体系。它以人作为主要研究对象，以整体观为主导思想，以精气学说、阴阳学说、五行学说为哲学基础，以辨证论治为诊治特点，是一门以自然科学为主体、多学科知识相交融的医学科学。在几千年的发展过程中，中医药学不仅吸收了古代哲学作为其理论体系的主要基础框架，还吸纳了古代天文学、气象学、地理学、物候学、农学、生物学、矿物学、植物学、军事学、数学及冶炼技术等诸多学科的知识。

现代随着计算机和网络的普及，中医药学与信息科学不断碰撞、交叉，乃至融合。无论是信息学方法论的功能准则和整体准则，还是中医药学的整体观和脏象理论，两者都不是从具体结构上对事物加以解剖性的分析，而是重视从整体上、动态中去观察和研究事物，从而获得关于事物动态现象的运动规律和整体知识。共同的认识论，相似的方法学使得两个学科在交叉融合过程中逐渐形成了中医药信息学，开启了中医药传统经验管理转向新型知识管理的一种崭新模式；标志着中医药学在望、闻、问、切的传统获取信息及利用信息手段上即将开始一次新的革命。中医药信息学隶属于中医药学，是随时代发展而产生的分支学科。它的诞生，关系到中医药学的可持续发展，同时，也标志着中医药诊疗手段与经验传承即将进入飞速发展的信息时代。

在这一章中，我们首先探讨了中医药信息学相关学科的发展状况及其对中医药信息学学科发展的影响；接着论述了中医药信息学教育的现状；然后从中医药学和中医药信息学学科分类的不同角度探讨了本学科发展的状况；最后，对本学科的发展趋势进行了讨论。

第一节　中医药信息学及其相关学科

作为中医药学和信息科学的一门新兴交叉学科，中医药信息学从产生到成长的短短几十年过程中，受到诸多相关学科的影响，为了对中医药信息学的成长历程和学科架构更明晰，本节将探讨交叉学科中发展相对成熟的生物信息学、医学信息学、系统生物学对本源学科的影响及对中医药信息学的启示。

一、生物信息学

(一) 生物信息学的定义及研究进展

生物信息学是在生命科学、计算机科学和数学的基础上逐步发展而形成的一门新兴的边缘学科，它以核酸和蛋白质为主要研究对象，以数学、计算机科学为主要研究手段，对生物学实验数据进行获取、加工、存储、检索与分析，从而达到揭示数据所蕴含的生物学意义的目的。在处理信息时，同时采用了数学、统计学的模型、模拟研究手法，因而成为生物学、统计学、数学、计算机学甚至工程学等多学科之间的交叉领域。

生物信息学当前的著作主要有赵国屏等编著“863 生物高技术丛书”《生物信息学》，钟扬、张亮、赵琼主编《简明生物信息学》，美·芒特编著、曹志伟编译的《生物信息学：序列与基因组分析》，许忠能主编《生物信息学》等。

赵国屏主编的《生物信息学》阐述生物信息学（bioinformatics）是一门新兴的交叉学科。它所研究的材料是生物学的数据，而它进行研究所采用的方法，是从各种计算技术衍生出来的（Benton，1996）。从广义上说，生物信息学是从事对生物信息的获取、加工、储存、分配、分析和释读，并综合运用数学、计算机科学和生物学工具，以达到理解数据中的生物学含义的目标。生物信息学的科学基础需要发达的、复杂的、可相互交流的数据库系统，需要强有力的创新算法和软件。没有算法创新，生物信息学就无法获得持续的发展。自动化的大规模、高通量的生物研究方法与平台技术，既是产生生物信息数据的主要方法，又是在利用生物信息分析结果的基础上，进一步获取或验证生物学知识的关键手段之一。另外书中有关基因组研究时代围绕着遗传信息传递的中心法则，涉及基因组信息学的概念、蛋白质的结构计算、分子与药物设计等内容。

钟扬、张亮、赵琼主编《简明生物信息学》阐述了生物信息学与分子生物学的密切关系。他们认为狭义的生物信息学专指应用信息技术储存和分析基因组测序所产生的分子序列及其相关数据，也被称为分子生物信息学（molecularbioinformatics）。而广义的生物信息学是指生命科学与数学、计算机科学和信息科学等交汇融合所形成的一门交叉学科。它应用先进的数据管理技术、数学分析模型和计算机软件对各种生物信息（特别是分子生物学信息）进行提取、储存、处理和分析，旨在掌握复杂生命现象的形成模式与演化规律。

美·芒特编著、曹志伟编译的《生物信息学：序列与基因组分析》（第二版）提出，随着基因时代的来临，现在生物信息学在生物学和医学研究中起着更重要的作用。作者认为当前生物信息学研究重点是对基因组序列、蛋白质组学和数组技术所产生的大量数据的计算分析。该书的特点是对 DNA、RNA 和蛋白质数据的计算提供了丰富的演算方法，并指出了在解决生物学问题中这些方法的优、缺点及应用策略。作者的目的主要是用尽可能简单的、数字化的例子让生物学家在使用程序时领会程序背后的算法、假设、局限性及使用策略。

许忠能主编《生物信息学》中，沿用了 1995 年美国人类基因组计划第一个五年总结报告中生物信息学的定义，即认为生物信息学是一门交叉学科，它包含了生物信息的获取、处理、存储、分发、分析和解释等在内的所有方面，综合运用数学、计算机科学、生物学的各种工具，阐明和理解大量数据所包含的生物学意义。阐述了生物学与医学、数学、计算机科学之间的联系及应用。作者认为生物信息学是发展前景最光明的一个学科，也是最有可能被诺贝尔奖青睐的学科。同时由于生物信息学本身是一门交叉学科，因此被参与其中的医学、数学、计算机学、物理学人士带入相关学科是未来若干年生物信息学发展的必然趋势。生物信息学与医学之间的联系很密切，运用生物信息学分析医学数据，然后筛选与疾病相关的基因，再进行验证，将成为一条高效的医学研究途径；同时利用生物信息学辅助药物设计是药学的一个重要进展。

（二）生物信息学对本源学科的影响

生物信息学的本源学科是生物学，它对生物学的促进作用是巨大的。首先，通过收集和建立生物学数据库，为生物学构建了一个坚实的科研信息研究平台；其次，生物信息学研究所带来的新型研究手段和成果，例如，大量生物物种基因组序列的完成和分析使生物医学的研究方法发生了迅速的改变；最后，生物信息学研究将根据比较基因组学、功能基因组学等分支学科的研究成果，运用大规模高度复杂和智能的数学统计模型，从整体和系统的水平上对生物学的现象提出大量新的理论和学说。而对于这些学说和理论的验证将推动生物学的研究，进入到系统生物学（systems biology）的新时代。

同时，生物信息学对其他来源学科亦有很大的促进作用，例如，许忠能认为生物信息学为医学开辟了一条新的高效研究途经“运用生物信息学分析医学数据，然后筛选与疾病相关的基因，再进行验证”，“同时利用生物信息学辅助药物设计是药学的一个重要进展”。事实证明，生物信息学的发展成果不仅对基础医学研究有极大推动作用，而且对人类疾病防治、生物医药产业都有极深远的意义。

（三）生物信息学发展对中医药信息学的启示

中医药界对生物信息学表现出浓厚的兴趣，主要认为可借助生物信息学的技术促进中医药学发展。例如，李梢认为以信息、系统的观点切入探讨中医药诊疗体系的科学内涵，以生物信息学的有关理论与方法为桥梁，从多层次进行中医药生物信息学有关理论、模式与技术方法的构建，中药研发的新模式与新技术探索，将有助于深入了解中医药学整体、系统的诊疗规律；罗国安等提出充分利用生物信息学技术，通过中药指纹图谱的信息获取、信息处理和信息挖掘3个方面内容的研究，建立中药组效学研究体系。近几年国家自然基金许多中标项目中无论是基因/蛋白质表达谱在中医证候研究、辨证分型和诊断中，还是在中药作用机制及其开发中的运用都涉及生物信息学技术分析。简而言之，目前生物信息学对中医药学乃至中医药信息学的技术支撑多处于理论探讨阶段。

生物信息学发展给予中医药信息学最大的启示就是，两门学科交叉后所产生的新技术可以成为支撑本源学科发展的关键技术。在某种意义上，可以说，如果没有生物信息学的数据处理技术，基因组、蛋白质组及代谢组的研究几乎是无法开展的。在上述组学的研究过程中产生了海量数据，这些数据用通用的计算机技术几乎是无法完成计算的，而这些数据的处理问题得不到解决，则3个组学就无法发展。因此，生物信息学的诞生，解决了阻碍组学发展的关键科学技术问题。

中医药信息学面临的研究对象是中医药信息，所形成的数据是一类不同于一般的数据，其所具有的现象信息、主客融合、偏重时间、必须在开放环境中获取等特点，也是通用计算机技术所无法处理的。而中医药信息的获取、转化、处理与传播问题已经成为阻碍中医学发展的关键科学技术问题。因此，中医药信息学如果能够像生物信息学一样，解决阻碍中医学发展的现象信息处理技术问题，则本身的学科价值将能够得到充分的体现。

二、系统生物学

从古希腊和古中国的模糊整体论到15世纪近代科学兴起的还原论，再到今天的系统论，按钱学森的说法是“系统论是还原论和整体论的辩证统一”。系统论的优越性在于整体涌现性（whole emergence），即若干组分按照某种方式整合成为一个系统就会产生这些组分单纯相加所没有的新成分或功能，而一旦把系统分解还原为各个组分，这成分或功能便不复存在。

（一）系统生物学对本源学科的影响

系统生物学的本源学科也是生物学。系统生物学是基于基因组学、蛋白质组学等为核心的实验技术，借助和发展多学科交叉的新技术方法，研究功能生命系统中所有组成成分的系统行为、相互联系及动力学特性，从整体水平分析和计算模拟复杂生命现象进而揭示生命系统控制与设计的基本规律。就目前而言，由于各个学科在生物学领域的渗透和各种新型先进的生物学研究手段和分析思路在传统生物实验室中的应用，系统生物学的概念和思路已经在逐渐地改变传统的研究思维。

近年来发展很快的人体系统生物学是在LeeHood领导的美国系统生物学研究所、JeremyNicholson领导的英国帝国理工的生物分子医学系、IanvanderGreef领导的荷兰TNO医学系统生物学实验室及陈竺领导的上海系统生物医学研究中心等机构的探索和推动下正在蓬勃兴起的一个新的学科方向。上海系统生物医学研究中心副主任，上海交通大学生命科学技术学院副院长赵立平教授，阐述了他们的研究成果。在人体中，人的细胞数量仅占细胞总量的10%，而共生微生物的细胞所占比例高达90%。共生细菌大部分生活在肠道里，有大约1.5kg。这些细菌在生长活动中产生的代谢物可以进入人的血液，影响人的健康。有益菌可以产生消炎、镇痛、抗氧化的物质，还可以合成维生素、氨基酸、丁酸盐等营养成分，对人体有滋养和保护作用。有害菌则可以产生神经毒素、致癌物质和游离抗原，进入血液后能够引起儿童自闭症、老年痴呆、肥胖症、糖尿病、冠心病甚至癌症等各种慢性病。因此，结构失调的肠道菌群可能是诱发慢性病的重要因素，这个观点叫“慢性病的肠源性学说”。由于很多肠道菌是不能分离培养的，很难获得它们的参考基因组。赵立平教授提出，依托“系统生物医学科技创新平台”建立的“功能元基因组”技术为解决这个问题提供了途径。他们与帝国理工医学院等单位合作，建立了通过测定尿液代谢物的组成变化和肠道菌群结构变化的关系，来判断哪一种细菌可能影响人体的哪一部分代谢的方法，就有可能将具有重要功能的细菌鉴定出来。然后再设法通过单细胞分离和全基因组扩增获得其参考基因组序列。整个过程不需要分离培养细菌，可以突破培养技术的瓶颈，获得更多重要细菌的参考基因组序列。目前，赵教授的研究团队，通过测定肠道菌群的变化，来判断人体慢性疾病的发生、发展和转归。这个例子也从一个侧面说明系统生物学的技术和思维对本源学科生物学、医学的潜在的巨大推动力。

（二）系统生物学的研究思路与技术对中医药信息学发展的启示

系统生物学和中医药学的思维模式具有一定的共性：系统生物学从系统的角度认识生命过程并寻找其中规律，中医学是从整体角度认识生命并治疗疾病，而中医药信息学则是从系统论角度研究动态的、整体的中医药信息和生命信息。

系统生物学对中医药信息学的促进作用体现在研究思维和技术方面。①以先进的技术模拟整体数据模型，避免孤立、静止的研究方法：如可模拟某一证的代谢组数据模型，由于代谢组学是对机体代谢事件的全面跟踪和评价，避免从前在现代医学的“病”下才能研究中医的“证”的机械规范及孤立的、静止的研究所造成的种种误区。结合系统生物学中的蛋白组学、基因组学的研究成果，甚至可以对中医某些概念的理解有重大突破；②控制中药的质量：用系统生物学中现代代谢组学研究方法通过对中药复方混合物中组分的类型、含量和状态的分析，可以定量地对其进行评价，有可能解决无法测量中药复方中多种成分的联合药效的难题。总而言之，借助同样思维模式的系统生物学的技术，可以帮助中医药信息学建立一个整体的、动态的、具有防治疾病功能的信息体系。

人体系统生物学对中医药信息学发展的重要启示是，传统的系统生物学强调整体所有组成部分及其所有关联关系的研究，这就使得在目前科学发展的水平上，系统生物学的研究必然会非常缓慢。而人体系统生物学是从整体代谢物的角度去研究人体及其共生的肠道菌群的变化，从而把握疾病的变化，这就使系统生物学在目前科学发展的水平获得了快速发展的途径。从目前科学发展的水平，去寻找能够解决问题的角度和方法学是中医药信息学应该从人体系统生物学发展所获得的启示。

三、医学信息学

（一）医学信息学的定义及研究进展

关于医学信息学的定义有多种说法，这里采用这样一种定义：医学信息学是运用信息、计算机、认知科学等的理论、技术和方法，研究医学信息的性质和运动规律，进行医学信息的采集、加工、存储、传输、分析、利用以至医学知识的表述，为临床决策提供支持的学科。

有关医学信息学的专著有秦惠基、符雄编著的《医药信息学》，乔凤海编著的《医学信息学》，J. H. vanBemmel 和 M. A. Musen 主编，包含飞教授和郑学侃教授翻译的《医学信息学》，高岚编写的《医学信息学》。

秦惠基、符雄的《医药信息学》主要内容首先是基本理论问题，即医学信息学的概念、属性、功能，以及其在医学发展中的作用，与相关学科和其他学科的关系；其次是医学情报交流问题，包括交流的方式、特点、影响因素和规律，以及文献情报交流的管理、加工、检索和利用等，另外还有医学情报用户与情报需求问题，医学情报系统的设计、运行与评价，医学情报工作的组织管理，新技术在医学情报工作中的应用和医学情报与信息的社会化问题。该书的特点是认为医学情报学是情报学的一个分支，主要将情报学的内容与医学进行结合论述。

乔凤海主编的《医学信息学》认为，医学信息学是研究医学信息在医学科学领域中的地位、作用、价值及如何运用医学信息来更为科学、合理、系统、周密、高效地全盘主导和把握好医学系列工作的科学。该书的主要内容包括学科本身的特征、产生的依据、形成与发展、同相关学科间的关系及医学信息的组成与分类等；医学信息的如何占有及利用，以及占有和利用过程中的注意事项等；医学信息利用效果的随访、监察与追踪考评；计算机在医学信息学中的地位与作用；进行疾病全方位、全过程预防之中和进行疾病控制与消除，即诊治过程中如何占有及利用医学信息的问题等；进行医学科学研究与教学过程中如何占有及利用医学信息的问题；环境卫生、劳动卫生及营养与食品卫生方面如何占有及利用医学信息的问题；进行全民健康教育和军队卫生勤务之中如何占有及利用医学信息的问题；进行医药研究、制造与购销（包括储存）方面如何进行医学信息的占有及利用等问题；进行医学图书编撰、出版与购销（包括藏书）过程中如何占有及利用医学信息的问题；维护心理卫生和做好灾难应急之中如何占有及利用医学信息问题；社会卫生保健团体、学术研究机构及医药卫生管理等方面怎样占有及利用好医学信息的问题等。该书的特点主要是探讨了各种医学信息资源的利用问题。

由现任国际医学信息学会（IMIA）主席、荷兰鹿特丹 Erasmus 大学医疗卫生系教授 J. H. vanBemmel 与美国 Stanford 大学医学院 M. A. Musen 教授主编的《Handbook of Medical Informatics》，由上海中医药大学包含飞教授和郑学侃教授主译的《医学信息学》提出：医学信息学（medical informatics）是信息技术学和各医疗卫生科学的交叉科学。其内容包括讨论数据、阐述医疗卫生领域中的各类系统，并涉及医学信息学方法学。首先，关于数据的讨论包括数据到信息的转化、数据的计算机处理和储存及患者数据的获取。其次，医疗卫生领域中的各类系统由以患者为中心的信息系统、知识和决策支持系统、支持医院等机构的系统组成。最后，涉及医学信息学方法学有信息处理的方法学和信息系统的方法学，并把医学信息学作为职业及大学的专业看待。该书的特点是对医学领域中信息技术的利用，特别是计算机数据处理的应用进行了探讨。

上述 3 本书揭示了当前 3 种不同的研究范围：将情报学的概念引入到医学领域，在其相关研究框架的基础上，加上医学的内容；或将医学信息按一定规则进行分类，重点研究这些信息资源的利用；或将信息学方法和技术引入其领域中，研究在医学领域中如何利用信息和信息技术。

高岚编写的《医学信息学》认为医学信息学是运用信息、计算机、认知科学等的理论、技术和方法，研究医学信息的性质和运动规律，进行医学信息的采集、加工、存储、传输、分析、利用以至医学知识的表述，为临床决策提供支持，以改进医疗卫生保健服务，提高医疗卫生保健质量，为广大居民提供经济、优质、高效和安全的卫生保健。该书介绍了国际上医学信息学发展和应用的最新成果，并分析了我国医学信息学的发展现状、问题和对策。该书的特点是既从基础层面对该学科中的共性议题，还从应用层面对该学科应用最活跃的领域进行详细地分析，以此对医学信息学的未来进行展望。

（二）医学信息学对本源学科的影响

与中医药信息学非常相似，医学信息学是医学和信息学的新兴交叉学科，在国外有近

40年的发展历史，国内起步稍晚，但对医学的积极影响已初见端倪。可以认为其促进作用有2个方面，一是医学信息学在一般信息学的指导下，研究医学信息的产生、提取、检测、变换、传递、存储、处理和识别，建立数据库，提供信息研究平台，并利用计算机工具和技术对医学信息的概念、属性、关系进行探讨，加深了基础的医学理论研究和哲学深层意义的探讨，主导了科研发展方向；二是在控制论和系统论的指导、工程设备和技术的帮助下，研制各种信息化、智能化的诊疗设备和成熟的医院信息系统，提供临床决策支持，大幅度地提高了临床疗效。

（三）从医学信息学的现状思考中医药信息学的学科发展

不言而喻，这两门学科的研究目的具有高度相似性——应用计算机技术来处理生命科学领域的数据。鉴于医学信息学的发展已处于领先地位，其学科规划和发展之路对中医药信息学就具有较大的借鉴意义。

国内医学信息学的研究范围主要有基础研究和应用研究，包括理论研究（医学信息的概念和性质）、应用基础研究（医学信息的产生、提取、检测、变换、传递、存储、处理和识别，以及控制原理和方法）、应用研究（研制医学信息系统）。在这个方面，中医药信息学并无二致。医学信息学研究最新进展大致可以分为5个方面：电子化病历、医疗信息系统、医疗决策系统、影像信息学技术、远程医疗。这个方面中医药信息学起步较晚，仍需投入大量人力和资金，但可以考虑采用医学信息学的先进技术。除了以上一致的研究方向外，鉴于中医大量信息是定性而非定量的特点，我们认为中医药信息学还需致力于以下几个方面：一是中医药信息学理论与方法学研究，鉴于中医药信息的特点，必须加强理论与方法学的研究，才能使中医药信息的获取、转化、处理与传播实现跨越式发展；二是具有中医药特色的文献数据挖掘（中医药学具有3000多年理论的厚重沉淀），尤其是隐形知识的挖掘；三是具有中医特色的知识表达和语义网络关联分析；四是中医证候模型建立和中药复方组合成分的分析鉴定。

两者最大的不同之处在于研究内容。由于两者的研究对象分别是西医和中医，这两大医学体系分别孕育于东西方不同的哲学思想和文化母体，不同的思维模式导致两种医学信息学发展方向将南辕北辙。基于还原论的西方医学倾向微观化，无论生理、病理，或是诊断治疗均可量化研究；而中医倾向宏观化，在注重整体观的同时强调个性化诊疗。因此中医药信息学更注重对信息进行多层次、多维度的关联整合，例如，在研究疾病时，除了医学信息学注重的多病因、多症状、患者个体差异等多个因素的多个层次整合之外，还会考虑脏腑上功能相关，病理相互影响，从而获得整体的、动态的综合结果。

在学科教育上，美国许多大学将医学信息学课程分为5个部分即应用于医学信息本身的计算机科学、生物医学、决策科学、社会科学、公共政策。而国内则集中在计算机技术、医院信息系统、医院决策支持系统、远程医疗等。相较而言，国内医学信息学专业的计算机研究水平和课程设置逊于国外。而目前中医药信息学学科人员的计算机水平也较弱，可以考虑增加课程设置或引进专业人才。

医学信息学发展给予中医药信息学的重要启示之一，是在加强应用研究的基础上，必须重视学科的理论与方法学建设，由于医学信息学在其发展过程中，重视其应用领域的发展，相对忽视基础研究，因此对学科的发展产生了很大的影响。中医药信息学由于其信息特征的特殊性，如果不加强理论与方法学研究，其发展将会比医学信息学缓慢。因此，从中医药信息学学科建设的初始阶段，就必须把理论体系和方法论体系的建设摆在重要地位。重要启示之二，是其学科框架的构成。目前，医学信息学分为理论研究、应用基础研究及应用研究的框架及其二级结构对中医药信息学的发展有很大的启示。重要启示之三，是医学信息学在其应用研究领域朝向医药卫生发展的大方向，这促进了其学科与实践的紧密结合，从而发挥了更大的作用，这是值得中医药信息学借鉴的。

总之，中医药信息学在发展道路上可借鉴医学信息学的前期经验和优秀研究成果，但必须注重发展自身特色，“整体观”和“辨证论治”不仅是中医药学的灵魂，更是中医药信息学的立身之本，是区别与医学信息学的最大特色。

第二节　学科人才培养与学术体系建设

自2009年国家中医药管理局将中医药信息学设为二级重点培育学科以来，到目前为止，已有13家机构成为中医药信息学重点学科挂靠单位，包括中医药信息研究所、医史文献研究所、图书馆、医院、信息工程学院等类型的科研、医疗、教育机构；6家国家教育部设立的中医药信息学二级自主硕士、博士学位授予单位。2016年将有首批中医药信息的硕士、博士研究生毕业；1家国家人事部设立的中医药信息学博士后工作站，已经培养了5批博士后工作人员。到目前为止，已经建立了1家国家中医药管理局中医药信息学应用方法学重点研究室和1家国家中医药管理局中医药信息数字化三级实验室，正在开展中医药信息学的相关研究工作。中医药信息学已经建设了很好的学术交流平台，一批相关学会已经建立，包括中国中医药信息研究会、中国中西医结合学会信息专业委员会、世界中医药学会联合会信息分会、中国卫生信息学会中医药信息化专业委员会等，中华中医药学会中医药信息学专业委员会也正在筹建中。此外，中医药信息学已经有了自己的出版物：《中国中医药信息杂志》和《中国中医药图书情报杂志》；出版了学科专著《中医药信息学》，其系列丛书也即将出版；《中华医学百科全书—医学信息学》卷专门设置了“中医药信息学”二级类目。这些机构的设立及学术平台的搭建，培养了一支中医药信息学研究的人才队伍，推进了学术交流，有力地促进了中医药信息学学科的快速发展。

一、中医药信息化人才培养

中医药信息化人才培养，院校教育是基础，继续教育是关键。初步形成院校教育与继续教育相结合的多形式、多层次、多途径的中医药信息化教育格局。

（一）院校教育

1. 专业设置

（1）本科教育

1）学科设置：中医药院校以不同方式开设与中医药信息学有关的课程、设立中医药信息学专业与方向，培养了一批具备中医药学、信息学、管理学的复合型人才。在全国25所本科中医药院校中，湖北中医药大学、南京中医药大学、辽宁中医药大学、安徽中医学院、河南中医学院、江西中医学院6所专门建立了独立的中医药信息学相关院系，13所开设了中医药信息学相关专业，其中北京中医药大学、湖北中医药大学、山东中医药大学、成都中医药大学、南京中医药大学、河南中医学院、福建中医药大学、安徽中医学院、山西中医学院9所中医药院校开设了信息管理与信息系统专业（包括信息工程与信息管理、卫生信息管理、信息管理方向等），湖北中医药大学、江西中医学院等两所中医药院校开设了医学信息工程或生物医学工程专业，广州中医药大学、浙江中医药大学、南京中医药大学、湖南中医药大学、江西中医学院、河南中医学院、安徽中医学院等所中医药院校开设了计算机科学与技术专业。安徽中医学院还开设了计算机科学与技术专业（2+2对韩校际交流），毕业后授予中韩两国的学士学位。中国中医科学院（中医药信息学）、湖北中医药大学（中医药信息学）、山东中医药大学（中医药文献与信息工程）、辽宁中医药大学（七年制中医学信息工程方向）4所中医院校和科研机构开展中医药信息学研究生教育。

由于教育部并没有设立中医药信息学这样一个学科，因此，在中医药本科教育中，一般是开设管理学学科下的信息管理与信息系统（110102）和工学学科下的医学信息工程（080624S）课程，两者均为本科4年制。如开设信息管理与信息系统课程的中医药院校包括2001年开设的安徽中医学院和湖北中医药大学，2003年开设的南京中医药大学，2004年开设的河南中医学院，2005年开设的山东中医药大学，2006年开设的广西中医学院，2009年开设的福建中医药大学和辽宁中医药大学，2010年开设的山西中医学院，2013年开设的湖南中医药大学，2014年开设的北京中医药大学11所院校；开设医学信息工程课程的包括2010年开设的辽宁中医药大学，2011年开设的浙江中医药大学、广州中医药大学、成都中医药大学和甘肃中医学院，2012年开设的北京中医药大学东方学院和黑龙江中医药大学，2013年开设的湖南中医药大学，2014年开设的安徽中医药大学9所院校。也就是说，根据国家教育部网站公布的信息，截止到2014年为止，我国共有20所中医药院校开设了与中医药信息学相关的本科课程。

2）课程设置：中医药信息学所设课程涉及中医药学、信息学、管理学、计算机科学等领域，这是一个多学科相互交叉融合的专业。从相关教材来看，有关中医药信息学的知识体系构架并没有取得共识。秦玉龙主编的2001版和2010年版的《实用中医信息学》，主要是介绍了信息学、情报学、文献学及网络方面等与中医药信息相关的基础知识，提出中医药信息的查找、筛选、阅读、积累、评价及发布的方法等；而任廷革主编2003年版的《中医信息学》，主要以案例来介绍当时中医药领域研究中运用较多的数据库技术和智能系统的研发。因此为了“中医药信息学”课程发展的需要，构建中医药信息学课程知识体系是十分必要的。

目前中医药信息学的内容主要包括绪论、中医药信息学概论、中医药信息获取、利用等。

a. 绪论：中医药院校的信息管理与信息系统专业是一个涉及中医药学、信息学、管理学、计算机科学等多学科的专业。该专业学生主要学习包括公共基础类课程、专业基础类课程、计算机类课程、信息管理类课程及中医药类课程相对独立的5大类课程。因此，“绪论”这部分应主要讲授该课程的性质，学习该课程的意义及中医药信息学的发展概况等，目的是让学生明白“中医药信息学”课程，可以将所学的5大类课程进行有机地结合，可以指导其进行中医药文献信息的资源管理、建设、检索及服务，进行中医药信息系统软件设计及开发，进行中医药卫生信息数据的统计、分析、处理及应用等。

b. 中医药信息学概论：中医药信息学是基于动态现象运动规律理论，遵循整体准则和动态准则，运用计算机与网络技术，研究中医药学领域信息现象和信息规律，对中医药信息进行表示、管理、分析、模拟和传播，以实现中医药信息的获取、转化与共享，提示中医药信息的实质与内在联系的一门科学。中医药信息学理论体系应包括由中医药信息学的定义、内涵及外延，中医信息学的方法论，中医药信息、知识的特点等构成的基础理论部分，还应包括由中医药信息获取、处理、存储和转换的技术与方法的基本原理等构成的应用方法部分。现有的文献表明，中医药信息学的研究领域和研究方向，由基础研究、技术研究、应用研究 3 个方面构成。基础研究主要包括中医药信息论、中医药知识整合论、中医药信息学原理、中医药术语标准化与规范化等。技术研究主要包括中医药信息的获取、存储、处理、输出、传递与管理等内容。应用研究主要包括所有的中医药信息分析与利用的方法研究。因此，“中医药信息学概论”这部分主要讲授中医药信息学的概念及相关概念、中医药信息学理论体系及其研究方向等，目的是让学生清楚中医药信息学的概念、内涵、外延及目前中医药信息学理论体系框架的研究现状。

c. 中医药信息源：一是指人们在科学决策、研究与开发、市场开拓等社会实践活动中借以获取信息的来源，二是指信息及其赖以传播的各种物质载体或传输通道。医学信息源分为医学成果信息源、临床诊疗信息源、医学统计信息源、医学产品信息源、循证医学信息源、病案信息源等。中医药学在长期发展的过程中，也积淀了大量的信息资源，在中医药传承过程中发挥了重要的作用。因此，“中医药信息源”这部分主要讲授信息源的概念及类型、古代及现代中医药信息源等，目的是让学生了解所需中医药信息的分布、类型、特点及学术价值等。

d. 中医药信息的获取：一般来讲，获取信息的方式包括平时阅读积累、同行交流、检索获取（利用各种工具书、数据库、搜索引擎等来查找所需的文献信息是获取文献的主要途径）、定题服务（由图书馆、信息检索系统等文献信息服务机构，根据用户相对稳定的个性化需求提供的主动性信息提供方式）等。中医药信息的获取也不外乎这些渠道，其中利用检索工具特别是计算机检索是中医药信息获取的主要方式和手段。因此，“中医药信息的获取”这部分主要讲授信息组织处理方法、检索语言、常用计算机检索方法及检索工具等，目的是让学生懂得中医药信息获取的原理、途径和方法。

e. 中医药信息的利用：信息是无形的，是可以不受时空的限制而无限地积累。在信息社会飞速发展的今天，中医药文献信息同其他科技文献一样，数量激增，质量良莠不齐，所以在获得信息后、利用信息前，首先应对信息进行评价和鉴别。具有信息素养的人，应该能批判性地评价所获取的信息，去伪存真，创造性地利用中医药信息。中医药事业的发展在很大程度上取决于中医药信息利用、转化和传播的能力及速度。信息的最大化利用是推动中医药发展的核心力量。因此，“中医药信息的利用”这部分主要讲授信息积累、信息利用、信息评价等，目的是让学生了解中医药信息积累、利用、评价等在获取知识、成就事业及中医药科研中的重要作用等。

f. 中医药领域的信息处理：中医药学在临床信息处理方面与现代医药学相比较存在很大不同，其中最突出的是 3 个方面的内容：一是采集临床数据的方法、处理临床数据的方法及独特的治疗措施。在采集临床数据方面，中医利用自身的感官，通过望、闻、问、切来收集观察对象的健康数据，其数据特点是以定性的模糊数据为主。二是在处理人体健康数据方面，中医药学应用阴阳学说将健康的状态归纳为阴阳、表里、寒热、虚实 8 大类；应用五行学说将人体的病理信息划分为肝、心、脾、肺、肾 5 大系统，将中药性味划分为苦、酸、甘、辛、咸 5 类……这些归类方法与现代医学有很大的差别。三是在治疗方面，中医运用四诊合参，将“望、闻、问、切”获取患者的信息，通过处理四诊信息获得改善人体健康状态的调控信息，然后使用中药、针灸等调控措施医治疾病，由此建立了独特的“辨证论治”学说。中医药学的这种以机体动态数据为基础的医学理论，也可以称为“动态学说”。中医药学的这种运用人体症状空间中的动态数据进行分析、定位，进而调节机体动态趋势的方法及治疗措施，内中携带着许多雏形的控制论原理。也正是这种以整体观与动态观为基础的多维动态空间的概念，使中医对机体所反映的信息的认识不同于西医。因此，“中医药领域的信息处理”这部分主要讲授中医信息与中医理论、中医信息标准化规范化、中医专家系统、中医电子病历、中医临床信息处理、中医药文献的信息化处理等，目的是让学生了解中医药领域信息现代化的研究成果，激发学生在中医药信息领域里的研究及创新热情。通过上述教学内容的学习，学生可以将已经学过的中医药类、信息管理类及计算机类的课程进行有机地结合，体会中医药信息学能够促进中医药学理论发展，促进中医药学方法学发展，促进中医药学技术手段发展，促进中医药临床、科研、教育、管理等的发展。

3）教学现状：目前中医药信息化、现代化的研究成果很多，如中医专家系统、中医电子病历、中医临床信息处理系统、中医药文献分析与检索系统、中医辅助教学系统等，这些实际的工作成果，对学生理解中医药信息学理论体系知识会有很大帮助，同时也启发学生思维，运用现代信息技术开发、利用、传承和创新中医药学。目前在中医药信息学教学中，采用图形、图像、文字、三维动画、声音及动态视频等多种媒体进行综合处理及表现的技术，应用于包括中医药信息学在内的中医各学科教学过程中，有效解决了传统中医理论知识过于主观化和抽象化、学生理解困难的问题。

a. 数字化实验教学：数字化实验教学是指学生在数字化实验环境下，以虚实结合的方式，对虚拟实验设备、仿真实验环境、虚实结合的实验对象进行操作，进而达到学习理论、锻炼实验技能、培养创新能力的目的。

数字化实验教学的基础设施是数字化实验室。数字化实验室是数字化校园建设中不可缺少的一部分。数字化实验室就是在传统实验室的基础上，利用先进的计算机技术、网络通信技术、多媒体技术、数字技术、虚拟现实技术等相关的信息加工处理技术，将现实实验室中的各种实验资源数字化，并通过计算机进行实验教学管理的综合性和开放型的实验教学环境。它包括实验条件的数字化、实验管理的数字化和相关实验资源的数字化等。数字化实验教学是实验教学改革发展的必然。通过数字化的实验条件、丰富的数字化实验资源、高效的数字化实验管理，为学生开辟了“立体化”的学习、求知、探索、创新的场所，形成了以学生为中心的教学模式，使学生真正变被动学习为主动学习，避免了学生被动接受知识、机械模仿教师的学习状态，实现了学生由不会做到自己做，从简单到复杂，从观察到分析再到创新的目的。

b. 多媒体教学：多媒体计算机技术，不仅具有计算机的存储记忆、高速运算、逻辑判断、自行运行的功能，更可以把符号、语言文字、声音、图形、动画和视频图像等多种媒体信息集成于一体，使学生所学的知识以图表、彩色文字、动画、游戏等多种方式呈现，让学生动眼、动手、动耳、动脑，增强学生的学习热情和对知识的理解，使学生通过多个感官来获得相关信息，提高信息传播效率。科学研究已证明，人们通过各种感官获得的知识比率：视觉为 83%、听觉为 11%、其他为 6%，视听结合可获得几乎是最佳的知识保持率。由此可见，利用多媒体教学，能够调动学生多感官参与，加强记忆，对提高教学效率具有重要作用。

使用多媒体教学还具有快速、准确、大容量的特点。在课堂有限的时间之内，既降低了劳动强度，节省了时间，又加大了教学信息的容量、讲练的密度、讲练的层次、讲练的力度。还可以当堂得到反馈信息。现在几乎所有中医药院校在《中医诊断学》教学过程中都使用多媒体技术，多媒体技术的使用有利于学生对课程内容的理解和消化，实现知识的内化与迁移。计算机多媒体技术在《中医诊断学》教学实践中的应用，不单纯是一种教育技术的引进和渗透，更是一种全方位的教育教学改革。它引发了教育理念、教学设计、教学内容、教学方法、教学过程、教学效果等方面一系列的思考与探索。

近年来中医院校在舌诊、面诊和脉诊教学中引进了先进的教学媒介、强化学生实验动手能力，提高了教学质量。舌诊的计算机辅助教学课件（CAI）通过将舌象的生理、病理特征用文、图、声、像等形式综合展现，使抽象的概念得到形象、直观的表达，变主观为客观，增加了视觉冲击，使学生对所学内容更易理解和记忆。天津中医药大学研制的舌诊仪从舌象采集、病历管理、病案教学与考核 3 个系统进行多媒体教学与考核。中国台北护理学院运用模型视图控制器（MVC）架构于因特网，研发了中医舌诊教学系统网站，使教与学得以互动。邓文华创立了“理论讲授多媒体展示、课堂现场实习”为一体的教学方案，使舌诊教学逐渐立体化。湖南中医药大学、山东中医药大学等多所高校均增设舌诊实验课程，让学生亲自动手检测舌面 pH 值，进行舌蕈状乳头计数、舌苔细胞学观察、微循环观察等。近年来，有关中医舌诊系统的研究也较多，但也存在如舌象模型失真、舌诊信息与临床病证结合不足、对苔质合参的辨舌过程缺乏体会等问题。许家佗等以舌诊为主要内容，探讨了《中医舌诊》课程计算机辅助教学课件的设计与实现。

自 20 世纪 50 年代以来，经过几十年的努力，中医脉诊的研究取得了长足进展。一方面，科研工作者研制出各种各样的脉象仪用于脉搏搏动的描记，在一定程度上重现了脉象的规律；另一方面，运用各种信息分析技术，得到了部分定量化、客观化的脉象指标。利用现代科学技术，不断地探索和改革脉诊教学方法，已经成为共识。上海中医药大学、湖南中医药大学、安徽中医学院、江西中医学院等国内多所高校近年来脉诊教学都取得了新进展。但由于脉诊受到主、客观因素的影响较大，以致很难精确重复。另外，在脉象的指感和脉图分析的衔接方面缺少实际的沟通，对医用物理学知识薄弱的中医医生来说仍然难以掌握。

目前在面诊教学中开展最多的是 CAI 课件教学，通过图、文、声、像激发学生学习兴趣，加深学生对临床典型病例和体征的印象，使中医望诊由只能言传想象变成形象地再现，突出了中医望诊的特色。河南中医学院在数十年教学时间里总结制定了“望诊一体化”教学方案。湖南中药大学最早研制了中英文望诊 VCD 及录像带。江西中医学院开发的中医望诊多媒体教学两用素材库，不仅扩大了教学资源而且实现了资源共享。目前脉诊教学主要采用理论讲授、多媒体课件、脉图监测实验、脉象模拟实验等多种方法结合的形式。

c. 网络信息化辅助教学：计算机网络技术融入到计算机辅助教学中，并将计算机辅助教学扩展到校园网、局域网、广域网及 Internet 网上，即网络计算机辅助教学。目前，计算机辅助教学不再是狭域的、单机计算机辅助教学，而正在转变为广域的、网络化的计算机辅助教学。网络化计算机辅助教学系统可以依托网络把多种现代化的教学设备有机地结合为一体，实时、高效地采集、加工处理和传输及播放文、图、声、像信息，充分发挥人和设备的潜力和整体效能，达到信息资源和设备资源共享，为教学内容、方法与手段的改革，提高教学质量和效益提供重要条件，并具有信息容量大、速度快、范围广、双向交互作用等特点。它可以使教育对象、教学时空、教育观念和教学实践开放。网络化计算机辅助教学系统主要由 3 个部分组成：网络多媒体课件系统、网络多媒体教室系统和网络远程教育系统。然而，目前计算机辅助教学大多采取单机版多媒体教学，简单用幻灯片代替传统板书的问题比较突出，一是没有充分发挥计算机辅助教学的作用；二是没有与计算机网络技术进行有机结合。

网络课程学习平台是一个包括网上教学和教学辅导、网上自学、网上师生交流、网上作业、网上测试及质量评估等多种服务在内的综合性教学服务支持系统，它以计算机网络作为知识的载体，学习者可以摆脱时间和空间上的局限性，随时随地根据自己的需要进行学习。它可以有效地实现学习资源的充分共享。

（2）研究生教育：与中医药信息学相关的研究生教育最早开设的应该是中国中医科学院，早在 1984 年中国中医科学院的前身中国中医研究院就设立了管理学学科下的情报学硕士研究生学位授予点，成为全国不仅是中医药领域，而且是整个医药学领域最早设立信息科学相关研究生培养的单位。2011 年中国中医科学院中医药信息研究所在教育部备案于中医学下设立了中医信息学博士与硕士学位二级自主学科学位授予点；同年，在中医学下设立中医药信息学博士与硕士学位二级自主学科学位授予点的单位还有广州中医药大学和湖南中医药大学；同年，在中医学下仅设立中医药信息学硕士学位二级自主学科学位授予点的单位包括江西中医学院和安徽中医学院。上述院校于 2013 年开始招生，第一批博士、硕士研究生将于 2016 年毕业。2013 年南京中医药大学在教育部备案于中医学下设立了中医药信息学博士与硕士学位二级自主学科学位授予点，并于 2015 年开始招收中医药信息学的硕士研究生。

（3）博士后人才培养：2006 年国家人事部批准中国中医科学院中医药信息研究所设立中医药信息学博士后工作站，这标志着中医药信息学作为一个学科首次得到认可。到 2015 年为止，仍然只有中国中医科学院设立了中医药信息学博士后工作站，至今已有 5 批博士后工作人员出站。

（4）中医药信息学研究生及博士后教育的特点：由于严格地讲，中医药信息学并没有系统的本科教育，因此研究生教育和博士后培养就成为中医药信息学人才培养的主要途径。从目前研究生培养的情况看，主要具有以下几方面的特点。

1）生源特点：由于没有系统的本科教育，研究生教育成为了中医药信息学学科人才培养的主体，同时博士后也成为了中医药信息学学科人才队伍组成的重要力量。如上所述，由于缺少中医药信息学系统的本科教育，与中医药学其他二级学科不同，中医药信息学研究生的生源并非来自中医药信息学本科生，而是体现了多样性的特点。最初的中医药信息学硕士研究生是在情报学学科下，因此属于管理学科，入学时分数线较高，尤其是英语的分数线较中医药学的分数线高出较多，加大了中医院校毕业生的考试难度，因此，早期的中医药信息学硕士研究生除了中医药学较优秀的生源外，相当一部分来自情报学、图书馆学或医学信息学的本科生。而有了博士生招生后，其生源一部分来自本学科自身培养的硕士研究生，另外一部分则来自中医学、中药学、计算机科学与技术、医学信息学等学科。博士后工作人员的招收面比较广，除了中医学、中药学外，还包括计算机科学与技术、化学、数学等学科的优秀人才。

生源的多样性造就了人才的聚集。特别是博士研究生与博士后工作人员，由于他们所面对的是新兴学科，无论是理论上，还是实践中，很多东西都需要他们自己去创造、去建立，而不是在课堂上学到，或从老师处学到。他们首先是在自己的专业上已经有了很深的造诣，经过本科、硕士、博士期间的学习，使他们的本专业知识已经达到了较高水平，在此基础上，融入其他学科的知识，创造中医药信息学的知识，成为这一新兴学科发展的强有力的推动力。他们中的很多人毕业于国内或国外的知名院校，师从过优秀的导师，本身有着很高的科研素质，独立创新的能力很强，这些因素促使他们能够自我学习、自我发展。实际上，在中医药信息学这一新兴学科，教学相长体现得最为充分。师生间的讨论经常能够碰撞出思想的火花，这些学生大多都敢于和老师说："我不同意您的观点"，"我认为应该怎样"；同学间的碰撞就更为平常和有效。当然，同学间、师生间的合作也是非常重要的，这种合作促进了某一观点的形成和确立。就我们的经验来说，建立周期性的师生讨论会，如每周一次，又或两周一次，每次请一位同学讲他课题研究的进展，老师和其他同学就他的研究进展进行讨论，是产生新的思想的有效方式。学生间课题的衔接也是很重要的，既要做到不重复，又要做到相互关联，这对团队的形成是非常有效的方法。当然团队间的合作与碰撞也是非常必要的。例如，中国中医科学院中医药信息研究所基于中医药本体的数据挖掘研究团队与浙江大学计算机科学与技术学院中医药知识工程研究团队的碰撞就产生出学科发展的强大推动力。

2）课程特点

a. 课程不固定：中医药信息学是一门崭新的学科，没有成形的培养模式，因此，其研究生教育的课程并不固定，多是按照不同需求进行设置，课程设置更偏向于科研的需求。例如，中国中医科学院研究生院开设了两门中医药信息学硕士课程，包括36学时的中医药信息基础和28学时的中医药信息资源管理。前者的课程包括中医药信息学概论、医学信息学概论、中医药数据挖掘、中医药学文献主题标引、中医药学语言系统、医学信息素养、数据库基础理论、生物医学大数据、中医药临床数据挖掘等；后者包括生物医学信息资源、古籍文献资源、信息分析与评价、中医药知识服务方法、医学科技查新、中医药行业统计与应用、文献计量学等。除上述课程外，中医药信息学的硕士生必须完成中国中医科学院研究生院规定的必修课程，包括政治、外语、中医药学相关课程等。此外，老师一般还会根据自己研究课题的需要，要求学生在其他综合性大学进修一至两门相关课程，如计算机语言、数据库设计、医学统计学等。其他开设中医药信息学研究生课程的院校也是根据自己的需求进行课程设置，因此，这门新兴学科的研究生课程设置没有固定的模式。

课程设置不固定既有其弊端，也有其有利的一面。其弊端是不统一造成了课程设置和交流上的困难，培养模式也不固定，培养出来的学生差异较大。其有利的一面是能够适应创新的需要，更容易满足科研的需求。

b. 教师的局限性：中医药信息学的交叉特性导致了其所涉及的学科面极为广泛，从中医学、中药学，到中国哲学、计算机科学与技术、信息工程与信息管理，甚而关联到大科学，如量子力学、信息论、控制论、系统论、耗散结构论、协同论、突变论、分形论、混沌论、复杂科学等。如此广泛的学科领域，很难有一个机构都能涵盖了所有相关学科所需要的教师，因而在教学上显现出教师的局限性。作为个体导师，也很难具有这样多领域的知识，特别是在这所有领域中都非常精通，因而在个体上也表现出教师的局限性。教师的局限性导致了要求学生必须具有创新能力，也就是要求学生在自己专业的基础上，具有融合其他学科知识形成独立观点，促进学科理论、方法、工程技术发展的能力。以中国中医科学院中医药信息研究所的学生为例，大体上分为 2 大类，一类是专业为中医药学，融合信息科学及大科学知识，对中医药信息学理论、方法与技术发展做出突破；另一类是专业为计算机、化学、数学等学科，融合中医药学及大科学知识，对中医药信息学技术、方法与理论发展做出突破。前者做了大量基于中医药理论，运用信息科学的方法学和计算机技术构建中医药知识模型、中医药知识关联、中医药知识发现的研究工作；后者则做了大量基于计算机、化学或数学知识，结合中医药学知识，进行数据挖掘的工作，开发了一系列的应用平台，包括临床决策支持平台和中药新药辅助开发平台。

c. 论文具有创造性：由于学科的交叉特性和新兴特性，研究生在完成毕业论文的过程中，需要发挥极大的创造性，才能够完成给定的题目。尤其是当其所写的论文涉及理论或方法学时，难度就更加突出。而这些论文的完成很少能直接应用于实际工作，因而，很多时候得不到重视。但就中医药信息学理论科学研究来讲，自娱自乐是理论科学创新发展的必经道路。当然，他们当中也有许多人的论文被评为院校级的优秀论文，这是因为他们确实提出了很多独到的、创建性的观点。

（二）继续教育

自 2006 年以来，国家中医药管理局连续每年有计划、分类别对中医医院信息管理与信息技术人员开展专门培训，近 500 家医院参与，培训人员 2100 余人次，一定程度缓解中医药信息管理和技术人员知识缺乏、业务不熟等问题，积累了中医药信息化人才培养规律和经验，初步探索中医医院信息化人才队伍构建模式，为全面推进中医药信息化人才队伍建设奠定了良好基础。各地中医药管理部门、中医医疗机构及科研机构也都积极参加各种中医药信息化培训，组织各类中医药信息化培训班，如参加全国首届医院信息化建设高级培训班、全国医院网络信息交流大会、广东省卫生系统信息安全等级保护与信息安全技术培训班、中国卫生信息技术交流大会等不同层次、不同类别培训和会议。

2009 年国家中医药管理局首次把中医药信息学设为二级培育学科，当年批准了中国中医科学院中医药信息研究所和湖北中医药大学信息工程学院 2 个重点学科挂靠单位，以后又一次性地批准了上海中医药大学附属曙光医院、北京中医药大学、广州中医药大学医学信息工程学院、成都中医药大学、南京中医药大学中医药文献研究所、浙江中医药大学信息技术学院、湖南中医药大学管理与信息工程学院、江西中医学院计算机学院、安徽中医学院医药信息工程学院、山西中医学院中西医结合医院、中国中医科学院广安门医院 11

家重点学科挂靠单位。因此到目前为止，共有 13 家国家中医药管理局二级培育学科中医药信息学的重点学科挂靠单位。中医药信息学重点学科的建立，有力地促进了中医药信息学的继续教育，不仅是挂靠单位的学科继续教育有了长足的进步，而且推动了全国中医药学领域的中医药信息学教育工作的开展。

二、中医药教育信息系统建设

中医药继续教育充分利用信息技术和网络技术，逐步完善全国中医药继续教育信息网络，积极开发和推广中医药电子课件和传媒系统，开展远程教育，建立中医药继续教育管理系统，基本实现中医药继续教育项目申报、审批、实施、检查与评估管理的网络化。构建国家中医药管理局中医药传媒网，利用互联网和卫星网等技术，建设双网教育平台，开展多层次、多学科、多形式的中医药继续教育。北京、江苏、广西、山东、上海、河南等中医药信息网提供中医药知识下载、视频观看等继续教育服务。大多数中医药院校利用校园网络资源，在本校网站建立第二课堂，上传精品课程的电子课件和视频资料等，例如，湖北中医药大学在其网站开设第二课堂专栏，建立杏林本草园、临床实训专题，提供精品课程电子课件、视频资料及优秀课件下载。上海龙华医院等中医医院开发应用中医药电子课件和传媒系统，建立继续教育管理系统和医学考试系统。

三、中医药信息学学术体系建设

（一）学科出版物

《中国中医药信息杂志》是由国家中医药管理局主管、中国中医科学院中医药信息研究所主办的专业性学术期刊，为中国科技核心期刊。该刊立足于行业报道的前沿，关注相关的政策动态，跟踪报道中医药重大课题，及时分析报道中医药的新政策、新技术、新发明、新成果、新疗法，努力使信息的选择与表达方式能够充分体现中医药发展水平，为广大读者提供一流的信息服务。

《中国中医药图书情报杂志》是国家中医药管理局主管、中国中医科学院中医药信息研究所主办的科技学术期刊，为中国中西医结合学会信息专业委员会、中国中医药信息研究会中医药信息数字化专业委员会的会刊。该刊全面报道中医药图书情报方面的最新研究进展、科研教学成果，以及新技术、新方法在中医药图书情报领域的应用，促进中医药信息学学科的学术交流及人才培养，为中医药图书情报研究人员提供学术交流的平台。

《中医药信息》创刊于 1983 年，由中国科学技术情报学会、黑龙江中医药大学共同主办，是全国创刊最早，影响较大的中医药学术信息综合性刊物之一。该刊着重反映全国中医药、中西医结合研究进展、动态和成就，及时交流国内外中医药学术信息。刊登继承有新意，发挥有深度，创新有依据的中医药、中西医结合学术论文，反映各学科临床研究进展及科研成果的综述性文章及探讨中医药发展方向的文章。辟有学术探讨、理论研究、临床研究进展、中药研究进展、方剂研究进展、辨证分型研究进展、针灸研究进展、名医经验、思路与方法、临床研究、临床报道、临证体会、中西医结合、针灸经络、制剂研究、实验研究、医籍探析、争鸣与商榷等栏目，并可根据读者需要增设新栏目，对从事中医药、中西医结合临床、教学、科研的人员及中医药学员、广大中医药爱好者颇有裨益。

《医学信息学杂志》原名《医学情报工作》。1979 年创刊。是国内创刊最早的医学信息方面的专业指导性刊物。自创刊之日起始终恪守理论与实践相结合，普及与提高相并重，倡导服务创新，推动事业发展的办刊宗旨。以报道医学信息领域的信息研究、信息资源建设与利用等方面的理论方法、研究成果、现代技术应用等为主，形成了面向实践、注重新技术、追求新理论的特色，铸就了求实创新的学术风格，成为中国医学信息领域具有权威性与专业指导性的学术刊物。所载论文既反映了我国医学信息事业发展历程，又引领了我国医学信息事业发展方向，为我国医学信息事业发展做出了重要贡献。

《中华医学信息导报》是中国科协技术协会主管、中华医学会主办的中华医学会唯一的报版期刊，1986 年创刊。经过多年的努力，《中华医学信息导报》已经成功建立起以医学继续教育为主体的多层次、全方位的医药市场服务体系。为国际国内医药企业提供了业内最卓越的医药市场解决平台。

（二）中医药信息学著作

目前中医药信息学著作较多，具有代表性的有秦玉龙主编的《实用中医信息学》，任廷革主编的《中医信息学》，乔延江主编的《中药信息学研究浅释》，程翼宇的《论建立中药信息学》，李梢的《中医药生物信息学》，王玉来的《中医神经信息学》，崔蒙等主编的《中医药信息学》等。

秦玉龙主编《实用中医信息学》认为中医学是唯一一门将古代信息与现代信息联系得最为紧密的学科。他认为实用中医信息学是研究如何有效地使用与交流中医信息的科学。该书上篇绪论介绍了中医信息学概论、回顾及展望、网络时代的中医药信息；下篇在各论中介绍了类型、寻找、选择、阅读、积累、评价、发布等内容。该书主要探讨中医药信息的检索及其利用。

任廷革主编《中医信息学》阐述了中医学与信息科学关系、中医药数据库、中医智能研究、中医教育技术的研究与实践等内容。该书提出了中医信息学要解决的基本问题是中医信息怎样才能高效发掘和利用，其研究和应用的重要目标是提高中医理论对临床的指导意义。

乔延江《中药信息学研究浅释》论述了中药信息学的产生、内涵、分类、意义和前景。他认为信息学向中药领域渗透导致中药信息学的产生；中药信息学的内涵是应用现代信息技术研究中药本身包含的各种特征信息，以及中药、环境和人体等载体之间进行信息交换和相互作用。分类是运用信息处理模型对数据进行分类管理。中药信息学的研究加快了中药设计研究，促进了中药现代化和数据库知识发现，促进了中药与其他信息科学联系，保证了中药信息客观化、规范化的实现。其前景是加强规范化标准化研究，以及加强多学科沟通与协作。

程翼宇《论建立中药信息学》提出中药信息学的建立和发展是中药学科拓展的历史必然。他认为中药信息学一方面使用信息学科的观点和方法来看待和研究中药学领域中的信息获取和处理问题，总结和揭示中药相关信息的采集、变换、获取、传递、分发、储存、解释及利用等信息过程的一般规律；另一方面，旨在从中医药学科的角度，阐明和解释各有关信息的产生、获取和分析等问题。中药信息学的支撑技术主要有多元统计分析、信号处理、模式识别、知识工程、模糊信息处理、神经元计算、数据库管理、非线性计算、科学数据可视化等。中药信息学的研究内容包括建立计算机辅助中药新药优化设计方法、基于 XML 的中药数据库，以及智能化的中药数据分析与规律发现技术平台。

李梢《中医药生物信息学》阐述了复杂系统意义下的中医药学，中医药研究中的复杂性，和中医药复杂性的来源等问题。李梢认为生物信息学更适合中医药复杂性的研究，把中医药的固有的复杂性当做复杂性来处理；在动态中把握中医药的复杂性；中医药与复杂性疾病研究相辅相成。目前中医药信息学研究已初见成效。作者认为中医药生物信息学研究的未来，是在中医整体观与机体稳态机制方面，在中医证候生物信息分析方面，在中医药多层次信息的系统分析方面，中医药生物信息学不仅要解释中医理论中的复杂关系，更重要的是要通过揭示有关规律，对医学、生命科学有所启示和发展，这才是生物信息学与中医药现代化最终研究的重点。

王玉来在《中医神经信息学》中，将中医神经信息学定义为中医和现代脑科学、信息科学和计算机科学互相交叉的一门新兴边缘学科。该学科利用脑功能成像、神经电生理学、生物信息学和行为医学技术，从整体功能水平、分子细胞水平、行为水平 3 个方面，对人体和实验动物进行研究，寻找与中医脑病相关的中医基础理论、诊断和治疗方法、针灸、中药方剂等的实质，最终获得和建立中医脑病数据库，并构建中医神经信息学研究的信息平台和数据共享平台。

崔蒙等主编的《中医药信息学》是第一部系统论述中医药信息学这门新学科的专著。本书系统介绍了中医药信息学的内涵、外延、研究对象、研究内容、基本原理与方法学体系，以及中医药信息学研究对中医药学信息获取、转化、传播与利用能力的提高。并分别介绍了中医药信息学下包含的 4 个学科：中医临床信息学、中药信息学、中医药图书馆学和中医药情报学；和 3 个主要研究方向：中医药信息标准、中医药科学数据和中医药知识服务。这些领域的研究内容包含了一切与中医药活动有关的信息，如临床、科研、教育、管理、文化、生产经营等所产生的信息，覆盖了中医药活动的方方面面，对中医药学的传承和发展起到了积极的作用。

（三）相关学术机构

1. 中国中医药信息研究会

中国中医药信息研究会（China Information Association For Traditional Chinese Medicine and Pharmacy，CIATCM）是经民政部批准的国家一级学会，是全国中医药行业信息交流、管理、研究、开发等方面的全国性、学术性、非营利性法人社会组织，由从事中医药医疗、科研、教学、管理、生产、经营、统计及网络计算机技术等方面的团体和个人自愿组成。下设海峡两岸中医交流合作分会、健康管理与促进专业委员会、中医药信息教育专业委员会、养生分会、中药研究开发与咨询专业委员会、中医药教育网络专业委员会、医院信息系统专业委员会、中医药信息数字化专业委员会等分支机构。

中国中医药信息研究会的主要业务范围包括开展中医药信息理论和技术研究，推广新成果、新技术；组织开展中医药信息咨询和技术服务；开发中医药信息资源，提高信息利用和服务能力，推进中医药信息化建设；开展中医药行业政务、医疗、教育、科技、管理、中药生产与贸易、计划与统计等信息及网络人员的培训，提高从业人员的理论水平和专业技能；开展国内外中医药信息的学术交流和研讨；组织学术论文评选活动和专题评审会，编写出版有关的资料和书刊；评选和奖励优秀的中医药信息方面的科技成果、学术论文和科普作品；发现、评选、推荐和培养优秀的中医药信息人才等。

2014 年 11 月，中国中医药信息研究会主办的第一届中国中医药信息大会在北京召开。

2. 中国中西医结合学会信息专业委员会

中国中西医结合学会（Chinese Association of Integrative Medicine，CAIM）是中国中西医结合工作者的群众性学术团体。成立于 1981 年 11 月，原称中国中西医结合研究会，1990 年改为中国中西医结合学会。2013 年，中国中西医结合学会信息专业委员会成立大会暨首届中西医结合学会信息学术交流会在云南腾冲召开，标志着中国中西医结合学会信息专业委员会成立，为在中医药学领域开展信息学研究和服务搭建了平台，对促进中西医信息学的学术交流和学科发展具有重要的意义。

3. 世界中医学会联合会信息分会

世界中医药学会联合会（简称“世中联”World Federation of Chinese Medicine Societies，WFCMS）于 2003 年 9 月 25 日成立，总部设在中国北京，是一个非政府性中医药国际性学术组织，目前已接纳 65 个国家和地区的 239 个团体会员，现已成立 74 个专业委员会。其主要宗旨是增进世界各国（地区）中医药团体之间的了解与合作，加强世界各国（地区）的学术交流，提高中医药业务水平，保护和发展中医药，促进中医药进入各国的主流医学体系，推动中医药学与世界各种医药学的交流与合作等。

世界中医药学会联合会信息专业委员会成立于 2011 年 9 月，该委员会成立的主要宗旨：积极开展中医药信息化相关的学术研讨与相关国际学术团体的联系和合作，加强卫生与中医药信息领域的国际学术交流，推进中医药信息标准研制工作，总结中医药信息研究的方法和工作经验，进一步促进中医药信息的国际化发展等。

4. 中华中医药学会中医药信息学专业委员会（筹）

中华中医药学会（China Association of Chinese Medicine，CACM）是我国成立最早、规模最大的中医药学术团体，是全国中医药科学技术工作者和管理工作者及中医药医疗、教育、科研、预防、康复、保健、生产、经营等单位自愿结成并依法登记成立的全国性、学术性、非营利性法人社会团体。

中华中医药学会主要开展业务包括开展各种形式的中医药学术活动，组织重点学术课题的研究和科学考察活动；编辑出版中医药学术技术、信息、科普等期刊、图书、资料及音像制品；开展中医药继续教育；组织中医药专家协助政府对中医药政策法规、发展战略、科技政策和管理决策进行论证；评选和奖励优秀的中医药科技成果、学术期刊、学术论文和科普作品；开展中医药科技和人才评价；开展与国际及中国港澳台地区的学术交流与合作，加强同有关国际及中国各地区有关组织、学术团体及学者的联系；对中医药科技成果的研究与评价，促进中医药科研成果的转化和推广应用；加强对中医药学术期刊的管理；传承和弘扬中医药文化，扩大中医药文化的影响等方面。

2015 年中华中医药学会批准建立中医药信息学专业委员会，其筹备会于 2015 年 10 月在杭州举行，预计成立大会将于 2016 年 4 月召开。这是第一个以中医药信息学学科命名的专业委员会。

5. 中国卫生信息学会中医药信息化专业委员会

中国卫生信息学会中医药信息化专业委员会（Chinese Health Information Association Special Committee For Traditional Chinese Medicine Information，CHIA-SCTCMI）是中国卫生信息学会主管的国家级学会。2013 年 8 月 23 日，中国卫生信息学会中医药信息化专业委员会在河北石家庄市正式成立。

机构宗旨是深入贯彻落实科学发展观，坚持百花齐放、百家争鸣的方针，促进中医药信息化建设及相关领域的理论、技术的研究、交流、应用、推广和可持续发展，充分发挥信息技术在中医药事业发展中的支撑和保障作用。

机构性质为以普及和提高信息技术、推动中医药信息化研究与应用为目标，由从事中医药信息化及其相关领域的专家、学者和单位自愿组成的专业性、非营利性、全国性的社团学术组织。

6. 国家中医药管理局重点研究室——中国中医药文献检索中心

国家中医药管理局重点研究室——中国中医药文献检索中心（以下简称“检索中心”）成立于 1992 年，成立以来，为促进中医药行业的信息化和网络化发展做出了积极的努力，取得了一定的成绩，建立了遍布全国的 20 个检索中心分中心，通过这些分中心承担起中医药行业的文献检索及课题、项目查新工作；培养了一大批中医药行业的查新人员，使中医药行业的检索查新工作逐渐实现了规范化；形成了一支中医药行业的信息研究队伍，承担了国家和各省市自治区的中医药信息研究课题和项目，建立了一大批各类型的中医药数据库；加强了各分中心的基础信息设施及资源建设；为促进中医药现代化的发展起到了积极的作用。

7. 国家中医药管理局重点研究室——中医药信息应用方法学研究室

国家中医药管理局重点研究室——中医药信息应用方法学研究室成立于 2009 年。围绕行业传承与创新发展中急需解决的中医药信息应用方法学问题，该研究室重点开展中医药文献信息资源建设与利用的方法学研究，通过相关方法学的引进、集成、创新，建立中医药文献信息资源建设与利用的方法学体系，以促进中医药文献信息在传承与创新发展中进一步发挥支撑与引领作用。围绕关键问题开展的研究包括：①文献资源积累方法研究：制定中医药文献资源建设规划，研制中医药文献资源分类标准，建立中医药文献资源积累的方法学体系，促进中医药文献资源的有序建设；②多模式数据存储方法研究：研究适用于不同文献资源类型、满足不同需求的中医药数据存储模式，建立适用于中医药文献数据存储的方法学体系；③智能处理方法研究：研究适用于支撑中药新药辅助开发和中医临床决策的中医药数据智能处理核心技术，解决文献数据支撑中医传承与创新发展的方法学问题；④中医药知识服务方法研究：研究中医药知识服务的模式，引进、集成包括文献计量学、情报学、信息学等学科的适用方法和技术，创新适用于中医药知识服务的方法学体系。

8. 国家中医药管理局三级实验室——中医药信息数字化实验室

国家中医药管理局三级实验室——中医药信息数字化实验室成立于 2008 年，是国家中医药信息数字化建设与研究的中心，根据中医药学科自身发展的规律及国家中医药发展的部署，开展中医药信息数字化建设规划、核心技术研究、整合中医药数据，并进行数据分析、挖掘研究与高性能计算应用研究。主要技术方向包括中医药数据平台、中医药数据挖掘、高性能计算等技术研究。①中医药数据平台技术研究：重点研究计算机网格技术，包括数据网格、信息平台网格；拟重点解决的实际问题包括中医药科学数据共建共享系统及中医药数据网格平台的建设；②中医药科学数据挖掘技术研究：主要包括数据分析与挖掘技术，拟重点解决的实际问题包括基于文献数据进行临床评价的研究；③高性能计算技术研究：主要包括并行计算技术，并行编程技术；④语义网络与知识服务技术研究：本体论与语义网络技术、知识库与知识服务技术，基于中医本体进行数据中隐含规律发现的研究，有效提高中医药数据的利用度，发现中医药知识。

第三节　中医药信息学学科研究

一、按中医药学学科体系分类研究状况

确定客观实在的研究对象，是一门学科得以建立的前提和基础。中医药信息学作为一门独立学科存在的标志是它拥有独特的研究对象，即中医药实践过程中产生的信息，并形成特定的中医药信息术语集和中医药信息学原理与方法论这一基本的知识体系。中医药信息学的方法学基础即一个方法——中医药信息学方法，两个准则——功能准则和整体准则。

中医药信息学的主要研究内容主要包括：①利用计算机技术对中医药经典文献进行信息处理；②利用计算机技术和计算机网络平台对中医药的相关信息（中医药资源信息和中医药科学信息等）加以表达和管理；③利用计算机技术和计算机网络平台对各类中医药信息进行收集、传播，使其具有更快、更远和更广的共享性；④利用数理中医药学的研究成果，用计算机技术对中医药理论进行模拟，建立中医药基本理论的数理模型；⑤对中药不同水平（复方—中药整体—中药活性组分—中药活性成分）的化学及物理鉴定信息进行多元校正和多元分辨解析，并建立起相应的智能化数据库系统。总之，中医药信息学的主要研究内容可概括为两个领域，一个是利用信息技术处理，处理与中医药应用科学和工程技术研究有关的信息和数据；另一个就是中医药理论科学问题的信息处理技术研究。

（一）中医信息学

中医信息学在其许多研究领域中与医学信息学会出现交叉。它不可避免地涉及医院管理系统、电子病历、图像处理等医学信息学领域中的问题，但其功能信息、整体信息及个体化诊疗信息处理的研究则是其自身特有的领域。

由于中医药学本身是建立在整体观、功能观和个体化诊疗的基础之上的，因而针对人体这一复杂系统形成了一套独特的信息收集、储存、加工、处理的方法体系，这与信息科学的基本思维模式及方法学是基本吻合的，因此利用信息科学的方法及技术取得的最新研究成果，建立适用于中医自身体系的功能诊断信息系统、整体数据处理系统及基于个体化诊疗体系的临床决策支持系统将成为中医信息学重点研究的领域。

（二）中药信息学

中药信息学的产生源于信息学向中药学领域的渗透，中药信息学在其许多研究领域中

同样会与生物信息学、化学信息学、药物信息学出现交叉。中药使用的特点在于方剂配伍，经过配伍使形成方剂的众多中药在整体上发挥增效减毒的作用。方剂的配伍规则及其影响因素是中药信息学所要重点研究的领域。同时随着对中药的原植物、化学成分、药效作用和历代中医药经验理论的研究产生了大量中药来源、成分、功能及临证信息，全面快速地分析这些信息，也是中药信息学研究必不可少的内容。而中药源于天然，与化学药物有极大的差别，因此，中药数据的处理与化学药物的数据处理也有着很大的差别，这些都是中药信息学所要解决的难题。

二、按中医药信息学学科领域分类研究状况

按中医药信息学学科领域进行分类，主要分为中医药信息学基础研究领域、方法与技术研究领域和应用研究领域。

（一）中医药信息学基础研究领域

中医药信息学基础研究具体包括 3 个方面的内容，一是对构成中医药信息学的基础理论和支撑条件各学科的研究，如中医药学、信息科学、管理科学和知识工程学等；二是中医药信息学理论基础的研究，包括中医药信息论、知识整合论和中医药信息学原理的研究；三是中医药信息学方法论的研究。

中医药信息学在中医药基础理论现代化研究中的作用

中医药基础理论现代化面临着更多重大问题，需要长时间的研究。无论是中医领域，还是中药领域都有许多尚待解决的问题。例如，中药药性理论是中药配伍应用的核心内容之一，其内容完善的程度将直接影响到组方的准确性和治疗的有效性。中医药学对于中药药性的认识是一个逐渐积累和完善的过程，至今还存在某些药物的药性不完整的情况，例如，华山参的药性特征为只有性味，而无归经；对于中药的功效归类也因专家对药物认识程度的不同，而导致同一药物分属于不同类别，甚至功效分类名称也不统一的情况。数据挖掘技术可以在分析大量历史数据的基础上，协助中药药性的完善研究。例如，数据挖掘中的分类方法可以依据药性特征的辨识结果，将一些还未归类的中药进行分类预测；也可用聚类方法将药味聚类后，根据同类药物的药性相近，归类也应相近的特点进行分类预测；用决策树和关联规则分析可以自动对药物进行功效分类与其药性特征之间的关联模式或规则研究；粗糙集理论可以实现对药物分类的简化，发现药性特征研究等。进行中药药性特征的数据挖掘研究，将对于进行中药复方配伍的科学规律研究有着重要意义。

（二）中医药信息学方法与技术研究领域

信息技术在中医药基础研究领域的应用涉及中医药理论的计算机建模、数字中医药理论实现等内容；信息技术在医疗领域的应用，包括建立适用于中医自身体系的功能诊断信息系统、中医诊断过程模拟与仿真及专家系统，中医诊疗信息可视化和虚拟技术；整体数据处理系统及基于个体化诊疗体系的临床决策支持系统，涉及医院管理系统、电子病历、图像处理等内容；信息技术在中药物质基础研究、中药质量控制、中药药效评价、中药优化设计与研发、中药制药工艺优化和过程控制、中药作用机制、中药知识发现与管理、中

药数据库管理中的应用等。

基于中医药研究所获得的数据与信息，利用文本挖掘方法、关联分析方法、信息计量方法等各种数据分析方法和高性能计算、数据库等信息技术，对科技文献数据集进行主题提取、信息计量、语义分析，形成辅助科技评价指标、模型与科技评价应用系统，为中医药管理、临床、科研提供决策支持。具体包括围绕国家中医药管理局及相关政府部门、中医药临床和科研部门的中心工作开展相关的情报分析研究，提供决策支持；从错综复杂、内涵丰富的海量数据中提取出有用的信息，研究和运用中医药情报分析方法，处理和解析这些信息，发现和认识隐含在数据海洋中的客观规律；利用获取的数据，并将其转化为知识，建设支持科技决策的信息资源库与知识库，开展知识服务，指导现代中医药研究。

现代信息技术追求智能化的人机协作，倡导知识化的信息服务，目前主要包括4个方面，即信息获取技术、信息存储技术、信息处理技术和信息传输技术。它以实现数字化、宽频化和智能化为发展目标，力求改变人们工作、生活及娱乐的方式。从扩展和延伸人类的信息器官功能角度，信息技术可以分为获取信息的信息技术，如遥感、遥测技术等；传输信息的信息技术，如通信技术、存储技术等；处理和再生信息的信息技术，如智能技术、人工神经网络技术等；以及应用和反馈信息的信息技术，如调节技术和控制技术等4大类；也有学者按照信息的技术载体或信息技术的支撑技术，把信息技术分为微电子信息技术、光电子信息技术、超导电子信息技术、分子电子信息技术、生物信息技术等。还有学者按照技术要素把信息技术直接分为微电子技术、通信技术、计算机技术、网络技术、软件技术等。根据技术经济学中的关于技术的软、硬分类方法，信息技术可以划分为硬信息技术和软信息技术2大类。硬信息技术侧重于信息工程建设、机器、设备、工具等制造技术；而软信息技术侧重于软件、信息服务等服务技术。

1. 信息技术方法和工具

数据挖掘技术是对中医药海量数据进行智能分析的一个有效方法，关联规则、聚类、决策树、分类与回归、人工神经网络和支持向量机等数据挖掘方法在中医药新药开发、复方配伍规律、方证相应研究等领域中都得到了初步的应用并显示出独特的优越性，具有广阔的发展前景。在实际应用中，可以根据数据特征和科研课题需要同时采用多种数据挖掘方法从不同角度加以研究。中医药尚未被充分认识的丰富的科学内涵，已引起众多专家学者的关注，新的技术和方法不断引入中医药基础研究领域，如对中医证候的现代科学基础、针刺镇痛原理和经络的研究及中药复方作用机制的深入研究等；又如对中医药治疗常见病、疑难杂症的特殊疗效、活血化瘀中药治疗心脑血管病的重大疗效、中医药古典医籍的挖掘整理等领域都在引入信息技术和方法。

在实际应用中，可以根据数据特征和科研课题需要同时采用多种数据挖掘方法从不同角度加以研究。数据挖掘技术是一个相对年轻的研究领域，还面临着许多问题和挑战，需要中医药工作者和数据库、数据挖掘方面专家的共同协作，以便更好地理解中医药数据并在挖掘的效率和准确性方面进一步提高。

中医药数据具有多态性、不完整性、复杂性、冗余性和较强的时间性。由于中医药历史悠久，加之我国幅员辽阔，形成了地域性的中医药文化，带来数据的不完整、不一致和异常等。使用数据挖掘技术能够针对中医药数据特点实施合理的数据处理和知识提取。

2. 信息技术方法在中医药领域中的应用

（1）在中医诊断学中的应用：中医脉象是中医获取四诊信息的手段之一。几千年来，由于科学技术条件的限制，中医一直依靠医生指面的感觉器官来收集患者的脉象信息，并运用形象化的概念以确定其收集到的信息的性质。例如，通过指面感觉到的“替替然如珠之应指”，来确定脉象的性质属“滑”；以“举之有余，按之不足”来确诊“浮脉”等。由于概念本身较笼统，没有客观的量化依据，具体的判别标准又很模糊，而且内中还掺杂了医生的判别经验及感觉等很多主观因素。这一切不仅造成对疾病的空间定位方面的分歧（辨证分歧），而且给中医的教学工作也带来了很大的困难。中医脉诊信息数字化势在必行。中医脉诊的位置即桡动脉，它位于大动脉与小动脉之间，从近代医学的角度来看，人体循环系统承担着协调全身各组织的能量代谢，输送氧气、营养物质，运走代谢废物，交流体液信息等重要的工作，还承担运送抗体、激素等物质以协调整体的动态平衡。从整体的角度对疾病进行综合分析，显然循环系统的信息将占很重要的比重；从整个循环系统来看，由于心脏的舒张收缩、内脏血容量的变化、血管端点阻抗、管道内脉波的反射、血液的黏滞性、血管壁的弹性等因素使脉象携带着有关心脏运动、内脏循环、外周循环等丰富的动态信息。中医将脉诊时指下获取的这些信息归纳为 28 种脉象，并与浮、中、沉的切脉指法及寸、关、尺的按脉位置相结合，然后，将这些信息映射到中医脏腑分类的证型空间中去，结合四诊的其他信息，通过综合、对比、分析，最后确诊机体当时病症的动态位置。中医脉诊的临床意义很大，不过由于在采集信息的过程中包含了浓厚的主观色彩，再加上研究它所涉及的交叉学科很多，这对研究中医脉诊的机制增添了很大的难度。为了研究中医脉象产生的原因需要现代医学中的心血管病理、生理学方面的知识，探索其机制还需要借助生物力学、心血管动力学、血液流变学等学科的知识，为了客观地反映医生指面的信息还需要对中医切诊时指面的力学特点、指面感觉细胞感受信息的特点等做深入地分析，以便研制相应的传感器对桡动脉处脉象信息进行客观化处理，另外还需要临床研究、动物实验、模拟实验探索等各个方面的工作密切配合。在信息客观化方面，就现有的资料来看，国内外学者在中医脉诊信息处理方面已做了不少工作，不过至今为止，还没有一台脉象仪能真正模拟中医寸、关、尺三部九候的脉诊工作。可以设想，对于信息处理工作来说，没有一个可靠的、客观的、有效的采集脉象信息的工具，就没法在这一领域做更深一步的信息处理工作。因此中医诊断信息必须数字化。

诊断工具的水平在一定程度上代表了诊断认识的水平，是诊断现代化的重要标志。目前多用于中医诊断信息获取及利用的技术有新型传感手段、人体生理信号处理方法、机体功能状态特征信息提取方法等，具体内容如下所述。

1）多维矩阵传感技术及传感信号处理技术。多维矩阵传感技术多用于研制色差计、精密压力传感器、频谱分析仪、色谱仪、光谱仪、数字摄像机、热像仪、激光层析仪等。传感信号处理技术包括数字滤波及现代统计滤波、线性变换、广义空间变换、时/频分析、小波分析等。传感器是一种检测装置，能感受规定的被测量事物的变化，并按照一定的规律（数学函数法则）转换成可用信号的器件或装置，通常由敏感元件和转换元件组成。传感器技术在中医诊断领域应用最广泛的就是在脉诊仪的研究中。脉象传感器基本功能是将获取的桡动脉压力和桡动脉动态波动压力这样一些非电量转换成为便于测量的电量。目前，研究人员已经研制出基于各种原理的脉象传感器来模拟医生切脉时的手指，采集并储存脉象信号。根据探头数量分类，现阶段脉象传感器可以分为单探头、双探头、三探头、多探头等多种形式；而根据其工作原理又可分压力传感器、光电式脉搏传感器、传声器、超声多普勒技术、图像传感器等。

2）体表特征信息提取技术，包括线性及非线性多元统计分析、图像处理、分类/聚类分析（灰色聚类分析）、数据挖掘及模式发现、熵运算等方法。生物特征识别技术是计算机科学中，利用生物特征对人进行识别，并进行访问控制的学科。人体生物特征识别技术是对人体本身所固有的生理或行为特征（包括指纹、静脉、掌型、视网膜、虹膜、人体气味、脸型、语音、步态甚至血管、DNA、骨骼等）等信息进行采集、特征提取、识别和分析处理的综合技术。不难发现，中医诊断通过四诊合参获取人体表象信息及特征信息提取就属于人体生物特征识别技术的范畴。因此，从人体生物特征入手研究中医现代化关键技术问题，是对传统中医诊断技术和方法学上的革新，具有极重要的学术价值。

3）多信息整合及机体功能状态特征模式发现技术，包括杂交模糊算法、线性及非线性多元统计分析、神经元计算及模糊神经计算、模式及知识发现、运筹与最优决策等。多源信息融合技术是一种利用计算机技术，对来自多种信息源的多个传感器观测的信息，在一定准则下进行自动分析、综合，以获得单个或单类信息源所无法获得地有价值的综合信息，并最终完成其任务目标的信息处理技术。它在现代社会的各个领域广泛应用，如各类系统设备的故障诊断、现代西医诊断信号（如脑电、心电信号等）的处理分类等。随着中医诊断仪器的不断研制，可以将多源信息融合技术应用到中医四诊客观化的研究中，对中医四诊诊断信息进行多特征、多层次的融合识别，开展问诊、舌诊、面诊、脉诊、声诊信息辨证的融合研究，从而加快中医四诊数字化及辨证客观化的研究进程。模式识别是通过计算机用数学技术方法来研究模式的自动处理和判读。模式识别的两个重要方面就是视觉模式和听觉模式的识别。中医诊断学主要将模式识别用于舌象的模式识别和声诊信号的模式识别。舌象的模式识别主要是利用模糊数学的原理，通过聚类分析和神经网络等手段实现对舌色、舌苔的定性识别。声诊信号的模式识别主要是利用隐马尔可夫模型、支持向量机、高斯混合模型、神经网络、贝叶斯分类器等在内的各种分类方法，对五脏、五音和不同证候类型进行识别。

4）动态建模与系统优化技术及智能体演化学习技术。机器学习是一门涉及概率论、统计学、逼近论、凸分析等多领域交叉的学科，专门研究计算机怎样模拟或实现人类的学习行为，以获取新的知识或技能。机器学习的核心任务是从样本中推理，具体过程：训练数据或以往经验来优化某个模型的参数，从而预测新的数据，从该数据中获取知识。中医诊断学主要将机器学习用于中医问诊数据的分类问题，脉诊信息的自动识别及中医自动诊断和识别等研究中。

目前已可利用现代高科技功能检测仪器、设备进行中医药理论研究和对重大疾病防治的研究，探索疾病功能检测微观指标，建立信息数据库，采用多元统计分析，建立表达中医证候与功能检测指标关系的数据模型和疗效观察的客观标准，并可以将几种功能仪器检测的结果进行综合比较分析。

随着科技的发展，功能性检测将成为中医诊断中应用研究的近期发展目标。人体疾病的变化，无外乎表现在结构和功能两个方面。近年来，现代医学在研究人体生理、病理的变化过程中，在重视形态学变化的基础上，也越来越重视功能的检测。而中医药学是通过人体功能活动来认识人体生命活动和疾病变化规律的。因此，应用人体功能检测技术开展中医证候与人体内在功能变化的关联性研究，以及中医四诊指征与人体内在功能变化的关联性研究，研制有中医特色的人体功能检测仪器具有十分重要的意义，如可穿戴设备中的智能手环、手表等，以后还可拓展到衣帽、鞋等，随时观察人体心率、体温、汗出情况、脉象、睡眠等细微变化，综合成个人信息库，远程传给社区保健医生，医生可根据季节气候、个人起居规律、体质，以及古籍或现代验案中的临床决策推荐方案，为用户提供保健或诊疗建议，达到个体化保健和诊疗的理想阶段。在早期和潜隐性功能变化阶段，既可以弥补传统四诊方法对机体内部细微变化观察之不足，科学客观地反映证候变化规律，又有助于中医药临床疗效的科学评价。

利用现代信息科学原理、方法和技术，在中医药理论指导下，研制符合中医临床需要的功能检测诊断仪器，对中医诊断学的快速发展将会产生不可估量的助推力。

（2）在中药学中的应用：使用数据挖掘可用于对单味药的管理与分析，对多种单味药的性味功能、功效主治、药用部位和产地、药理作用、化学成分进行统计分析，并用关联规则方法挖掘出上述各部分之间的关联关系，进而获得它与其他药物在配伍后所产生的相须、相使、相畏和相杀等方面的规律，以帮助人们设计出治疗某种疾病的最佳配伍的方剂，大大提高中药和天然药物在创制新药方面的命中率。

数据挖掘可在一定程度上发现和认识临床病症与复方组方关系、复方药物的配伍关系、药味之间的相互作用关系等。

（3）在中医药文献方面的应用：我国地大物博、疆土辽阔、民族众多，加上风俗习惯的不同，地区、气候、环境、方言等的差异及丰富的汉语词汇等，这些内容交杂在一起，使中医药领域出现了许多不规范的内容，例如，任脉的“关元”穴，其别名不下5个，在气功学中常称为“丹田”；在《素问·气穴论》中称为“下经”；在《灵枢·寒热病》篇中称为“三结交”；在《针灸甲乙经》中称为“次门”；在《针灸资生经》中又称为“大中极”等。中药的别名就更多了，就拿常用的中药“金银花”来说，《植物名实图考》称其为“鹭鸶花”；该植物经冬不枯，也称“忍冬花”；在处方中又称二宝花、二花、金花、银花等别名；按产地区别又有苏花（江苏）、济银花（山东费县）、密银花（河南密县）、杜银花（甘肃）等名称；在中医方剂学方面，存在着不规范的中药炮制名；在医药文献方面，还有不统一的剂量单位，大量的同方异名等问题。我们用计算机对《中华名医方剂大全》一书中的异名方粗粗统计了一下，发现在全书9031个方剂中，竟然有1004个异名方。这些不规范的内容不仅给临床、教学、科研带来很多不便，也不便于国际间的学术交流。

中医药文献信息资源研究包括中医药文献信息资源的获取、保护、存储、处理、传播。具体来讲，是对古籍及民国文献原生性保护与再生性保护及其深度利用，海外文献的收集、整理与深度利用，数字图书馆建设与共享服务；对中医药文献数据进行鉴定、收集、存储、传播、检索和分析，涉及对中医药文献数据的获取、存储、检索和利用进行优化所需的资源、技术和标准，具体研究数据的产生、内容、特点和结构；数据的大容量存储和高速传递，数据系统和网络，数据共建共享服务体系；文献数据的传播、交流和利用；用户需求等。

在中医药文献的应用方面主要采用信息抽取和数据挖掘等方法。信息抽取

(information extraction) 是指从一段文本中抽取指定的事件、事实等信息，形成结构化的数据并填入一个数据库中供用户查询使用的过程。20 世纪 60 年代中期美国纽约大学开展了一个名为 Linguistic String 的项目（一直延续到 80 年代），该项目的主要研究内容是建立一个大规模的英语计算语法。这项从自然语言文本中获取结构化信息的自然语言处理项目，被看做是信息抽取技术的初始研究。值得一提的是与该项目相关的一个从医疗领域的 X 线报告和医院出院记录中抽取信息格式（information formats）的应用。从 20 世纪 80 年代末开始，信息抽取技术被广大信息处理研究者所青睐，主要内容是自动抽取文本语料中出现的实体、关系、事件等。中文信息抽取方面的研究起步较晚，主要的研究工作集中在对中文命名实体的识别方面，目前主要以人工抽取为主，在设计实现完整的中医文献信息自动抽取系统方面还处在探索阶段。

信息技术不但可以应用到中医药研究中的上述方面，而且在研究中医病证与复方组方的关系、中医症候与现代医学临床表现之间关联关系及中医药信息数据仓库的开发研究等方面都可以得到广泛应用。

对中医药信息进行文本数据挖掘是促进中医药信息结构化的途径之一。从中医诊断、辨证到组方的各个环节，用文字语言描述的占很大比例，使得定性内容相对多一些。在中医诊断过程中，许多环节的忽略造成了部分信息的缺失，也相应导致了药物组方配伍的变化，在一定程度上造成中医药信息的不确定和不完全。

中医药在实现以计算机技术为主要工具的信息化研究时，这种定性信息的量化常常会遇到相当的困难，即使是原先有量化信息的用药剂量，也因不同中药有效成分含量的差异而失去了原先的意义。因此，对以古代语言和纯文本为主的中医药理论和实践进行结构化解析是中医药信息学研究的重要内容，其中的某些内容可以通过对文本的数据挖掘技术来实现。

进行中药临床功效的规范化和标准化处理是文本挖掘的典型应用，如可以采用特征抽取的方法，或者采用聚类的方法描述某些相似病证的内容，找出其中隐含的相似关系；也可以采用分类方法将不确切的病证分配到已存在的病证分类中，通过类的共同特征来预测与该病证相关的概念等。

（三）中医药信息学应用研究领域

1. 中医药信息标准化、网络化及平台构建研究

（1）中医药信息标准化研究：2009 年 3 月，中共中央国务院《关于深化医疗卫生体制改革的意见》提出：要通过信息化手段，建立共享服务，实现在医疗卫生服务的各个环节之间的协同和整合。要实现这一目标，信息标准化研究将起到重要的基础支撑作用。中医药信息标准化的研究应包括如下内容：一是信息表达的标准化；二是信息交换的标准化；三是信息处理与流程的标准化。

中医药信息标准作为中医药信息化的重要支撑，越来越受到重视。国家中医药管理局出台了中医药信息化建设“十二五”规划，规划指出，到 2015 年“中医药信息标准体系基本建立，进一步推进中医药信息资源共享、互联互通”。我国开展了中医药信息标准体系的研究，中国中医科学院中医药信息研究所参考国际标准化组织健康信息标准技术委员会（ISO/TC215）健康信息标准的研究范围，对中医药信息标准范围进行了界定，认为

“中医药信息（TCM informatics）标准”的研究范围主要是中医药信息领域的标准化，包括对中医医疗保健领域、中医药统计信息管理、中医药科学研究（如临床试验）、中医药文化教育、中药资源监测及生产、流通等相关领域的信息系统可采标准进行研究，目的是使中医药信息和数据达到兼容和一致，减少信息和数据的重复和冗余，促进各个独立信息系统间的“互操作”，以及与其他健康信息系统之间的兼容与协调。

中医药信息标准化研究包括信息表达标准化、信息交换标准化、信息处理与流程标准化研究。围绕中医药领域的实际问题，以及中医药标准制修订过程中的共性问题，重点开展管理标准、服务标准、中医药语言系统、中医基础理论术语标准、临床诊疗术语标准、中药理论与应用基础标准、中医药名词术语分类与代码等标准的制修订研究，建立数据库建设与检索及数据库共享工程的基础支撑体系；同时，开展中医药信息、翻译、基本方法、计量单位等标准的研究与制定。开展中医药信息基础标准、中医药信息管理与共享服务标准、中医医疗机构信息标准、网络系统标准、中医药数字化技术规范的研究制定；以及研制数据库的各项标准与规则，建立数据库的相关标准，研究数据资源标准、数据结构标准、数据加工和整合标准、主题词标准、数据集分类标准、元数据标准等，为中医药信息交换和共享提供技术支撑。

信息标准化是研究、制定和推广应用统一的信息分类分级、记录格式及其转换、编码等技术标准的过程。利于实现不同层次、不同部门信息系统间的信息共享和系统兼容。信息标准的制定应遵循科学性、实用性和可行性原则，适合一定时期经济、社会和科学技术发展阶段，并为社会所公认和用法令形式予以推行，容许周期性修订和更新。信息的标准化能够减少由于单证格式及编码不统一，造成的数据和单证多次录入，导致高出错率、高成本等问题。实现信息标准化的过程就是信息整合的过程。

信息技术标准包括数据采集、传递与通讯、信息处理、存储、发布等过程的物理实现标准及信息处理标准。具体包括涉及计算机系统软硬件，如数据库、操作系统、通用信息技术标准、网站基础设施标准、安全技术标准等，以及信息保密、隐私保护标准、数字图像存储、通讯协议等。

卫生领域的语义标准，属于数据类标准范畴，其意义在于实现人们对于数据及信息的一致性表达无歧义理解，指导信息系统开发中数据的采集和分析，实现数据交换。包括医学术语标准、疾病分类编码、最小数据集标准、医学元数据标准、数据源规范、概念模型、电子病历标准、电子健康档案标准等。

自2008年以来，中医药信息标准在国际上的影响逐步扩大，受到了国际标准化组织（International Organization for Standards，ISO）、世界卫生组织（World Health Organization，WHO）的关注。2008年，中医药界首次作为国家实体代表参加了ISO健康信息学技术委员会（ISO/TC215），提出建立中医药信息学工作组的建议；2009年，ISO/TC215成立了传统医学任务组（TM-TF）；同年，WHO启动了国际疾病分类代码第11版（ICD11）的研制，并将传统医学病证分类代码（ICTM）纳入ICD11，作为单独的一章。2011年，ISO中医药学技术委员会（ISO/TC249）成立了中医药信息学工作组；2012年，ISO/TC215与ISO/TC249成立了处理中医药信息相关标准的联合工作组。为使各个参与国能够对中医药信息标准的应用和内容描述达成共识，需要建立统一的信息标准框架，确定中医药信息标准类别的定义和分类方法，区分不同中医药信息标准的制定过程及其相互关系。

随着我国中医药标准化工作的不断深入，中医药标准体系的初步建立，中医药信息标准取得了一些成效。在名词术语标准方面，颁布《中医临床诊疗术语治法部分》、《中医基础理论术语》等多项国家标准，开展《中国中医药学主题词表》、《中医药学名词》、《中医临床标准术语集》等标准制修订。在分类代码标准方面，颁布《中医病证分类与代码》和《全国主要产品分类与代码第1部分：可运输产品（中药部分）》两项国家标准，同时参与了世界卫生组织《经穴部位》国际标准的制定工作、《国际疾病分类代码（ICD-11）》传统医学部分的编制工作。目前，已开展了《中医内科信息分类与代码》、《中医针灸信息分类与代码》和《中医骨伤推拿信息分类与代码》等标准研制。在中医医院信息化建设方面，修订出台《中医医院信息系统基本功能规范》、《中医医院信息化建设基本规范》、《电子病历基本架构与数据标准（试行）》，开展《中医结构化电子病历功能技术规范》、《中医医院基本数据集标准》等标准制定研究。2014 年 ISO 首次发布了两项中医药信息标准——《中医药学语言系统语义网络框架》和《中医药文献元数据》。2015 年 ISO 发布了第三项中医药信息国际标准——《传统医学信息标准开发的描述框架和分类方法—第一部分：中医药学》和第四次中医药信息国际标准——《针刺操作的语义分类框架》。

（2）中医医疗质量监测网络：中医医疗质量监测网络基本形成，中医医疗质量监测项目管理力度不断加大，国家中医药管理局建立了中医医院医疗质量监测中心，28 个省、自治区、直辖市建立分中心，中医医疗质量监测管理系统得到广泛应用，中医药信息化建设“十二五”规划研究强化了医院医疗质量的全面管理，有效降低了医疗事故的发生率。监测中心启动农村医疗机构中医特色专科（专病）建设及针灸理疗康复项目的监测工作，专门编制监测指标，实行监测单位、省中医药管理部门和监测中心三级监测管理。国家中医药管理局研究制定《中医医疗监测分中心组建工作方案》和《中医医院中医药特色监测指标》等文件，加强对全国中医医院中医药特色的监测，提高管理部门科学管理决策水平。同时，全面开展全国中医医院、部分农村中医药服务和社区中医药服务监测工作，监测监测点的住院人次、医师人数、药品收入、配备的中药饮片品种数和中成药品种数等。

（3）中医药医疗服务信息网络：中医药医疗服务信息网络虽然未能全国统一建设，但各地区均在积极建设区域的、院际的信息共享网络，开展电话网络预约挂号、远程医疗会诊等网络服务。北京中医药大学东方医院参加北京市急救信息网络平台建设，实现急救现场患者临床数据与救治中心的实时传输和资源共享。上海申康医院发展中心的医联工程，实现与上海所有市级医院之间门诊病历、检查检验、影像检查、处方和住院首页、出院小结等临床信息资料的共享。广东省中医院已实现总院、4 家分院和 3 间分门诊间的网络互联和信息共享与交换。广东省中西医结合医院已实现南海地区四通三化和集中式区域 PACS 系统，即一卡通、一本通、一单通和一网通和智能化、标准化、数字化。甘肃省实现覆盖全省 100 家以上县级医院的省级远程医疗会诊网。浙江省 50 多家医院和 30 多家社区卫生服务中心通过网络医疗服务平台与省级医院建立医疗协作关系，开展远程重症疑难病例会诊、远程门诊会诊、双向转诊和慢性病跟踪治疗等。

（4）中医临床研究基地信息共享与技术平台构建研究：国家中医药管理局在组织开展全国中医临床研究基地遴选前期，启动中医临床研究基地信息共享与开发技术平台构建研究，以期对遴选出的研究基地信息化工作给予指导和引领。国家中医药管理局从国家对中医临床研究基地建设目标出发，现场调研了9省14市18家三级甲等中医医院，总体设计基地信息共享平台构建方案，研究基地信息共享平台功能模块、体系结构、功能构成及运行环境等，制定中医临床研究基地信息共享与开发技术平台的总体设计方案、基本功能规范、基本技术规范和建设指导意见等。国家中医药管理局组织制定《中医医疗与临床科研信息共享系统项目实施指南》和《国家中医临床研究基地中医医疗与临床科研信息共享系统建设基本要求》，用于指导、规范和推进各基地中医医疗与临床科研信息共享系统建设，明确中医医疗与临床科研信息系统建设的组织分工、各项组织实施准备工作，进一步提升国家中医临床研究基地研究能力和效率。

2. 中医药信息化建设研究

（1）中医医院信息化建设：2009年，国家中医药管理局在全国组织开展中医医院信息化示范工作，遴选出中国中医科学院广安门医院等多家医院作为中医医院、藏医院和蒙医院信息化示范单位，示范工作极大地调动了全国各级中医医院开展信息化建设的积极性，在各地产生很大影响，有力地推动中医医院信息化建设。同时，连续2年组织所有示范单位召开座谈会，总结示范工作经验，研究提出中医医院信息化更好更快发展的思路和方法。在2年的示范工作中，各中医医院信息化示范单位一方面努力实践，积极探索，不断创新，总结信息化建设的成功做法和经验，在本地区、本地域积极推广建设成果，接待全国各地中医医院参观和学习；另一方面积极构建中医药信息化建设交流和研究平台，配合国家开展中医药信息化政策研究、系统设计、标准制修订、技术交流与人员培训等，研究探索阻碍中医医院信息化发展、中医医疗信息资源共享的诸多难题，改进和完善中医医院信息管理流程，成为中医药信息化与卫生信息化的桥梁和纽带。

1）中医医疗服务信息系统：中医医院信息系统是现代化中医医院建设中不可缺少的基础条件与支撑环境。近年来，各地中医医院信息化建设快速发展，取得显著成就。从2009年全国中医医院信息化示范工作的86家医院申报材料分析，平均每家医院近3年累计投入信息化建设资金达1100多万，96%以上医院已具备医院管理信息系统，58%已具备电子病历、远程医疗和医学影像系统。在国家中医药管理局组织的2010年全国中医基本现状调查中，被调查的2845家中医医院79%建立了医院信息系统，68%具备财务管理信息系统，37%具备医生工作站，61%具备护士工作站，74%具备药品管理信息系统，51%具备病案、统计管理信息系统。从上述数据可以看出，各地中医医院重视信息化建设，广泛应用中医医院管理信息系统和临床信息系统，部分中医医院在中医电子病历、集成平台、远程医疗等方面还取得较好成效。部分医院还整合开发了具有中医药特色的信息系统来提升医疗服务质量，如中国中医科学院广安门医院研发中药饮片的分类编码系统解决中医处方、划价及调剂的“飘移”问题，研发动态结构化电子病历和数据挖掘系统进行名老中医经验和糖尿病等诊疗规律的知识发现等；河南洛阳正骨医院研究开发和应用骨伤科诊疗规范自动监控咨询系统；广东省中医院引进中医体质辨识体检系统，采用问卷与中医四诊相结合方式得出受检者体质类型；内蒙古兴安盟蒙医院研发蒙汉双文并用的医院管理信息系统，攻克了蒙古文字在数据库中不能竖写竖排等难题。

2）中医电子病历：中医电子病历是中医医院信息化建设的核心，与医院其他信息系统有大量的数据交互。我国电子病历大体经历文本录入模板、半结构化文档、全结构化文档等阶段。目前，大多数电子病历的应用还处在半结构化阶段，少数研究机构正在开展全结构化和自然语言处理阶段的电子病历研究。2009 年，卫生部和国家中医药管理局联合制定《电子病历基本架构与数据标准》，以推进基于电子病历的医院信息化建设，提升全国各级各类医院信息化建设水平。国家中医药管理局在全国遴选 50 家中医医院作为中医电子病历试点医院，以期在中医电子病历建设中实现重大突破，发布《中医电子病历基本规范试行》，规定中医电子病历录入应当使用的中医药术语，为基于中医电子病历的中医医院信息化建设提供了重要依据。

中医电子病历除具备一般电子病历的特征外，还具有自身的特殊性。中医电子病历主要在中医医院使用，对临床信息的记录应符合中医临床特点，除满足临床日常工作的需求外，也是中医临床信息的采集系统，为中医临床科研工作采集信息，是中医药现代化研究的基础与主要工具。其特殊性主要表现为信息内容的特殊性、结构的特殊性、临床信息规范化的特殊性。在病历内容上，中医电子病历除包括西医检查和诊断等现代医学诊疗信息以外，还应包括四诊、辨证、立法、处方等中医学辨证论治的诊疗信息；在病历结构上，中医电子病历的结构既要满足医疗、法律、管理的要求，还要满足中医临床信息全面、准确采集的要求，并做到高度结构化，以便对中医四诊信息中的定性描述进行量化记录；在信息规范化上，由于中医在诊断方面缺乏客观、定量的指标及用语不规范的普遍现象，建立统一全面规范的中医诊疗术语词表以便对诊疗用语进行规范势在必行；在诊疗处方上，中医处方及中药的药疗医嘱与西医处方和配药有很大不同，其配药的流程也和西医不相同。

电子病历的规范化问题一直是电子病历发展过程中最关键和最难解决的问题之一。首先，临床术语标准化是电子病历规范化的基础，临床医学概念具有丰富性和多样化的特点，这些概念能否被广泛地接受和理解是实现真正信息共享电子病历的基本保证。为此，首先要对医疗术语进行标准化，统一电子病历中的医疗术语，疾病名称、代码和基本格式。目前国际相关标准主要有 ICD、SNOMEDCT、CPT、LOINC。国内也制定了一系列的中医临床术语标准，如国际标准《腧穴名称与定位标准》，国家标准《中医临床诊疗术语》（疾病、证候、治法）。其次，要实现电子病历信息共享还需要患者信息具有互操作性，这种互操作性主要是指不同的医疗机构具有按照事先达成的协议规定，就某项任务交换并使用数据的能力，HL7 在这种需求下而产生，它允许各医疗机构应用系统间进行重要资料的沟通。2000 年 10 月，HL7 发布了第一个基于 XML 的医疗业的标准临床文档体系（clinical document architecture，CDA），CDA 也称为患者记录体系（patient record architecture，PRA），提供了临床文档的交换模型，使医疗行业离电子病历的实现更近了。目前 HL7 标准已经在欧盟、美国、日本、新西兰、中国台湾等国家和地区广泛使用。近年来，我国电子病历的标准化取得了巨大的发展，主要表现为电子病历标准的制定和相关规范的发布。电子病历标准的发展和完善可以有效实现医疗信息的共享和病历数据的二次利用，是医院信息化发展的必然趋势。现阶段，我国虽然颁布了众多的电子病历标准，对指导电子病历的设计具有一定的作用，但到目前为止，还没有形成一套完整包括临床术语，信息交换、传输、系统设计的强制标准，各企业在电子病历设计时采用不同的标准，致使各医院使用不同版本的电子病历，这将成为电子病历日后实现共享交换的障碍，我们应当在借鉴国际医疗术语标准的基础上，结合我国现有的医院信息标准，制定出我国统一的电子病历标准。

在中医药学理论指导下，根据中医药自身发展规律和行业规范管理的实际需要，根据《中医药信息标准体系表》及其他卫生标准化相关文件，收集整理中医电子病历相关信息标准，主要包括现行医疗法规制度、功能规范、数据元及数据集标准、数据安全管理制度等标准，并按照标准化科学和分类学的基本技术要求归纳分类，编制中医电子病历信息标准目录。

3）临床决策支持系统："十二五"时期，应用人工智能技术研究中医专家系统逐渐增多，许多研究人员从中医临床实际角度出发，建立中医临床诊疗数据库，全面收集、记录名老中医的诊疗信息和思维轨迹，如实记录老中医诊病的全过程、患者历次诊疗病情变化及处方药味的加减，保持临床数据的动态性特征和多维性，从海量的诊疗信息中开展中医辨证论治研究。目前，最为突出的是中医临床科研信息共享系统研究，获得了国家科技进步二等奖，构建了支持中医临床研究需求的数据仓库、数据模型和数据挖掘平台，解决了分布式临床数据汇总和共享问题，中国中医科学院广安门医院应用此系统对中医药防治3大疾病（糖尿病、冠心病、脑卒中）及名老中医经验传承进行多层次、多角度的挖掘，提高了对中医药复杂临床数据的存储、处理、分析和利用能力。

专家系统是一种基于知识和专家经验的智能计算机程序，它从人类专家那里获得知识，通过其内部的推理判断，求解那些需要人类专家才能求解的高难度问题。从专家系统的定义可知，专家系统的主要组成部分是知识库和推理机。中医药专家系统是指模拟中医药领域专家的"整体观念、辨证论治"的思辨过程、推理方法，并做出诊断和治疗决策的智能计算机程序。中医药专家系统需要系统地总结、归纳中医专家的临床经验、学术观点及与该专家领域知识相关联的中医药理论知识，并储存到该专家系统中，以便在推理、决策过程中调用。因此，对中医药理论和专家知识进行正确地总结、归纳、提炼，是保证中医药专家系统水平的关键技术。1979年1月研制成功"中医关幼波诊疗肝病的计算机程序"是中医药专家系统早期的典范。该系统将医学知识与推理程序紧密地、互相交叉地结合在一起，使用了模糊数学、模糊综合分析、加权求和阈值运算及浮动阈值等数学模型和模糊推理技术，使用的推理方法是由症状到诊断的正向推理技术。

（2）办公自动化：各级中医药管理部门根据我国电子政务建设的总体框架，加强政务系统信息化建设，积极推进网络建设，制定建设规划，开展办公自动化系统、网络应用、政府网站、中医药电子政务信息交换系统等建设，改变传统办公方式和服务模式。建立网络信息平台，开发和应用中医药政务信息资源，配备政务信息工作人员，及时在网上公开政务信息。各级中医药管理部门、中医医疗机构和中医药院校等机构逐渐开始应用办公自动化系统，构建本机构内部网络，建立内部事务处理和信息交换平台，不断建立和完善办公业务软件，实现办公业务自动化、数字化和网络化。例如，国家中医药管理局在内网应用的档案管理信息系统软件，实现了机关档案网上整理、归档、借阅和查询等，提高了档案利用效率。湖南中医药大学举办办公自动化系统培训，有效地促进了办公自动化系统的推广与使用。湖北武穴中医院、云南省中医医院等很多中医医院办公自动化系统也相继建设。

（3）中医药政府网站及行政管理网络：全国各省市中医药管理部门已基本建立各自网站，其中国家中医药管理局和北京、吉林、四川、浙江、甘肃、江苏、河南、山西、陕西、湖南等省级中医药管理部门建立了独立的门户网站，其他地区在卫生部门网站设立专门中医药专栏，开设中医医疗机构、中医执业医师、中医医疗广告等信息查询和办事专题专栏，启动政府信息公开目录建设，拓宽公开形式，为公众咨询、网上办理中医药业务提供统一平台，增强中医药管理的透明度，扩大网上服务功能。2007年，吉林省启动全省中医药系统网站集群建设项目，建成以吉林省中医药管理局网站为核心，与各中医药单位网站相链接的全省中医药信息服务平台，完成纳入政府管理的多家中医医院的网站建设。青岛市中医药管理局开通《医路有你——健康青岛》的中药网站，建立青岛中医药网。湖北中医药大学开设了应届硕士学位论文管理工作博客；广东省卫生厅网站开设了《中医强省》专题；陕西省卫生厅开设《中医中药》专栏等。国家中医药管理局网站还荣获第三届中国特色政府网站“服务创新提名奖”。

为加强全国中医药管理部门及相关单位的政务信息沟通，国家中医药管理局近年来研究开发并推广应用中医药电子政务信息交换系统，初步形成以国家中医药管理局为枢纽，利用虚拟专用网络的传输技术，联通国家、各省中医药管理部门及有关单位的网络体系，已基本实现中医药电子政务信息网上发送、传输、接收、查询、统计、处理等，构建了政务信息交流平台，促进了中医药信息的传输与交流。江苏、吉林等中医药管理部门建立了信息报送平台，吉林省多家中医药机构通过信息报送平台进行中医药政务信息的传输与交流，有效提升了中医药行政管理、应急指挥和快速反应能力。目前，国家中医药管理局正在组织开展中医药图片交换系统建设，实现中医药管理部门的图片交换、归档、保存等。

3. 中医药学知识管理研究

（1）中医药数据库：我国数十所中医药院校及研究院所建立了近百个各种不同规模的中医药科学数据库，如中国中医药期刊文献数据库、中国中医药新闻数据、中国中药数据库、中医药科技信息数据库、中国医药产品数据库、疾病诊疗数据库、中药与藏药数据库、中医临床诊疗术语国家标准数据库、方剂数据库等基础数据库。初步形成以国家中医药管理局中国中医药文献中心及其分中心为主体的科学数据库群，基本建立中医药科学数据体系，中医药文献数据体系。中医药基础信息数据库、中医药养生数据库、中药方剂应用数据库、中医疾病诊疗数据库等已在国家中医药管理局政府网站建立链接。初步建成中医药数据库共享平台及中药关联统计分析数据库平台，构建全国中医药信息单位协作网，为中医药科研、医疗、教学等做出贡献。各地区中医药信息单位利用当地特色文献资源，开发颇具特色的中医药科学数据库，如湖北中医药大学分中心研发的中医药治疗风湿类疾病专题数据库、上海中医药大学分中心研发的中医脉管炎文摘数据库等。中国中医科学院建立了中国中医药数据库检索系统，即包括中医药期刊文献数据库、疾病诊疗数据库等多库融合平台的文献数据库。同时提供中药文献数据库等多个专题数据库。中医药在线网站建成包括中药基础数据库、中药实验数据库、中医临床数据库等。

数据库是指为了满足某一个部门中，多个用户同时使用的需要，按照一定的数据模式，在计算机系统中组织、储存和使用的互相联系的数据集合。知识库（knowledgebase）是知识工程中结构化、易操作、易利用、全面有组织的知识集群，是针对某一（或某些）领域问题求解的需要，采用某种（或若干）知识表示方式在计算机存储器中存储、组织、管理和使用的互相联系的知识集合。这些知识包括与领域相关的理论知识、事实数据、由专家经验得到的启发式知识、某领域内有关的定义、定理和运算法则及常识性知识等。

中国中医科学院中医药信息研究所自1984年开始进行中医药学大型数据库的建设，

其中与中医诊断学相关数据库包括《中医疾病诊疗数据库》、《临床术语数据库》、《中医证候数据库》等。辽宁中医药大学设计研发了中医舌诊图谱数据库系统，具备舌诊学习（舌诊基础、舌诊古籍研究、舌诊现代研究。舌诊临床医案）、舌象图库和舌诊测试等数据库；北京中医药大学研制了脉诊、舌诊辅助诊疗系统 NX-Ⅱ数据库，配有彩色高清晰数码舌诊图像采集装置、多参数脉诊采集装置、舌图识别系统和中医脉诊数字化检测系统，主要功能是参与诊断、辅助临床。

现已建成的中医诊断数据库已有一些实现了网络共享，但美中不足的是几乎所有的数据库都是设有限制权限的检索系统，数据库与数据库之间很多都没有互联互通，无法实现综合利用，实际上形成了一个个信息孤岛。因此跨库检索已成为数据库检索发展的必然趋势。

中医古籍文献的挖掘和数字化也取得了一定进展，中国中医科学院选择 800 种中医养生古籍进行数字化处理，形成可多角度检索且反映古籍特色的数据库，对现存 300 余种中医药珍贵典籍进行再生性数字化保护处理，研究建立中医药珍贵典籍的数字化保护技术体系，探索解决在数字化处理过程中各环节对古籍再损伤的影响，制定相关数字化保护技术规范。

中医药行业数据库建设起源于 20 世纪 80 年代，经过 30 多年的建设已经取得了一定成果。到目前为止，已经建成各种规模不同的近百个中医药信息数据库，形成了以国家中医药管理局中国中医药文献检索中心及其分中心为主体的中医药文献型及事实型数据库群，包括中医药期刊文献数据库、疾病诊疗数据库、各类中药数据库、方剂数据库、民族医药数据库、药品企业数据库、各类国家标准数据库（中医证候治则、疾病、药物、方剂）等相关数据库。文献范围从现代文献到古代医籍。

作为“国家科技基础条件平台——国家人口与健康科学数据共享平台”7 个数据中心之一的“中医药学科学数据中心”，自 2006 年成立以来，建立了众多的中医药数据资源库，分为中医药事业、中药、中医、针灸、古籍及其他 6 大类。目前，数据存储量约 120G，通过国家科技基础条件平台·国家人口与健康科学数据共享平台（http://dbcenter.cintcm.com/cms/）及中国科技资源共享网（http://www.escience.gov.cn/metadata/science.jsp）提供服务。

除以上中医药行业自行建立的众多文献信息数据库外，随着数字出版业的不断发展，中医药电子资源产品大量涌现。目前与中医药有关的中外文电子资源产品有百余种，涵盖了各种文献类型（图书、期刊、报纸、会议文献、学位论文、古籍、档案文献、政府出版物、标准文献、科研报告、专利文献、产品资料等）及数据库类型（书目型、题录型、文摘型、全文型、事实型等）。电子图书数据库主要有《超星数字图书馆》、《方正 Apabi 数字图书馆》、EBSCOeBookCollection（原 NetLibrary）、MyLibrary 等。期刊全文数据库主要有清华同方、重庆维普、万方等数据公司、Ovid、ScienceDirect、Wiley、EBSCO、Elsevier、Springer、Blackwell、Kluwer、FirstSearch、ProQuest 等国内外数据库商提供的期刊全文数据库。期刊文摘数据库主要有《中国生物医学期刊文献数据库（SinoMed）》、《外文医学信息资源检索平台》（可通过文献传递获取全文）等。另外还有学位论文、会议论文、专利、标准、报纸、引文等方面的数据库，如 CNKI 的《医药卫生博硕士学位论文全文库》、《医药卫生报纸全文库》，万方的《中国学位论文全文/文摘数据库》、《中国学术会议论文全文数据库（中文版）》、《中国标准全文数据库》及《中国专利全文数据库》，《方正电子报纸库》。引文数据库主要有《中国引文数据库》、《中国生物医学期刊引文数据库》、《中国科学引文数据库》（CSCD）、ISIWebofScience（SCI、SSCI、A&HCI）等。国外循证医学方面的电子资源有 UpToDate、DynaMed、EBMR 等。近几年超星公司还推出了读秀及百链文献搜索及获取服务平台。

网络上还有大量的开放期刊和免费资源，如 PubMed 医学数据库（http：//www. ncbi. nlm. nih. gov/pubmed）、免费医学期刊全文网站（http：//www. freemedicaljournals. com）、免费医学图书网站（http：//www. freebooks4doctors. com）及国家科技图书文献中心（NSTL）引进的外文全文资源（http：//www. nstl. gov. cn）等。

中医药科技数据库。如上所述，我国中医药科学数据库建设起步于 20 世纪 80 年代，目前已经从单表型发展到关联型，形成多种库型全面开发局面，推动了中医药科技信息资源共享。一些数据库已成为国际上获取中医药文献知识的重要途径，如《中国中药数据库》（TCDBASE）和英文版《中国中医药期刊文献数据库》（TCMLARS）。中国中医药文献检索中心联合全国多所中医药高等院校和科研机构构建的中药科技基础信息数据库，提供中药单味药、中药化学成分、中药资源品种、中药药理、中药毒理、中药临床药理、炮制品等规范化的基础数据，成为中药学科及相关专业必备的工具。中医药学语言系统依照中医药语言特点及学科体系筛选出 104 种语义类型与 58 种语义关联关系。云南、内蒙古、贵州、广西等省市建立了地方中药研究的数据库。

中医药科学数据中心以中国中医科学院中医药信息研究所为中心，以 30 余个分中心为支撑，完成 65 个数据库的整合与扩充，数据总量从 17G 增长到 110G，培养了一支 300 余人的人才队伍，完善了中医药科学数据管理与共享服务中心的软硬件设备，提供 7 * 24 小时不间断网络服务，已经形成在国内外具有影响的中医药科技信息数据库群，涵盖科研、临床、科普、新药辅助研发、教育等不同领域。目前已与国家科技基础条件平台——国家人口与健康科学数据共享平台链接，实现中医药资源共享，注册用户 1324 个，如首都医科大学图书馆、北京平谷区中医医院、广东惠州大亚湾林田泽丰科技开发有限公司、河南中医药研究院、湖北中医药大学、香港特别行政区政府卫生署图书馆、加拿大盛达国际咨询策划有限公司等单位和个人。

（2）中医药数字图书馆和博物馆：全国各地中医药高等院校和中医医疗机构纷纷建立中医药数字图书馆，利用局域网、校园网、VPN 等方式为师生提供中医药文献检索服务，形成中医药高校师生和医疗机构医务人员获取信息和知识的重要来源。中国中医科学院图书馆还建成海外中医药图书数据库，为检索海外中医药图书提供了更全面、更广泛的检索途径。北京市中医药管理局、北京中医药大学、山西中医学院等将现代信息技术与传统博物馆相结合，以中医药实体博物馆藏品和标本为主，采用灵活多变的信息技术手段，在互联网上展现传统中医药博物馆内容，突破时间、地域和空间的限制，让参观者可以随时随地观赏或研究中医药文化，了解和学习中医药文化知识，实现了中医药资源的有效共享。

（3）中医药统计信息网络：中医药行业已经初步建立了中医药统计信息、中医药法规、中医药文献等有关中医药统计信息数据库。《中医病证分类与代码》等中医药信息标准和规范广泛应用于中医药统计工作，病案统计管理信息系统在中医医院信息化建设中逐步得到建立和完善。北京中医药大学管理学院根据科技部、卫生部、教育部统计资料，每年编制《全国中医药统计摘编》，收录全国和各省、直辖市、自治区有关中医药发展的各个方面统计数据，全面反映我国中医药事业发展状况，内容主要包括中医资源、中医医疗机构运营与服务、中医药科研、中医教育等信息。

4. 中医药知识发现与知识服务研究

（1）中医药知识发现研究：几千年来，中医药领域的无数临床实践与理论研究积累了海量的科学知识，这些知识包含在中医药古籍文献及当前的研究文献中，如何有效地利用这些宝贵资源，从海量的知识密集型数据中找出有意义的模式与规则，就成了发展中医药必须面对的一个问题。数据库中知识发现（knowledge discovery in database，KDD）是20世纪80年代末兴起的一种信息技术，是人工智能与数据库、统计学、机器学习等技术的交叉产物，是从海量数据中获取有效、新颖、有潜在应用价值和最终可理解模式的过程。KDD擅长从海量的数据中寻找有意义的模式、知识，面对中医药领域的海量数据，采用KDD技术进行有效地知识发现，既是必要的，也是可行的。一个典型的KDD过程，包括数据获取、数据筛选、数据预处理、数据挖掘及结果的解释与评价等环节。

应用KDD技术的前提是海量数据得以数字化。浙江大学计算机学院CCNT实验室和中国中医科学院中医药信息研究所1998年开始合作搭建中医药科技数据库群，并成功建立了集成全国17个分中心的分布式多库融合平台。该平台目前已集成了50余个数据库，实现了海量中医药数据的整理、存储和共享，为利用KDD技术从这些海量数据中发现有用的知识、实现数据的有效利用创造了很好的条件。

全国中医药学研究团队也开展了各种研究，将频繁模式、关联规则、聚类分析、复杂网络分析等知识发现方法引入中医药领域进行了若干探索。Zhou等基于中医药文献数据库与MEDLINE等数据集，通过文本挖掘方法构建了“功能性基因网络”，由证候、疾病、基因等实体构成，支持科技人员通过中医证候来分析基因的功能。该团队还基于临床数据仓库开展了类似的中医药复杂网络分析研究。周忠眉使用关联规则发现等方法来揭示方剂配伍规律；Qiao等通过知识发现方法辅助中医开具中药处方；zhang等通过基于隐结构模型的机器学习方法来揭示中医证候的本质；雷蕾等使用知识发现方法辅助中药新药研发；Zhou等使用文本挖掘方法从海量中医药文献中挖掘新颖知识，并使用图挖掘方法来分析中医药领域中的各种复杂网络；张小刚、郑清照等使用本体和Linked Data等方法发现中医药概念之间的语义关系；刘明魁等针对中药学需求对几种机器学习算法进行了改进，并将它们应用于中药成分分析。上述工作表明，面对中医药领域的海量数据，采用KDD技术进行有效地知识发现是可行的。

在实践过程中，学者们逐渐认识到中医药领域需要自己的知识发现技术框架，因此开始研制面向中医药领域的知识发现平台。陈华均等面向中医药领域的独特需求，实现了基于语义网络技术的知识发现平台系统DartSpora，该系统基于语义网络技术研制，提供了高性能分布式数据挖掘能力，旨在辅助知识分析人员从中医药知识资源中发现新知识，从而支持中医药科学研究，其功能包括交互式工作流定制，高性能分布式数据挖掘，基于海量文献的隐性语义信息抽取，以及语义Web数据的挖掘等。该系统在中药方剂系统的科学解释、中药疗效与安全性分析、中药化学组分挖掘及临床决策支持等案例中取得了良好的应用效果。

（2）中医药知识服务研究：知识服务（knowledge services）是由知识管理和服务计算

相互交叉融合所形成的新兴技术。当前，许多组织机构设立了基于互联网的知识服务平台，提供各种基于知识内容的服务，以满足用户的需要或需求。知识服务平台已成为管理和传播知识资源的系统性手段，能有效支持知识资源的跨域整合。

近年来，中医药专家从中医药领域需求出发，研究创新性的知识服务模式，构建中医药知识服务平台，以促进中医药知识的创新发展和有效传播。景鲲等设计并开发了面向中医药领域的综合决策系统，用以协助领域专家找到最优解决方案；Yang 等构建了一个基于领域知识库的知识管理系统，面向中医提供基于证据的知识服务；Wang 等使用多种数据挖掘技术构建了一个创新性的“自学习”专家系统，用以辅助临床中医师进行诊断；李彦文等提出了“知识地图”的知识管理模式，能够进行高效、便捷、可视化地知识管理，并探讨了该模式在中医药信息领域的应用方式；王超基于知识集成引擎实现了中医药领域知识的集成，并在此基础上实现了中医药知识服务社区。

近年来，中医药团体开始尝试使用语义网络技术来实现新型的知识服务。陈华均等开发了面向中医药领域知识检索的语义搜索引擎 DartSearch，该系统具备了丰富的内容和强大的搜索功能，能有效满足中医领域专家的知识检索需求，促进了虚拟组织内部的知识共享。盛浩等开发了语义查询系统 DartQuery，基于 SPARQL 查询回答用户提出的复杂业务问题；宓金华等使用语义维基技术开发了中医药百科系统，支持知识资源的协同共建和综合管理。

付志宏等研制了一个面向中医药的语义搜索系统 TCMsearch，以满足中医药学领域的特定需求，它旨在利用一系列本体驱动的方法，来解决中医药信息检索中面临的问题。该系统在信息的语义提取、语义互联和语义融合的基础上，提供智能检索服务，对文本内容进行语义标注，并针对文本中蕴含的语义信息建立语义索引，以求更好地体现文本之间的语义关联，支持机器推理，从而提高查准率与查全率。该系统能够提供基于内容的搜索、智能语义查询、语义图浏览、相关概念推荐、按主题的信息综合等服务，使用户可以围绕一个领域主题来进行高效而全面地信息检索。

为在中医药领域推广知识服务，促进中医药知识体系的传承与创新，浙江大学 CCNT 实验室和中国中医科学院中医药信息研究所合作搭建了一个面向中医药领域的知识服务平台。该平台针对中医药信息化中面临的核心问题，综合运用语义网络、网格、搜索和数据挖掘等信息技术，提供了新颖的电子科学解决方案，在传统文化传承、中医药学创新发展、个体化诊疗和养生保健等方面产生了良好的社会效益，取得了引人注目的示范性效果，积累了宝贵的经验。该平台是一个开放性、多样性和动态性的虚拟空间，允许大量用户动态参与，建立信任关系、对话关系和合作关系，通过知识服务发表、交换和消费知识，为中医药领域专家和社会各界提供与中医药知识资源相关的综合性服务。在中医药知识服务平台中，已经实现了面向领域知识建模的本体服务、面向大规模知识工程的百科知识服务、面向知识集成与综合检索的知识搜索服务、面向中医药科学研究与新药发现的知识发现服务、面向中医临床实践的决策支持服务及 3D 虚拟社区等服务。

这些工作表明，语义网络为知识服务系统提供了创新技术和强大的数据集成能力，为中医药知识服务模式创新提供了有力地支持。

知识工程对领域知识的分类、存储和检索给予了有力支持，有利于对知识资源进行管理。知识工程已经成为中医药学领域知识管理中不可或缺的关键技术，为中医药知识的获取、融合、创新与传播提供了有效手段。从已有工作进展中可以看出如下趋势：①领域本体逐渐成为中医药知识建模的有效手段和主流技术；②中医药团体正在利用 Linked Data 等 Web 技术，逐步实现跨学科、跨组织的知识融合；③以复杂网络分析为代表的整体性知识发现方法，由于符合中医药领域特点，正在得到广泛地采用；④出现了许多基于 Web 的知识服务平台，知识服务冲破了组织界限，体现出开放性、互动性、全球性等特点。

中医药团体将会在深入研究领域知识特点和建模方法的同时，综合运用本体、Linked Data、虚拟社区等先进技术，提升中医药知识的可及性和应用价值，为中医药领域的创新发展做出新的贡献。

第四节 中医药信息学学科发展趋势

21 世纪人类对重大疾病的预防和控制将会出现新的模式，逐渐产生讲究科学、注重人文、强调 3P 医学，即建立预测（predictive）、预防（preventive）及个体化（personalized）的医学模式。无论是中医药学亦或是现代医药学，其发展任务均是要加深对生命基本规律的认识，并提升其研究复杂性疾病的能力，发展其构建系统性知识体系的能力。从这种意义上来说，作为中医药学的二级学科，中医药信息学不仅需要多维度立体展示中医药知识点中的复杂关系，对中医药研究起到信息支撑的辅助作用；更重要的是在研究复杂关系的关联过程中，通过揭示有关规律，对中医药学乃至生命科学有所启示和发展，这才是中医药信息学学科发展的目标所在。

中医药信息学在理论科学领域，主要是在以下几个方面需要进一步发展，与大科学紧密结合，创立自己的理论体系和方法学体系，最终推动整个中医药学的理论与方法学创新发展。

在应用科学领域，中医药信息学如果能够借助“大数据”研究所获得的成果，从理论、方法学上建立处理体验信息获取、数字化存储、知识密集型数据处理、隐性知识传播的方法与技术，实现在虚拟世界中重现中医在意象世界中形成的客体自身稳态及其与周围环境的和谐，那么必将对以信息为主要研究对象的中医药学发展起到极大地推动作用。一旦体验信息数字化得以实现，意象世界与虚拟世界的沟通就有可能实现，这使得中医意象世界中的“真实”在虚拟世界中也能够得以重现。而随着处理大数据方法的发展，使得体验信息数字化的可能性变得越来越大，因而意象世界与虚拟世界沟通的可能性也就越来越大。但是，尽管谷歌等网络巨头公司已经成功的应用具有整体、混杂、相关关系特性的“大数据”获得了许多新的研究成果，“大数据”应用所具有的优势也已经崭露头角，但在中医药信息学领域内，还没有能够引入这些方法和技术成功处理中医药“知识密集型数据”，这一方面是由于体验信息数字化的问题尚未解决，另一方面也是由于中医药的“大数据”也未能很好地形成，“大数据”处理技术也未能引入。因此，加速中医药“大数据”的形成及“大数据”处理方法与技术在中医药信息领域的应用是中医药信息学科当前面临的最重大问题。此外，在中医药信息获取、存储、处理和传播方面还存在着一些具体的困难。例如，在信息获取方面，体验信息获取手段落后导致的信息获取困难；在信息存储方面，体验信息数字化困难；在信息处理方面，“知识密集型数据”的处理困难是主要瓶颈之一；而在信息传播方面则主要需要面对隐性知识的传播困难问题。中医药信息学在未来一段时间的主要任务需要从信息获取、存储、处理和传播几个方面来考虑。①信息获取：建立以人为主、人机结合的研讨厅系统，实现脑机结合，在以人为主的体验信息获取过程中，嵌入计算机程序，实现嵌入式中医药学体验信息的协助获取；②信息存储：体验信息的数字化是中医药信息存储的关键所在，加速人文与自然科学融合信息数字化的方法与技术研究，将为中医药体验信息的存储提供支持；③信息处理：利用语义网络技术，基于本体建立的中医药学语言系统，采用了一种基于逻辑描述的本体方法，能够建立起概念与概念之间的关联关系，为模型建立、关联关系发现提供支持，但更期待着处理具有整体、混杂、相关关系特征的“大数据”处理方法与技术的建立，以解决中医药信息学“知识密集型数据”的处理困难；④信息传输：解决隐性知识与显性知识的转化是中医药信息传播的关键问题之一，但使隐性知识以其原有形式的传播也具有同样的重要性，是另一个亟待解决的关键问题。

此外，中医药信息学的三级学科，中药信息学、中医临床信息学、中医药图书馆学和中医药情报学，也必须得到长足的发展，以支撑中医临床决策、中药新药辅助开发、中医药战略研究、中医药资源研究工作的开展。

在工程技术领域，要进一步推进中医药知识工程研究的开展，促进中医药知识体系的构建；推进中医药信息标准的研制，特别是中医药国际信息标准的研制，以抢占话语权；推进中医药科学数据的研究，使中医药科学数据的建设系统化，使其能够支撑中医药科学研究发展的需要。

就在本书即将脱稿之时，传来了中国中医科学院中药研究所屠呦呦研究员获得 2015 年度诺贝尔生物学或医学奖的特大喜讯，这是中国科学家首次获得诺贝尔科学奖，而且是一位在中医药岗位上工作的科学家。尽管依然有很大的争议，但是中医药学的原始创新能力受到了前所未有的关注。

习近平总书记在中国科学院第十七次院士大会、中国工程院第十二次院士大会上发表重要讲话时，提出了创新驱动发展战略的顶层设计，指出要改革国家科技创新战略规划，围绕产业链部署创新链。因而，在以满足市场需求为导向的实现知识经济化的创新链条中，最终部分应着眼于产品，但对于医学来说，并不一定仅限于产品。创新链的终极目标是产生社会价值，临床疗效也是社会价值的重要组成部分。因此，医学，尤其是中医药学的创新链不能等同于一般概念的创新链，虽然都是起源于理论研究，但链条的最终部分却可以是产品，也可以是临床疗效，甚而产品的最终目的也依然是临床疗效。因而，我们对中医药的创新链应该有更为深刻地理解，应该是着眼于临床疗效，围绕临床实践部署的创新链条。这链条的起点也许是千百年前的古籍，也许是最新的科技成果，终点是提高了的临床疗效。在这条中医药学创新链中，中医药信息学不仅扮演着一般人简单认为的服务角色，同时还以自身的创新推动着中医药学创新的发展。无论是在理论科学层面，还是应用科学层面，甚或工程技术层面都已经且正在发挥其应有的作用。随着学科的不断发展壮大，必将成为中医药学创新发展的全链条中不可或缺的部分。

如同习近平主席在 2015 年 12 月 18 日对中国中医科学院成立 60 周年发来的贺信中所说的：“当前，中国医振兴发展迎来天时、地利、人和的大好时机”，中医药信息学也迎来了自身发展的前所未有的良好机遇。我们坚信，中医药信息学的快速发展一定能推动中医药走向美好的明天。

参考文献

安东尼·黑，帕特里克·沃尔特斯著．2005. 新量子世界．雷奕安译．长沙：湖南科学技术出版社，19-22.

白淑英．2007. 从技术思辨到社会哲学——关于虚拟世界研究的方法论转向问题．自然辩证法，23（1）：81-84，88.

曹存根．2001. 国家知识基础设施的意义．中国科学院院刊，16（4）：255-259.

曹莉，韩佩玉，陈颖，等．2006. 中医药一体化语言系统中语义关系探讨．时珍国医国药，17（3）：444-445.

曹小玉．1997. 中医药信息资源的开发和利用．四川图书馆学报，2：64-66.

曹宇峰，曹存根．2006. 基于本体的中医舌诊知识的获取．计算机应用研究，23（3）：31-34.

曹宇峰．2005. 病案分析引导下的中医智能教学的研究．北京：首都师范大学研究生学位论文．

常娥，侯汉清，曹玲．2007. 古籍自动校勘的研究和实现．中文信息学报，2：83-88.

常凯，马红敏，孙静，等．2015. 大数据时代中医药信息学专业人才培养．中医药管理杂志，23（6）：27-29.

陈琮．2005. 基于 Jena 的本体检索模型设计与实现．武汉：武汉大学研究生学位论文．

陈华钧，姜晓红，吴朝晖．2011. DartGrid：支持中医药信息化的语义网格平台实现．杭州：浙江大学出版社．

陈文聪，胡朝晖，朱庆义．2011. 生物信息学的进展及其在分子微生物学研究中的应用．分子诊断与治疗杂志，3（3）207-212.

陈晓荣．2003. 虚拟世界的哲学蕴含．科学技术与辩证法，20（2）：19-22.

陈燕，黄迎燕，方建国，等．2006. 专利信息采集与分析．北京：清华大学出版社．

程翼宇，范骁辉，瞿海斌．2003. 论建立与发展中药信息学．中国中医药信息杂志，10（2）：84-87.

辞海编辑委员会编．1990. 辞海．上海：上海辞书出版社，702.

崔蒙，李海燕，雷蕾，等．2013. “大数据”时代与中医药“知识密集型”数据．中国中医药图书情报杂志，37（3）：1-3.

崔蒙，谢琪，李海燕，等．2009. 中医药信息学的内涵及原理研究．浙江中医药大学学报，33（5）：638-641.

崔蒙，谢琪，尹爱宁，等．2008. 中医药信息数字化虚拟研究院建设模式研究．上海中医药大学学报，23（3）：5-8.

崔蒙，尹爱宁，范为宇，等．2006. 中医药科学数据建设研究进展．中国中医药信息杂志，13（11），104-105.

崔蒙，尹爱宁，李海燕，等．2008. 论建立中医药信息学．中医杂志，49（3）：267-269.

崔蒙．2002. 试论中医药信息学及其相关信息学科．中国中医药信息杂志，9（8）：89-91.

丁宝芬．2009. 医学信息学．南京：东南大学出版社，1.

丁成华．齐南．程海波，等．2005. 多媒体技术在《中医诊断学》教学中的应用．江西中医药大学学报，（2）：77-78.

丁志平，王家辉，乔延江．2003. 中药信息学研究浅释．中国中医药信息杂志，9（4）：93-95.

段占祺，赵宁．2009. 自然科学领域信息学研究进展．卫生软科学，23（3）：219-221.

方平．1999. 试论一体化医学语言系统语义网络的结构与特点．情报学报，18（2）：129-134.

符永驰，李兵，王建文，等．2010. 中医古籍数字化探讨．中医杂志，51（2）：1128-1130.

福特（Ford，K. W.）著．2008. 量子世界：写给所有人的量子物理．王菲译．北京：外语教学与研究出版社，2-7.

付志宏，陈华钧，于彤，等．2009. 基于中医药集成知识库的智能搜索．东南大学学报（英文版），25（4）：460-463.

高博，崔蒙，宓金华，等．2010. 气的失常与阴阳失调病机的逻辑联系及三维展示模式．中国数字医学，5（5）：50-53.

高博，崔蒙，杨硕，等．2012. 基于数据的中医药知识服务研究．图书情报工作，56（9），5-9.

高成勉，包含飞，周强，等．2008. 本体构建原则及其在中医顶层本体构建中的应用．医学信息，21（5）：581-583.

谷建军．2006. 基于叙词表的中医古籍文献领域本体建模方法研究．北京：中国中医科学院研究生学位论文．

顾新华，顾朝林，陈岩．1987. 简述“新三论”与“老三论”的关系．经济理论与经济管理，3（2）：71-72.

光大证券股份有限公司研究所．2011. 计算机行业-大数据（BigData）专题报告．上海．

郝柏林，张淑誉．2000. 生物信息学手册．上海：上海科学技术出版社．

何明升．2005. 复杂巨系统：互联网——社会研究的一个新视角．学术交流，（7）：118-124.

侯玉，张昌林，车立娟，等．2010. 构建中医治则治法本体的研究．数理医药学杂志，23（5）：603-606.

胡孔法 . 2014. 中医药信息学二级学科建设探讨 . 中国中医药信息研究会 . 第一届中国中医药信息大会论文集 . 北京：中国中医药信息研究会，154-156.
胡小安 . 2006. 虚拟技术若干哲学问题研究 . 武汉：武汉大学研究生学位论文 .
胡小安 . 2006. 虚拟现实技术与主体感知能力的增强 . 科学技术与辩证法，（1）：70-73.
吉文辉，王大妹 . 2000. 中医古籍版本学 . 上海：上海科技出版社 .
纪军，徐鸣曙，杨韵华，等 . 2008. 针灸学领域本体构建研究 . 医学信息学杂志，29（5）：25-28.
贾李蓉 . 2005. 中医药学语言系统语义关系初探 . 北京：中国中医科学院研究生学位论文 .
蒋宏潮，等 . 2009. 中医本体自动构建与知识发现技术研究 . 北京：北京科技大学研究生学位论文 .
蒋宏潮，王大亮，张德政，等 . 2008. 基于领域本体的中医知识获取方法 . 计算机工程，34（12）：16-18，21.
蒋永光，胡波，刘娟，等. 2004. 方剂配伍的数据挖掘可行性探索. 四川中医，22（8）：25-28.
蒋永光 . 1998. 中医药信息工作及其未来走向 . 湖南中医药导报，9：16-17.
景鲲 . 2006. 基于语义的中医药专家综合决策系统 DartSurvey . 杭州：浙江大学研究生学位论文 .
卡尔・波普尔著 . 1987. 客观知识：一个进化论的研究 . 舒炜光，卓如飞，周柏乔，等译 . 上海：上海译文出版社，114.
郎杨琴，孔丽华 . 2010. 科学研究的第四范式——吉姆・格雷的报告“e-Science：一种科研模式的变革”简介 . 科研信息化技术与应用，V1（2）：92-94.
雷蕾，张慧敏，崔蒙 . 2008. 中医药化学辅助研发系统的建设 . 中国中医药信息杂志，15（8）：100-101.
李兵，裘俭，张华敏，等 . 2010. 中医药领域本体研究概述 . 中国中医药信息杂志，17（3）：100-101，106.
李兵，张华敏，符永弛，等 . 2001. 数字化中医古籍知识服务的探索与实践 . 中国数字医学，6（1）：49-51.
李长军 . 2008. 基于贝叶斯网络的中医医案数据挖掘 . 厦门：厦门大学研究生学位论文 .
李洁，丁颖 . 2007. 语义网格和语义网络 . 计算机与现代化，（7）：38-41.
李景 . 2012. 糖尿病肾病中医药疗效综合评价体系研究 . 北京：北京中医药大学研究生学位论文 .
李明 . 2009. 证候本体的构建及其应用 . 上海：上海中医药大学研究生学位论文 .
李梢 . 2003. 中医药现代研究与生物信息学. 会议论文，中国科协第 81 次青年科学家论坛，北京 .
李巍. 2004. 生物信息学导论. 郑州：郑州大学出版社 .
李欣 . 2003. 基于神经网络的数据挖掘方法研究 . 大庆：大庆石油学院研究生学位论文 .
李彦文，崔蒙，赵英凯，等 . 2009. 知识地图在中医药信息领域的应用设想 . 世界科学技术-中医药现代化，11（4）：638-640.
李毅，张梅奎，杜侃，等 . 2007. 中医脑病学本体的探讨及其构建 . 世界科学技术-中医药现代化，9（6）：96-101.
李玉峰 . 2011. 唐代邮驿与信息传递 . 西安：陕西师范大学研究生学位论文 .
李园白，崔蒙，杨阳，等 . 2013. 中医处方的关联分析与频次统计方法异同探析 . 中医学报，12：1940-1943.
林丹红，2007. 钟伶 . Ontology 在中医药概念表达中的研究 . 医学信息学杂志，28（6）：545-549.
林尔正 . 2008. 基于中医骨伤古籍本体的语义检索研究 . 福州：福建中医学院研究生学位论文 .
刘昌孝. 2004. 代谢物组学在中药现代研究中的意义. 中草药，35（6）：601.
刘和洋，曹宇峰，秦丽娜，等 . 2005. 基于本体的中医专家临床病案的知识获取方法 . 计算机系统应用，（8）：80-83.
刘军凤，刘树春 . 2014. 中医药信息学理论课教学法研究 . 中国中医药图书情报杂志，38（5）：49-50.
刘明魁 . 2012. 几种机器学习算法的改进及其在中药成分分析中的应用 . 杭州：浙江大学研究生学位论文 .
刘昭东，宋振峰 . 1994. 信息与信息化社 . 北京：科学技术文献出版社 .
陆汝钤 . 1994. 专家系统开发环境 . 北京：科学出版社，247.
陆汝钤 . 1996. 人工智能 . 北京：科学出版社，107.
罗国安，王义明，曹进，等 . 2002. 建立我国现代中药质量标准体系的研究 . 世界科学技术-中药现代化，4（4）：5-11.
马继兴 . 1990. 中医文献学 . 上海：上海科技出版社 .
宓金华 . 2010. 中医药知识工程应用 . 杭州：浙江大学计算机科学与技术学院研究生学位论文 .
庞跃辉 . 2002. 论虚拟时空 . 东岳论丛，（3）：83-86.
秦玉龙. 2001. 实用中医信息学. 北京：中国医药科技出版社 .
任君红 . 2004. 中医药信息构建初论 . 南京中医药大学学报（社会科学版），4：208.

任廷革. 2003. 中医信息学. 北京：科学出版社，4：1-9.
任廷革 . 1996. 中医药古籍文献的信息化研究 . 中国中医药信息杂志，1：44-45.
沈自尹 . 2005. 系统生物学和中医证的研究 . 中国中西医结合杂志，25（3）：255-259.
盛浩 . 2011. 基于超链数据的中医药语义查询系统 . 杭州：浙江大学研究生学位论文 .
史蒂芬・霍金，罗杰・彭罗斯著 . 2007. 时空本性 . 杜欣欣，吴超忠译 . 长沙：湖南科学技术出版社，2.
宋虎，丰江帆，裴海英 . 2012. 自主学习与局域情境感知的智能虚拟主题架构 . 数字通信，39（2）：65-68.
宋立群，张承江，闫朝升，等 . 2006. 肾病中医治疗信息系统的设计与实现 . 中国中西医结合学会肾脏病专业委员会 . 第四届国际中西医结合肾脏病学术会议专题讲座汇编 . 中国中西医结合学会肾脏病专业委员会，5.
苏大明，李宗友，张华敏，等 . 2013. 大数据时代中医药专业图书馆面临的挑战与发展对策 . 国际中医中药杂志，35（10）:909-914.
孙艳秋，史锐，刘建平 . 2010. 基于网格的中医药数据挖掘的研究 . 时珍国医国药，21（4）：1030-1032.
孙燕 . 2010. 中医知识工程研究进展分析 . 中国中医药信息杂志，17（12）：5-6.
汤林芬，苏丽 . 2008. 文献检索 . 长春：吉林大学出版社 .
陶翠霞 . 2009. 数据挖掘及其在中医药领域中的应用 . 济南：山东师范大学研究生学位论文 .
田甜，高思华 . 2013. 本体在中医药学领域的应用现状及展望 . 中华中医药杂志，28（6）：1832-1834.
托马斯・库恩，金吾伦，胡新和译 . 2003. 科学革命的结构 . 北京：北京大学出版社 .
王超 . 2012. 基于知识集成引擎的中医药知识服务社区 . 杭州：浙江大学研究生学位论文 .
王芳慧 . 2014. 基于人工神经网络的 PRO 评价针灸治疗颈椎病疗效的研究 . 广州：广州中医药大学研究生学位论文 .
王建春 . 2012，基于引文分析的中医药治疗糖尿病研究热点评价 . 中国医药指南，15：422-424.
王进，陈恩红，张振亚，等 . 2004. 基于本体的跨语言信息检索模型 . 中文信息学报，18（3）：1-3.
王莉，李九全. 2012. 旅游法规理论与实务. 大连：东北财经大学出版社，36-45.
维克托・迈尔・舍恩伯格 . 2012. 大数据时代——生活、工作与思维的大变革 . 盛扬燕译 . 杭州：浙江人民出版社 .
维纳著 . 2007. 控制论：或关于在动物和机器中控制和通信的科学 . 郝季仁译 . 北京：北京大学出版社，2：95-97.
温延龙 . 2012. XML 信息检索关键技术研究 . 天津：南开大学研究生学位论文 .
吴朝晖，陈华钧 . 2008. 语义网格：模型、方法与应用 . 杭州：浙江大学出版社 .
吴毅挺 . 2008. DartSpora 数据挖掘平台的构建 . 杭州：浙江大学计算机科学与技术学院 .
夏融，陈熠 . 1996. 浅论中医药信息工作的理论和方法 . 中国中医药信息杂志，11：43-44.
香农 . 1984. 通信的数学理论 . 贝尔系统技术学报，（10）：379-423，623-656.
肖特利弗（Edward H. Shortliffe）主编 . 2011. 生物医学信息学 . 罗述谦主译 . 北京：科学出版社，2：18-19.
徐世甫 . 2005. 虚拟世界的本体论探析 . 科学技术与自然辩证法，（2）：22-26.
徐卫东，范永升 . 2009. 系统生物学与中医药学研究 . 中华中医药学刊，8（5）：29-31.
徐子沛 . 2012. 大数据 . 桂林：广西师范大学出版社 .
许家佗，黄晓星，费兆馥，等 . 2001. 中国舌诊多媒体数学系统的设计与实现 . 中国中医基础医学杂志，7（11）：67-71.
许忠能 . 2008. 生物信息学 . 北京：清华大学出版社 .
严锋 . 1997. 现代话语 . 济南：山东友谊出版社 .
阎保平，肖云，吴开超 . 2004. 数据工程及相关问题的初步研究 . 科学数据库与信息技术论文集 . 丽江：第七届科学数据库与信息技术学术讨论会，
杨旭. 2006. 刍议管理学的学科属性与研究方法. 现代管理科学，（3）：46-48.
杨延铮，刘秋让，师俏梅，等 . 2009. 信息服务系统信息传递模式浅析 . 图书情报工作，53（24）：42-45.
叶朗 . 2004. 中国传统美学对现代美学的几点启示 . 解放军艺术学院学报，（1）：9-13.
叶朗 . 2009. 美在意象——美学基本原理提要 . 北京大学学报：哲学社会科学版，46（3）：11-19.
尹爱宁，张汝恩 . 2003. 建立《中医药一体化语言系统》. 中国中医药信息杂志，10（3）：90-91.
于琦，崔蒙 . 2010. 中医基础理论体系知识表示 . 中国数字医学，5（5）：25-26，29.
于彤，陈华钧，李敬华 . 2013. 面向中药新药研发的语义搜索系统 . 中国医学创新，10（33）：152-154.
于彤，崔蒙（通讯作者），李敬华，等 . 2013. 中医药本体工程研究现状 . 中国中医药信息杂志，20（7）：110-112.

于彤，崔蒙（通讯作者），杨硕，等．2012. 生物医学本体工程进展．中国数字医学，7（11）：3-6.
于彤，崔蒙，李海燕，等．2014. 中医药学语言系统的语义网络框架：一个面向中医药领域的规范化顶层本体．中国数字医学，（1）：44-47.
于彤，崔蒙，吴朝晖，等．2013. 基于语义 web 的中医临床知识建模．中国数字医学，8（11）：81-85.
于彤，赵阳，崔蒙，等．2010. 语义网技术在生物医学中的应用现状及发展趋势．中国数字医学，7（10）：9-12.
于彤．2012. 知识服务：语义 Web 在中医药领域的应用研究．杭州：浙江大学研究生学位论文．
宇文亚，韩学杰，王丽颖，等．2011. 基于层次分析法的慢性胃炎中医临床指南病证结合质量评价方法学探索．中医杂志，52（6）：471-473+478.
曾萍．2007. 基于 KDD 技术的中医药信息系统．贵阳：贵州大学研究生学位论文．
詹秀菊，刘秀峰，陈浩．2005. 医学信息学课程建设．医学教育探索，4（5）：423-426.
张华敏，裘俭．2011. 浅谈中医药信息学理论体系框架结构的建构．中医杂志，52（18）：1537-1538.
张静，刘细文，柯贤能，等．2008. 国外专利分析工具功能比较研究．情报理论与实践，31（1）：141-145.
张小刚．2010. 基于中医药本体的语义关系发现及验证方法．杭州：浙江大学计算机学院研究生学位论文．
赵国屏．2004. 生物信息学．北京：科学出版社．
赵立平．2010. 为 NATURE 写了一篇新闻评论．http：//www. douban. com/group/topic/12128981/.
郑健，林丹红，李其铿，等．2008. 基于本体的名老中医医案研究应用系统．福建中医学院学报，18（6）：48-50.
郑清照．2010. 基于 Linked Open Data 的语义关联发现及其应用．杭州：浙江大学计算机科学与技术学院研究生学位论文．
钟义信．1996. 信息科学原理．北京：北京邮电大学出版社，15-19.
周光召．2002. 复杂适应系统与社会．北京：北京科技周科普高峰讲坛．http：//www. benznet. cn/benz/education/qianyan/qianyan_ 03. html.
周雪忠．2004. 文本挖掘在中医药中的若干应用研究．杭州：浙江大学研究生学位论文．
周扬，王振国．2009. 中药 Ontology 概念关系体系的构建探析．中国中医药信息杂志，16（3）：96-97.
周忠眉．2006. 中医方剂数据挖掘模式和算法研究．杭州：浙江大学研究生学位论文．
朱玲，崔蒙，贾李蓉，等．2012. 中医古籍语言系统中的语义类型分析研究．中国数字医学，7（4）：5-7，14.
朱玲，崔蒙．2010. 传统针灸知识体系语义网络的构建探讨．中国数字医学，5（5）：47-49.
朱文锋．2007. 中医诊断学．北京：中国中医药出版社，141.
诸云强，孙九林，宋佳，等．2011. 地学 e-Science 研究与实践——以东北亚联合科学考察与合作研究平台构建为例．地球科学进展，26（1）：66-73.
邹文科．2008. 基于本体技术的语义检索及其语义相似度研究．北京：北京邮电大学研究生学位论文．
Ackerman MJ. 2012. Big data. J Med Pract Manage，28（2）：153-154.
Alabanovic M，Shoham Y. 1997. Fab：Content-based，collaborative recommendation. Communications of the ACM，40（3）. http：//www. acm. org /pubs/articles/journals/cacm/1997-40-3 /p66-balabanovic /p66-balabanovic. pdf.
Allemang D，Hendler J. 2011. Semantic Web for the Working Ontologist. Amsterdam：Elsvier.
Altmann U. 2005. Representation of medical informatics in the wikipedia and its perspectives . Stud Health Technol Inform，116：755-760.
Applet DE，Israel DJ. 1999. Introduction to Information Extraction Technology. A Tutorial for IJCAI-99，5-15.
Armstrong R，Freitag D. et al. 1995. WebWatcher：A learningapprentice for the World Wide Web. In：Proc of the AAAI1995. Spring Symp on Information Gathering from Heterogeneous，Distributed Environments. Stanford. http：//www. cs. cmu. edu/afs/cs/project/theo-6 /web-agent/www/webagent-plus. ps. z.
Baumeister J，Reutelshoefer J，Puppe F. 2011. KnowWE：a Semantic Wiki for knowledge engineering. Applied Intelligence，35（3）：323-344.
Berners-Lee T，Hendler J，Lassila O. 2001. The Semantic Web . Scientific American，284（5）：34-43.
Bizer C，Lehmann J，Kobilarov G，et al. 2009. Dbpedia -a crystallization point for the web of data . Journal of Web Semantics：Science，Services and Agents on the World Wide Web，7（3）：154-165.
Boulos M，Maramba I，Wheeler S. 2006. Wikis，blogs and podcasts：a new generation of Web-based tools for virtual collaborative clinical practice and education . BMC Medical Education，6：41.

Brachman R, Levesque H. 2004. Knowledge Representation and Reasoning. Morgan Kaufmann Publishers Inc, San Francisco, CA, USA.

Buffa M, Gandon F, Ereteo G, et al. 2008. SweetWiki: a semantic wiki. Web Semantics: Science, Services and Agents on the World Wide Web, 6: 84- 97.

Cao CG, Wang HT, Sui YF. 2004. Knowledge modeling and acquisition of traditional Chinese herbal drugs and formulae from text. Artificial Intelligence in Medicine, 32 (1): 3-13.

CHANG F, DEAN J, GHEMAWAT S, et al. 2008. Bigtable: A distributed storage system for structured data. ACM Transactions on Computer Systems (TOCS), 26 (2): 4.

Chen H, Ding L, Wu Z, et al. 2009. Semantic web for integrated network analysis in biomedicine. Briefings in Bioinformatics, 10 (2): 177-192.

Chen H, Mao Y, Zheng X, et al. 2007. Towards semantic e-science for traditional Chinese medicine. BMC Bioinformatics, 8 (13): S6.

Chen H, Wang Y, Wang H, et al. 2006. From legacy relational databases to the semantic web: an in-use application for traditional chinese medicine. International Semantic Web Conference.

Dean J, Ghemawat S. 2008. Map-Reduce: simplified dataprocessing on large clusters. Comm. ACM, (51): 107-113

Domingue J, Fensel D, Hendler J. 2011. Handbook of Semantic Web Technologies. Berlin: Springer.

Doorenbos R B, Etzioni O, Weld D S. 1997. A scalablecomparison-shopping agent for the World Wide Web. In: Procof the First Int. Autonomous Conf on Agents. ftp: //ftp. cs. washington. edu/pub/etzioni /softbots/agents97. ps.

Edward A. 1983. Feigenbaum, Pamela McCorduck. The fifth generation (1st ed) . Reading, MA: Addison-Wesley.

Executive Office of the President. 2012. Fact Sheet: Big Data Across the Federal Government. USA.

Fan J, Li D. 1998. An overview of data mining and knowledge discovery. Journal of Computer Science and Technology, 13 (4): 348-368.

Fang Y, Huang H, Chen H, et al. 2008. TCMGeneDIT: a database for associated traditional Chinese medicine, gene and disease information using text mining. BMC Complement Altern Med, 8: 58.

Fayyad U, Piatetsky-Shapiro G, Smyth P. 1996. From data mining to knowledge discovery in databases. AI Magazine, 17 (3): 37-54.

Fayyad UM, piatesky-Shapiro G, Smyth P, et al. 1996. Advances in Knowledge Discovery and Data Mining, AAAiMIT-Press. Lillehagen F, Krogstie J. 2010. Active Knowledge Modeling of Enterprises. Springer Publishing Company, Incorporated.

Gruber TR. 1993. A translation approach to portable ontology specifications. Knowledge Acquisition, 5 (2): 199-220.

Gruber TR. 2008. Ontology. Entry in the Encyclopedia of Database Systems, Ling Liu and M. Tamer Özsu (Eds.), Springer-Verlag.

Gruber T. 1995. Towards principles for the design of ontologies used for knowledge sharing. International Journal of Human-Computer Studies, 43 (5/6): 907-928.

Horrocks I. 2008. Ontologies and the semantic web . Commun. ACM, 51 (12): 58-67.

howe D, Costanzo M, Fey P, et al. 2008. Big data: The future of biocuration. Nature, 455 (7209): 47-50.

Jang H, Kim J, Kim SK, et al. 2010. Ontology for medicinal materials based on traditional Korean medicine. Bioinformatics, 2359-2360.

Jim Gray. 2009. The Fourth Paradigm: Data-intnsive Scientific Discovery USA Redmond: Microsoft Press.

Krotzsch M, Vrandecic D, Volkel M, et al. 2007. Semantic wikipedia. Web Semantics: Science, Services and Agents on the World Wide Web, 5 (4): 251-261.

Krötzsch M, Vrandečić D, Völkel M. Semantic mediawiki. 2006. In The Semantic Web-ISWC, Berlin: Springer Berlin Heidelberg, 4273: 935-942.

Kumar S, Schiffer PH, Blaxter M. 2012. 959 Nematode Genomes: a semantic wiki for coordinating sequencing projects. Nucleic acids research, 40 (D1): D1295-D1300.

L Zhao, J Shen. WHole-body systems approaches for gut microbiota-targeted, preventive healthcare, Journal of Biotechnology, 2010, 149 (3): 183-190.

Leroy HL. 2003. Hood expounds the principles. practice and future of systems biology. Drug Discov Today, 8: 436-438.

Leuf B, Cunningham W. 2001. The Wiki Way: Collaboration and Sharing on the Internet . Boston: Addison-Wesley Professional.

Mao YX, Wu ZH, Tian WY, et al. 2008. Cheung: Dynamic sub-ontology evolution for traditional Chinese medicine web ontology. Journal of Biomedical Informatics, 41 (5): 790-805.

Mccarthy J. 1980. Circumscription- a Form of non-monotonic reasoning. Artificial Intelligence, 5 (13): 27-39.

Obama. 2012. Administration Unveils" Big Data" Initiative: Announces $200 Millionin New R&D Investments. Washington D. C: Executive Office of the President.

Python Tip. 2015. 大数据之“大”的来源与价值. http://www.pythontip.com/bigdata/post/4171.

Qiao S, Tang C, Jin H, et al. 2010. Knowledge discovery system for traditional Chinese medicine. Applied Intelligence, 32: 346-363.

Ronald J. A. Trent 著. 2014. 临床生物信息学. 卢学春主译. 北京：军事医学科学出版社.

Samwald M, Dumontier M, Zhao J, et al. 2010. Integrating findings of traditional medicine with modern pharmaceutical research: the potential role of linked open data. Chinese Medicine, 5: 43.

Schaffert S. 2006. IkeWiki: A Semantic Wiki for Collaborative Knowledge Management. Proceedings of Workshop on Enabling Technologies Infrastruc ture for Collaborative Enteprises Wet Ice. Manchester: STICA, 2006: 388-396.

Schouten P. 2013. Big data in health care. Healthe Financ Manage, 67 (2): 40-42.

Shah NH. 2012. Translational bioinformatics embraces big data. Yearb Med Inform, 7 (1): 130-134.

Smith B, Welty C. 2001. Ontology: towards a new synthesis. editors' introduction to: Christopher Welty and Barry Smith (eds.), Formal Ontology in Information Systems, New York: ACM Press, iii-ix.

Snijders TAB, Bosker R. 2012. Multilevel Analysis -An Introduction to Basic and Advanced Multilevel Modeling, New York: SAGE Publication ltd.

Sowa JF. 1984. Conceptual structures. Information Processing in Mind and Machine, Reading, MA: Addison Wesley.

Tony Hey，等著. 2012. 第四范式：数据密集型科学发现. 潘教峰，等译. 北京：科学出版社，177-193.

Wang X, Qu H, Liu P, er al. 2004. A self-learning expert system for diagnosis in traditional Chinese medicine. Expert Systems with Applications, 26 (4): 557-566.

White T. 2010. Hadoop: the definitive guide. Sebastopol CA: O'Reilly Media.

Wu Z, Yu T, Chen H, et al. 2008. Semantic Web Development for Traditional Chinese Medicine//AAAI-08/IAAI-08, 1757-1762.

Wu ZH, Chen HJ, Jiang XH. 2012. Modern computational approaches to traditional Chinese medicine. Amsterdam: Elsevier Inc.

Yang AWW, Allan G, Li CGG, et al. 2009. Effective application of knowledge management in evidence-based Chinese medicine: a case study. Evidence-based Complem Entary and Alternative Medicine (eCAM), 6 (3): 393-398.

Yu T, Chen H J, Mi J, et al. 2012. DartWiki: a semantic wiki for ontology-based knowledge integration in the biomedical domain. Current Bioinformatics, 7 (3): 278-288.

Zhang NL, Yuan S, Chen T, et al. 2008. Latent tree models and diagnosis in traditional Chinese medicine. Artificial Intelligence in Medicine, 42 (3): 229 -245.

Zhao J, Jentzsch A, Samwald M, et al. 2009. Linked data for connecting traditional Chinese medicine and Western medicine. The Sixth International Workshop of Data Integration in the Life Sciences (Poster&Demo). Manchester, UK 13.

Zhao J. 2010. Publishing Chinese medicine knowledge as Linked Data on the Web. Chinese Medicine, 5: 27.

Zhou X, Liu B, Wu Z, et al. 2007. Integrative mining of traditional Chinese medicine literature and MEDLINE for functional gene networks. Artificial Intelligence in Medicine, 41 (2): 87-104.

Zhou X, Liu B, Wu Z, et al. 2007. Integrative mining of traditional Chinese medicine literature and MEDLINE for functional gene networks. Artificial Intelligence in Medicine, 41 (2): 87-104.

Zhou X, Wu Z, Yin A, et al. 2004. Ontology development for unified traditional Chinese medical language system. Artif Intell Med, 32: 15-27.

Zhou Xuezhong, Chen Shibo, Liu Baoyan, et al. 2010. Development of traditional Chinese medicine clinical data warehouse for medical knowledge discovery and decision support. Artificial Intelligence in Medicine, 48 (2-3): 139-152.

Zhou Xuezhong, Peng Yonghong, Liu Baoyan. 2010. Text mining for traditional Chinese medical knowledge discovery: A survey. Journal of Biomedical Informatics, 43 (4): 650-660.